改訂新版　"の"の字2回走査で診る

腹部エコーの実学

Practical Study of Abdominal Ultrasound

杉山 髙 著

医療科学社

改訂新版の自序

　放射線による画像検査以外に関心をもたなかった．腹部超音波検査に出会い臨床的価値を何となくみいだしたものの，放射線への愛着と超音波検査の将来性に不安を感じ苦悩した頃の検査室は，外科病棟の1室6畳ほどであった．ベッドのそばにはアロカ社製の飾り気のない大きな装置が備えられ，ベッドの真上には装置と連結する位置センサーとこれから伸びるアーム先端にはペンシル型探触子が取り付けられていた．これを生体に走査することで黒白映像がモニタに表示される．部屋を暗くしないと画像はまったく見えなかった．その画像を撮るにも一工夫を要するもので，おなかの各部位を走査ごとに得られる画像をモニタで凝視しながら装着されたポラロイドカメラをバルブに，走査開始と同時にシャッターを開き，終えると閉じる職人芸的やり方が，当時どの病院でもそうであったように，1975年（昭和50年）頃の藤枝市立志太総合病院（現 藤枝市立総合病院）の超音波検査室の光景であった．

　超音波検査に興味を抱いた以上は幅広い臓器を効率的に走査できればと考え書物を探したが不勉強な私の周りにはよいものが見当たらなかった．唯一拠り所にしたのが日本超音波医学会学術集会で学ぶことであった．偶然，会場で手にしたTaylorやWeilが著した書物に釘付けとなり購入後，これを手に数年が過ぎた．ならば，これから超音波検査に携わる人達が思い悩むであろう過程を自身の体験からまとめてみようと考え1984年1月『腹部超音波断層マニュアル』（秀潤社）を上梓した．それから4年，超音波画質の急速な進歩と対象領域の拡大に呼応したものをと思い1988年2月『実践腹部エコー』（マグブロス出版），2005年1月『腹部エコーの実学』（医療科学社）を上梓させてもらった．この書物が株式会社ケアネットとのよすがとなり，腹部超音波検査を動画でテレビ放映したいとの依頼を受け2006年11月から2007年8月にかけ第1巻から第3巻「"の"の字2回走査法で出来る超音波手技大原則」を制作，テレビ放映後DVDをリリースしたのが私と腹部超音波検査との関わりである．あれから15年ほどの歳月が経った．診断機器の進歩による画質の飛躍的向上は，面の読影に線が加わり対象臓器の拡大と精度向上をもたらしたことが改訂へと駆り立てた．

　タイムリーなことに米国の救急医学領域から提唱された point-of-care ultrasonography（POCUS）では初期診療を行うために身につけなければならない超音波技術習得の必須化概念が提唱され，超音波検査に関わる者としてPOCUSスキルは救急医療に止まらず日常診療のルーチン検査の中でもその果たす役割は図り知れない．長年，超音波検査に携わってきた者として，「よくぞ提唱してくれた」との想いが強い．

　その理由は明快．超音波検査は前処置の必要がなく，その場で結果がわかる日常検査の中でも類い希な特徴を有しているからであり，画像検査の王道であると考えるからである．当然ながら超音波検査に挑戦したい若い医療従事者は増すことはあっても減ることがあってはならない．

そこで筆者が提唱する走査法が腹部全体を診るのに簡便かつ有用であるかを初心者に是非知ってもらいたいからである．本書の原点は，1986年5月「腹部超音波撮影法の検討」と題し，第48回日本超音波医学会に報告したものであり，以来30年余，簡便性，規則性，再現性，正確性について検証しながら超音波検査に携わってきた．具体的には，腹部に"の"の字を2回描く時計廻りの走査手順で上・下腹部臓器16コマのエコーパターンを系統的に理解し，30例を目安に実践すれば確実に自信がつく．その後は，呈示した疾患のチェックポイントと各臓器の代表症例について学べるよう構成してある．加えて株式会社ケアネットからのDVD「"の"の字2回走査法で出来る超音波手技大原則」は本法を動画でも学習できるものであり両者を併用することで短時間に自信がつき上達するはずである．使用した症例は可能な限り近年経験したものを呈示するよう心がけたが，拙著の過去症例も用いてあることをご容赦願いたい．また，初版本の症例写真とは異なり，検査時に経験する拡大像で臨場感をも感じてもらえるよう配慮したつもりである．

　今後，POCUS技術の習得が超音波診断の隆盛をいざなう応援歌となり，本書がその末席を担うことができればこれ以上の幸せはありません．

　本書を著すまでには多くの人達のご教示をいただきました．浜松南病院 梅原慶太院長ならびに消化器内科 池谷賢太郎 副院長をはじめ診療部並びに技術部の皆様，藤枝市立総合病院 超音波科の皆様のご尽力なくして上梓することはできなかったでしょう．心から感謝申し上げます．また，筆者の思いをご理解くださり，貴重なアドバイスをいただきました医療科学社 古屋敷信一社長はじめ幸村良吾部長様に厚くお礼申し上げます．最後に筆者が今まで「腹部超音波に関する書」を上梓する際，温かなご指導を賜り，過分なる序をくださいました先生に心からお礼を申し上げ，末筆ながらご芳名を記し深甚なる感謝の意を申し上げます．

- 1983年12月『腹部超音波断層マニュアル』（秀潤社）
  別府倫兄先生 東京大学医学部第2外科
- 1988年1月『実践腹部エコー』（マグブロス出版）
  竹原靖明先生 日本超音波医学会理事，関東中央病院医務局長
- 2002年3月『腹部カラードプラ虎の巻』（井上書林）
  幕内雅敏先生 東京大学医学部教授
- 2004年初夏『腹部エコーの実学』（医療科学社）
  堀口祐爾先生 藤田保健衛生大学 消化器内科教授

2019年（令和元年）8月
著者　杉山　髙

「腹部エコーの実学」初版の序

　「エコー」という言葉が日常化してどれくらいになるであろうか．いまだ30年にも満たないように思われるが，当初これほどまでにブレークするとは誰が予測したであろうか．私自身も30年前に学会ではじめて「超音波画像」なるものを目の当たりにしたとき「これはものにならない」と感じたことを今でも憶えている．しかし，予想に反して年々技術革新が進み，今日ではあらゆる領域においてスクリーニング検査として，精密検査法として不動の地位を占めるようになった．

　しかし，超音波にもそれなりの苦難の歴史があった．1970年頃には，コンタクトコンパウンド画像が中心で「名人技」ともいうべき走査が必要であった．1971年には待望のリアルタイム式電子スキャンが出現したが，当初は階調性が乏しく腫瘍の診断などは及びもつかなかった．しかし，1980年代になると，装置のデジタル化，カラードプラ法が実用化され，パワードプラ，ハーモニック画像，造影エコー法などと次々にブレークスルーがなされてきた．

　杉山　髙氏はこのような歴史と共に歩み，「超音波検査」に真正面から立ち向かってきた一人であり，これまでにも幾度もその成果を世に問うてきた．本書は『実践腹部エコー』の改訂版ということであるが，実際には全くの新作である．それ程に「超音波」の進歩が急であるということであろう．それにしても，本書はなんと膨大な範囲を網羅していることであろうか．我々医師はどちらかというと狭い専門分野に固執しがちであるが，その点ソノグラファーである筆者の守備範囲は広い．本書でも，消化器の肝胆膵から始まって消化管，生殖器，泌尿器，腹壁，などと実に幅が広い．しかも，何か疑問を感じたときに紐解くと必ず答えが返ってきそうな充実した内容である．言うなれば俊足，巧打で守備範囲が広い「イチロー選手」のようである．

　この数年医療体制は急速に変わりつつある．患者中心の医療，チーム医療からはじまって，包括医療（DPC），IT技術の浸透，新研修医制度など実に多様化してきている．そんな中にあって，侵襲性，経済性，機動性に優れる超音波検査は，プライマリケアの主役として益々有用性が高まるものと思われる．それ故，本書の上梓は真にタイムリーであり，学生やソノグラファーはもとより研修医や指導医にも必携の書となるものと期待している．

平成16年初夏

　　　　　　　　　　　　　　　　　　　　　　　　藤田保健衛生大学
　　　　　　　　　　　　　　　　　　　　　　　　消化器内科教授　　堀口　祐爾

『腹部エコーの実学』初版の自序

　超音波検査とCT検査は，ほぼ同じ時期に競合するかのように話題を集め歩んできたように思われる．当時，人体を輪切りにした横断像を読影する習慣が無かったことから，現場での戸惑いは大きかったと記憶している．超音波像は一つの探触子で何度も腹部の同一部位をコンタクトコンパウンドスキャン（接触複合走査）することでCT同様の横断像を描出することができることを知った時，超音波検査の普及と診断的価値を直感した．ところが超音波の真の走査法はこのようなものでないことが後でわかった．一つの探触子でみたい部位を縦，横，斜めに自在に操ることで，今まで見たことのない断面像を容易に描出できるのである．しかし，鮮明な画像を求めるには，それなりの技術習得が必要であり画像の再現性の困難さは，超音波検査の普及を妨げていたように思う．超音波のこうした走査は，CTでは得られなかったいろいろな病変を高い精度で診断可能にした．その後，しばらく経ってから電子スキャンが登場した．これにより，画像描出の簡便さ，画像の鮮明さが，検査件数の飛躍的増加をもたらし，このことが『実践腹部エコー』を出版する動機ともなった．1988年2月のことである．あれから16年が経った．もはやセピア色化した内容も迫力を欠いてきているように思われ，改訂版の作業を開始した．改訂は不足した部分の加筆，症例の追加，差し替えを主眼にしたが，貴重な症例はセピア色のまま光を放ってもらう事にした．また，筆者が他の出版会社で過去に著した図版や貴重例については引用したものもあることをお断りしておく．今回，作業をすすめて行くにつれ内容の変化から『実践腹部エコー』のタイトルから腹部エコーの実用の学，実証の学の意に基づく『腹部エコーの実学』に改めた．題名は変わっても本書の基本スタイルは変えていない．超音波検査を始めるにあたって知っておきたい基礎事項を最初に，臨床では腹部臓器の解剖，走査法，正常像，疾患のチェックポイントを evidence に基づき表現した．また，memo として疾患についての補足部分をもうけ，見やすさをモットーに全て見開きにまとめた．特に本書で多くの症例を用いた理由は，超音波検査は一度，症例を見ておけば後の読影に役立つと考えたからである．まとめていく過程で多くの方々のご理解とご協力を頂くことができた．特に，藤田保健衛生大学 消化器内科教授 堀口祐爾先生には大変お忙しい中を「序」を賜ることができ，心からお礼申し上げます．

　また，筆者のわがままをいろいろ聞いて下さり本書を完成に導いて下さった株式会社 医療科学社 古屋敷 信一社長をはじめスタッフの皆様に感謝申し上げます．

　本書がどこかで，何らかのお役に立てることが出来たならば本当に幸せである．

2004年8月新居にて

検診センター　杉山　髙

ちょうおんぱ　のの字そうさで
　　診るおなか
　とけい回りの　べんりな手立て

sonoko

"超音波は生体の翻訳者なり"

目 次

改訂新版の自序　　i
初版の序　　iii
初版の自序　　iv

第 I 章　総　論

I　超音波検査の基礎

超音波の原理

1) 超音波 ……………………………………………………………… 2
2) 超音波の性質 …………………………………………………… 4
3) 超音波診断装置と探触子 ……………………………………… 6
4) 虚像について …………………………………………………… 10
5) 画像の調整 ……………………………………………………… 11
6) カラードプラ法 ………………………………………………… 12
7) 腫瘤の表現 ……………………………………………………… 14

II　腹部超音波検査法

腹部走査

1) 腹部の走査法 …………………………………………………… 16
2) "の"の字2回走査による腹部超音波検査 ………………… 19
3) 身体の名称 ……………………………………………………… 24

第 II 章　臨　床

I　消化器

1. 肝・門脈

1) 解剖 ……………………………………………………………… 26
2) 肝の基本走査と正常像 ………………………………………… 30
3) 超音波でみる肝疾患のチェックポイント …………………… 34
　★脂肪肝のチェックポイント ………………………………… 34
4) 症例　肝 ………………………………………………………… 35
　●脂肪肝の症例 ………………………………………………… 35
　　　　memo　脂肪肝 ……………………………………………… 37
　★肝硬変・門脈系短絡のチェックポイント ………………… 40
　●肝硬変・門脈系の症例 ……………………………………… 42
　　　　memo　肝の計測法と大きさ ……………………………… 48
　★日本住血吸虫症のチェックポイント ……………………… 58
　　　　memo　日本住血吸虫症 …………………………………… 58
　●日本住血吸虫症の症例 ……………………………………… 59
　★急性肝炎のチェックポイント ……………………………… 60
　　　　memo　急性肝炎 ……………………………………………… 60
　●急性肝炎の症例 ……………………………………………… 61
　★劇症肝炎のチェックポイント ……………………………… 62
　　　　memo　劇症肝炎 …………………………………………… 62

- ◉ 劇症肝炎の症例 ……………………………… 63
- ★ うっ血肝のチェックポイント ……………………………… 64
  - memo　うっ血肝 ……………………………… 64
- ◉ うっ血肝の症例 ……………………………… 65
- ★ 限局性肝疾患のチェックポイント ……………………………… 66
- ◉ 限局性肝疾患の症例 ……………………………… 68
  - memo　肝囊胞 ……………………………… 71
  - memo　限局性結節性過形成 ……………………………… 74
  - memo　肝細胞癌 ……………………………… 78
  - memo　門脈腫瘍塞栓 ……………………………… 81
  - memo　転移性肝癌 ……………………………… 82
  - memo　肝膿瘍 ……………………………… 86

2. 胆 囊
- 1）解剖 ……………………………… 90
- 2）胆囊の基本走査と正常像 ……………………………… 92
- 3）超音波でみる胆囊疾患のチェックポイント ……………………………… 96
- 4）症例　胆囊 ……………………………… 98
  - memo　急性胆囊炎 ……………………………… 106
  - memo　胆囊ポリープ ……………………………… 115
  - memo　胆囊癌 ……………………………… 118
- ★ 胆囊腺筋腫症のチェックポイント ……………………………… 120
- ◉ 胆囊腺筋腫症の症例 ……………………………… 121
  - memo　胆囊腺筋腫症 ……………………………… 121

3. 胆 管
- 1）解剖 ……………………………… 124
- 2）胆管の基本走査と正常像 ……………………………… 126
- 3）超音波でみる胆管疾患のチェックポイント ……………………………… 128
  - memo　胆管癌の超音波像 ……………………………… 129
- 4）症例　肝内・肝外胆管 ……………………………… 130
- ★ 閉塞性黄疸の走査とチェックポイント ……………………………… 134
- ◉ 閉塞性黄疸の症例 ……………………………… 135
  - memo　先天性胆道拡張症 ……………………………… 145

4. 膵
- 1）解剖 ……………………………… 146
- 2）膵の基本走査と正常像 ……………………………… 148
- 3）超音波でみる膵疾患のチェックポイント ……………………………… 152
- 4）症例　膵 ……………………………… 154
  - memo　急性膵炎 ……………………………… 156
  - memo　輪状膵 ……………………………… 157
  - memo　膵管内乳頭粘液性腫瘍 ……………………………… 162
  - memo　膵神経内分泌腫瘍 ……………………………… 167

5. 脾
- 1）解剖 ……………………………… 174

　　　　　memo　脾の計測法 ································· 175
　2）脾の基本走査と正常像 ································· 176
　3）超音波でみる脾疾患のチェックポイント ··················· 178
　4）症例　脾 ··· 180
　　　　　memo　脾嚢胞・脾石灰化 ··························· 182

II　消化管

1. 食道・胃・十二指腸
　1）解剖 ··· 190
　2）食道・胃・十二指腸の基本走査と正常像 ··················· 194
　3）超音波でみる食道・胃・十二指腸疾患のチェックポイント ····· 198
　4）症例　食道・胃・十二指腸 ······························ 200
　　　　　memo　潰瘍の深さと進行度の分類 ···················· 209
　　　　　memo　進行胃癌の肉眼分類 ························· 211
　　　　　memo　消化管穿孔 ································ 213

2. 小　腸
　1）解剖 ··· 216
　2）小腸（空腸・回腸）の基本走査と正常像 ··················· 217
　3）超音波でみる小腸疾患のチェックポイント ·················· 218
　4）症例　小腸 ·· 219
　　　　　memo　腸閉塞 ···································· 221

3. 鼠径部・臍部
　1）解剖 ··· 228
　2）鼠径部の基本走査と正常像 ····························· 230
　3）尿膜管遺残の走査と正常像 ····························· 231
　4）超音波でみる鼠径ヘルニア・尿膜管遺残のチェックポイント ··· 232
　5）症例　鼠径部・尿膜管 ································· 233
　　　　　memo　メッケル憩室 ······························· 235
　　　　　memo　閉鎖孔ヘルニア ····························· 238
　　　　　memo　尿膜管遺残 ································· 241

4. 盲腸・虫垂
　1）解剖 ··· 242
　2）盲腸・虫垂の走査と正常像 ····························· 243
　3）超音波でみる虫垂疾患のチェックポイント ·················· 244
　　　　　memo　虫垂の位置 ·································· 244
　4）症例　虫垂 ·· 245
　　　　　memsso　虫垂炎の炎症程度 ························· 247

5. 大　腸
　1）解剖 ··· 250
　2）大腸の基本走査と正常像 ······························ 252
　3）超音波でみる大腸疾患のチェックポイント ·················· 256
　4）症例　大腸 ·· 258
　　　　　memo　虚血性大腸炎 ······························ 259
　　　　　memo　薬剤性大腸炎 ······························ 261

　　　　　memo　大腸癌の肉眼分類 …………………………………… 265
　　　　　memo　腸重積症 …………………………………………… 272
　6. 感染性腸炎
　　1）感染性腸炎 ……………………………………………………… 276
　　2）超音波でみる感染性腸炎のチェックポイント ……………… 278
　　3）症例 感染性腸炎 ……………………………………………… 279
　　　　　memo　エルシニア腸炎 …………………………………… 279
　7. 炎症性腸疾患
　　1）IBD とは ………………………………………………………… 282
　　　　　memo　クローン病 ………………………………………… 283
　　2）超音波でみる炎症性腸疾患のチェックポイント …………… 284
　　★潰瘍性大腸炎のチェックポイント …………………………… 284
　　★クローン病のチェックポイント ……………………………… 285
　　3）症例　IBD …………………………………………………… 286

Ⅲ　泌尿器系

　1. 副腎・腎・尿管
　　1）解剖 ……………………………………………………………… 292
　　2）副腎・腎・尿管の基本走査と正常像 ………………………… 296
　　3）超音波でみる副腎・腎・尿管疾患のチェックポイント …… 298
　　4）症例 副腎・腎・尿管 ………………………………………… 300
　　　　　memo　腎梗塞 ……………………………………………… 312
　　　　　memo　腸腰筋膿瘍 ………………………………………… 324
　2. 腎動脈・腎静脈
　　1）解剖 ……………………………………………………………… 326
　　2）腎血管の基本走査と正常カラードプラ・パルスドプラ像 … 327
　　3）腎カラードプラ・パルスドプラのチェックポイント ……… 328
　　4）症例 腎血管 …………………………………………………… 329
　　　　　memo　腎動脈の血流速度 ………………………………… 331
　3. 膀胱・前立腺
　　1）解剖 ……………………………………………………………… 334
　　　　　memo　前立腺肥大症と前立腺癌の発生部位 …………… 335
　　2）膀胱・前立腺の基本走査と正常像 …………………………… 336
　　3）超音波でみる膀胱・前立腺疾患のチェックポイント ……… 338
　　4）症例 膀胱・前立腺 …………………………………………… 340
　4. 陰嚢
　　1）解剖 ……………………………………………………………… 356
　　2）陰嚢（精巣・精巣上体）の基本走査と正常像 ……………… 357
　　3）超音波でみる精巣・精巣上体疾患のチェックポイント …… 358
　　4）症例 精巣・精巣上体 ………………………………………… 359
　　　　　memo　停留精巣 …………………………………………… 363

Ⅳ　婦人科

　子宮・卵巣
　　1）解剖 ……………………………………………………………… 364

2）子宮・卵巣の走査と正常像 ………………………… 366
　　3）超音波でみる子宮・卵巣疾患のチェックポイント ……… 368
　　★子宮疾患のチェックポイント ………………………… 368
　　　　memo 妊娠週数の評価 ………………………………… 369
　　★卵巣疾患のチェックポイント ………………………… 370
　　　　memo 卵巣腫瘍 …………………………………………… 371
　　　　memo 子宮外妊娠 ………………………………………… 371
　　4）症例 子宮・卵巣 ……………………………………… 372
　　　　memo 胎盤付着部位 ……………………………………… 373
　　　　memo 子宮筋腫 …………………………………………… 381
　　　　memo 処女膜閉鎖 ………………………………………… 382

V 循環系

腹部大動脈・下大静脈
　　1）解剖 ………………………………………………… 396
　　2）腹部大動脈・下大静脈の走査と正常像 ……………… 397
　　3）超音波でみる腹部大動脈・下大静脈疾患のチェックポイント …… 398
　　★腹部大動脈疾患のチェックポイント ………………… 398
　　★下大静脈疾患のチェックポイント …………………… 399
　　　　memo 大動脈解離 ………………………………………… 399
　　4）症例 腹部大動脈・下大静脈 ………………………… 400
　　　　memo 動脈瘤 ……………………………………………… 404
　　　　memo 動脈病変 …………………………………………… 407

VI その他の器官

1. リンパ節
　　1）リンパ節の所在 ……………………………………… 410
　　2）胃・膵周囲リンパ節の走査と正常像 ………………… 411
　　3）超音波でみるリンパ節腫大のチェックポイント …… 412
　　4）症例 リンパ節 ……………………………………… 413

2. 腹膜腔
　　1）解剖 ………………………………………………… 416
　　2）超音波でみる腹腔内走査とエコーフリースペース … 417
　　3）症例 腹腔内エコーフリースペース ………………… 418

3. 肋骨
　　1）解剖 ………………………………………………… 422
　　2）肋骨の走査と正常像 ………………………………… 423
　　3）超音波でみる肋骨骨折のチェックポイント ………… 423
　　4）症例 肋骨 …………………………………………… 424

参考文献・426
索　　引・427
著者略歴・奥付

第 I 章

総 論

I 超音波検査の基礎
II 腹部超音波検査法

I 超音波検査の基礎

超音波の原理　principles of ultrasound

1 超音波

超音波検査の基礎的なことについて示す.

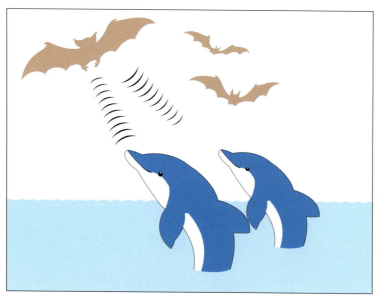

図1　超音波を発するイルカとコウモリ

[1] 背景

イルカやコウモリは超音波を発し行動するといわれる（図1）. ヒトが超音波を人工的に発生することができるようになったのは1880年キューリー Curie 兄弟が圧電効果 piezoelectric effect を発見してからである. その後, 英国の豪華客船タイタニック Titanic 号4万6千トンが, 北大西洋上を航海中に氷山に激突し大惨事となったのが1912年（明治45年）4月14日のことである. この悲劇の直後, 氷山の探知に超音波の利用が考えられ, 実用化されたのが潜水艦と魚群探知機である. 医学応用は, 30年後の1942年ドイツのデュシック Dussik が脳腫瘍の描出を試みたのが始まりといわれる. 超音波装置の開発をみると1963年手動接触複合走査装置が市販され, 1966年にはシーメンス社によるリアルタイム装置が製作されている. さらに1971年コソフ Kossoff らによるグレイスケール表示 Grayscale display による断層像の改善が加えられ鮮明な画像になった. 今日のリアルタイム realtime による電子走査方式の確立が超音波検査の全盛を築いたといえる. 超音波の発見から医療に用いられるまでの経過をみてもわかるように, 発明・発見には天才といわれる人達の弛まぬ努力のほかに, 災害や不幸な戦争などからも思わぬ人類への福音がもたらされるものである.

[2] X線と超音波の比較

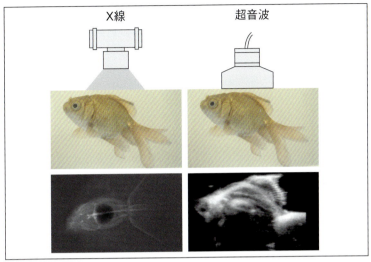

図2　X線と超音波の違い

- X線と超音波の比較について

X線と超音波の比較を金魚でみたものである（図2）．金魚のX線像は透過によるものに対し，超音波像は反射によるものである．両者の画像の成り立ちには大きな違いがあるが，これらの特徴を生かし，欠点を相補し日常診療で利用されている．

[3] 超音波でみる空気・胆石・小石

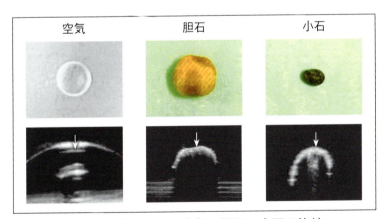

図3　超音波でみる空気・胆石・小石の比較

- 超音波でみる空気・胆石・小石の比較

空気，胆石，小石を水浸法でみたものである（図3）．水と空気，水と胆石，水と小石のそれぞれの音響インピーダンスの違いにより，いずれも高エコー像で描出される．単に硬い石のようなものだけが高エコー像を示すものではないことがわかる．このことは日常，超音波検査で，結石と腸管内ガスとの鑑別に苦慮する理由でもある．

2 超音波の性質

超音波の性質について示す．

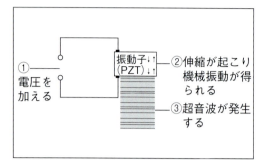

図4　超音波の発生原理

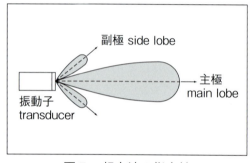

図5　超音波の指向性

表1　生体各部の音速と音響インピーダンス

	音速 (m/sec)	音響インピーダンス (10^6 kg/m²s)
空　気	344	0.0004
血　液	1,560	1.65
脂　肪	1,476	1.36
肝	1,660	1.65
筋　肉	1,568	1.68
骨	3,300	5.28
水	1,500	1.495

USスクリーニング（医学書院2008年3月より引用）

[1] 超音波とは

超音波 ultrasound とは，人間の耳で聞くことを目的としない音と定義される．ちなみに人間の可聴音域は 20~20,000Hz（ヘルツ）程度である．

[2] 超音波の発生原理

水晶やジルコン酸チタン酸塩（PZT）などの物質は，電圧を加えると結晶構造が変形し厚みが変わる．電圧を加えなければ結晶構造は元に戻ろうとし振動を始める．この現象が圧電効果で，超音波（粗密波）はこの現象により生ずる（図4）．

[3] 超音波の性質

一般に超音波の波長 λ は，周波数 f，音速 c との間には次に示す関係がある．

$$\lambda = c / f$$

人体の軟部組織の音速は水に近く約1,500 m/sec である．腹部超音波検査で使用する探触子の周波数は 3.5 MHz であるから波長は約 0.4 mm になる．周波数が高くなると音波の波長は短くなり光の性質に近く，媒質中を直進したり光と同様に反射や屈折するようになる．振動子 transducer から発生する超音波は，一定方向に強く発射される性質があり，これを指向性 directivity という．波長が短いほど画質はよくなるが音波の減衰が大きくなり深部の観察は困難になる．図5は超音波の指向性（主極・副極）について示す．

[4] 音響インピーダンスとは

音波が生体に当たったとき，その一部は媒質内へすすみ，一部は元の方向へ戻る．その割合は両媒質の音響インピーダンス acoustic impedance による．生体の音響インピーダンスは水に近く，骨は水より高く，空気は水よりはるかに低い．このため超音波が結石，骨，あるいは空気に当たると両媒質の音響インピーダンスが大きく異なるため強い反射が発生する．表1は生体の音速と音響インピーダンスを示す．

[5] 反射

反射 reflection は音響インピーダンスが異なる媒質 Z1 と Z2 の境界で音波の一部が反射する．音響インピーダンスは物質固有の音速と密度の積で表され音響インピーダンスの差が大きいほど反射は強く，小さいほど反射は弱い．反射の模式図を示す（図6）．この関係を式に示すと次のようになる．

$$z = \rho \cdot c$$
z：音響インピーダンス
ρ：媒質の密度
c：媒質の音速

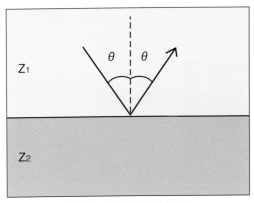

図6　反射の模式図

[6] 屈折

音速の異なる媒質 C1 と C2 の境界では音波は屈折 refraction する．入射角 θ_1 と屈折角 θ_2 の関係は Snell の法則で表され式に示すと次のようになる．

$$\sin\theta_1 / C_1 = \sin\theta_2 / C_2$$

屈折は媒質の音速のみに関係していることがわかる．屈折の模式図を示す（図7）．

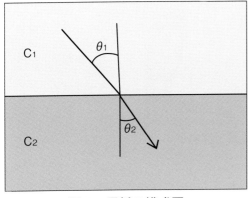

図7　屈折の模式図

[7] 減衰

音波が媒質中を伝搬する際に吸収・散乱・反射などにより音の強さが減弱することを減衰 attenuation という．生体軟部組織の減衰係数は約1（db/cm・MHz）である．式に示すと次のようになる．

$$減衰 = 減衰係数 \times 通過距離 \times 周波数$$

周波数が高く距離が長くなれば利得 gain や STC（sensitivity time control）で減衰を補正しなければならない．減衰の模式図を図8に示す．

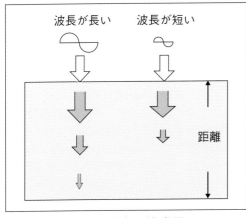

図8　減衰の模式図

3 超音波診断装置と探触子

超音波診断装置と深触子について示す.

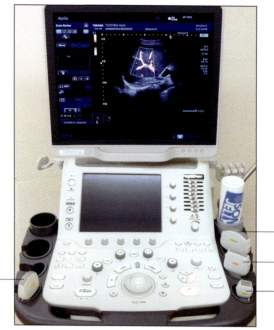

図9 超音波診断装置と探触子

[1] 装置について

超音波検査を行うには超音波装置が必要になる. 装置は国産のものから外国製品まで数多くのメーカーがあり, 機種の選定には迷うことが多い. 検査に携わるものが目指す検査内容を考え機種の決定をしたいものである. 装置に接続される探触子の形状や周波数についても同時に検討しなければならない. 図9は超音波装置と探触子について筆者が用いているものを示す.

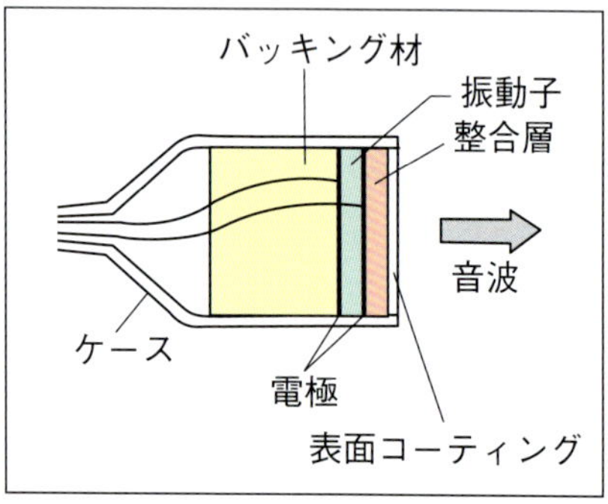

[2] 探触子について

超音波は, 探触子の内部に組み込まれた圧電素子から発射される. 超音波検査は探触子を生体に接触させ超音波を体内に発射し, 体内から跳ね返ってくる音波を同一探触子で受信している. 探触子を生体に走査し鮮明な画像を得るにはさまざまな工夫がされている. 図10は探触子の構造をみたものである. コンベックス型やリニア型など形状の異なった探触子でも内部構造はほぼ同様である.

図10 探触子の構造

- 振動子 transducer は, 変換器とも呼ばれ, 電気振動と機械振動を相互に変換するもので圧電効果物質が用いられる.
- 整合層 matching は, 振動子から発射される超音波と生体とのマッチングをよくする働きがある.
- バッキング材 backing material は, 余分な振動をおさえパルス幅を短くする働きがある. これにより距離分解能の高い画像が得られる.

[3] 分解能とは

超音波像を評価するには分解能 resolution が用いられる．分解能には距離分解能と方位分解能がある．

- 距離分解能 axial resolution は，超音波が進む方向の2点を識別する能力をいう．図11は距離分解能を模式図で示したものである．周波数が低い場合，2点の識別は困難であるが，周波数が高い場合，2点の識別は可能になり距離分解能はよくなる．しかし，周波数が高くなると音波の減衰が大きく，深部への到達は悪くなるといった問題がある．距離分解能はパルス幅により決まることからパルス幅の短い超音波を生体内へ発射させることで，距離分解能の向上を図っている．

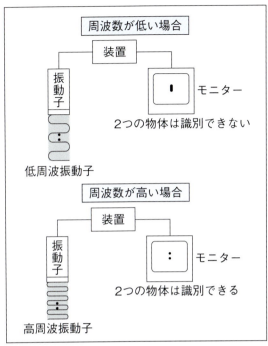

図11　距離分解能の模式図

- 方位分解能 lateral resolution は，超音波が進む方向と直角方向に並んだ2点を識別する能力をいう．図12は方位分解能を模式図で示したものである．超音波ビーム幅が広い場合，2点の識別は困難であるが，ビーム幅が細いほど方位分解能はよくなる．この対応として凹面振動子や音響レンズを用い超音波を集束させ，ビーム幅を細くして方位分解能の向上を図っている．

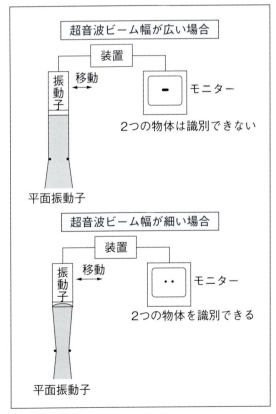

図12　方位分解能の模式図

[4] Bモード走査方式

Bモード画像を得るために探触子を走査（操作）する方法には，電子的走査法や手動式，機械式走査法がある．探触子から発射される超音波のパターンにより次の走査方式に分類される（図13）．

リニア走査	コンベックス走査	セクタ走査
超音波ビームは平行に進む	超音波ビームは凸状面から扇形に進む	超音波ビームは円の中心から扇形に進む
接触複合走査	ラジアル走査	アーク走査
探触子を手動で走査する	超音波ビームは一点から円周に進む	超音波ビームは円弧上から中心に進む

図13　Bモード走査方式

[5] 探触子の形状とエコー像の特徴

超音波検査を行う際，目的部位にあった探触子の選択が必要である．図14は日常検査で用いられる探触子の形状と得られる画像，特徴などについて示す．コンベックス型（高）は，高周波探触子をいう．

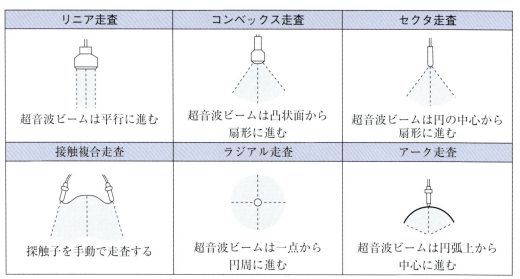

	コンベックス型	コンベックス型(高)	セクタ型	リニア型
画像の形	準扇形	準扇形	扇形	矩形
接触面積	やや小さい	やや小さい	小さい	大きい
ビーム	準放射状	準放射状	放射状	垂直
近位の視野	中	中	狭い	広い
遠位の視野	広い	中	広い	広い
探触子の形状				
得られる像				
適応部位	腹部全般	近距離域の腹部	心臓	乳腺・甲状腺などの表在
周波数	3.75 MHz	6 MHz	3.75 MHz	8 MHz

図14　探触子の形状と得られる画像の特徴

[6] モードの種類と画像

超音波で画像構築するモード mode には，Aモード，Bモード，Mモードがある．モードの種類と得られる画像について示す（図15）．

LL；肝左葉，CA；腹腔動脈，SMA；上腸間膜動脈，Ao；腹部大動脈．

A (amplitude) モード	B (brightness) モード	M (motion) モード
ブラウン管の時間軸上にエコーを振幅の変化として表示する．	ブラウン管上にエコーの振幅に応じた明るさの強弱で画像表示する．	運動するエコー源までの時間的変化を表示する．
Bモード像が開発される以前は主に，頭部の検査で使用されていたが，現在では眼科以外，ほとんど使用されていない．眼球例で示す．	超音波といえばBモード検査をさすほど，今では最も多く利用されている．	心臓の機能面における計測には心臓断層像（Bモード）と同様に利用されている．
	腹部大動脈レベルを縦走査でみたBモード画像と破線ラインのMモードを対比して示す．	

図15　モードの種類と画像

[7] 体腔内走査

体腔内からの走査には次のものが用いられている．図中のアミ部分は深触子から発射される超音波領域を示す．

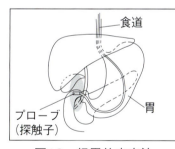 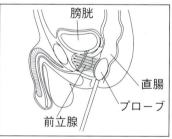 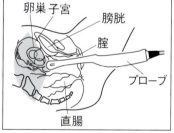

図16　経胃的走査法　　図17　経直腸的走査法　　図18　経腟的走査法

- 経胃的走査法 ultrasonic endoscopy は，内視鏡の先端に探触子を装着してあり体腔内からの走査を行う（図16）．
- 経直腸的走査法 transrectal scan は，直腸の内腔から走査を行う（図17）．
- 経腟的走査法 transvaginal scan は，腟腔からの走査を行う（図18）．いずれの探触子も高周波プローブを用いているため画像は鮮明である．

この他の特殊プローブとしては，手術中に行う術中超音波検査 intraoperative ultrasonography や，超音波画像をモニターして行う超音波ガイド下穿刺 ultrasonically guided puncture などがある．

4 虚像について

超音波検査を行う上で知っておきたい虚像 artifact について示す．

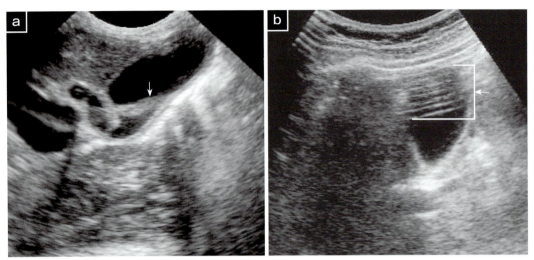

胆嚢のサイドローブ像　　　　　胆嚢の多重反射像

a サイドローブとは，副極 side lobe から出た超音波があたかも主極 main lobe から発射されたように描出されるアーチファクトがサイドローブである（矢印）．b 多重反射 multiple reflection とは，探触子から発射される超音波が反射体と探触子の間を何回も往復し反射されるアーチファクトである（矢印）．いずれのアーチファクトも胆嚢や膀胱など囊胞臓器の検査でよくみられることから実像との鑑別に苦慮することがある．

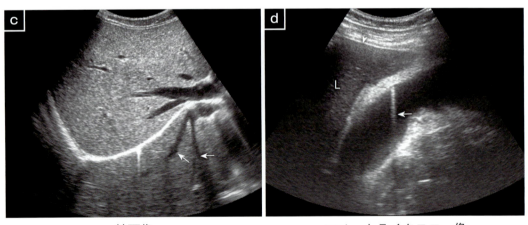

鏡面像　　　　　　　　　　コメットライクエコー像

c 鏡面現象 mirror image とは，強い反射体から反射し，その場所に存在するかのように描出されるのが鏡面像である（矢印）．d コメットライクエコー comet-like echo またはコメットサインとは，強いエコーの後方に彗星のように尾を引くアーチファクト artifact をいう（矢印）．この他に，生体内で超音波の波長に比べ小さな散乱体群によって生じる散乱波の干渉がスペックルパターン speckle pattern である．肝・脾・腎などの実質部分の内部エコーはこの現象によるものである．矢頭は肝（L）のスペックル像を示す．

5 画像の調整

超音波検査の質を高めるには鮮明な画像を描出することである．それには得られる画像を適切に調整し観察することである．装置におけるおもな調整について示す．

[1] ゲイン gain の調整

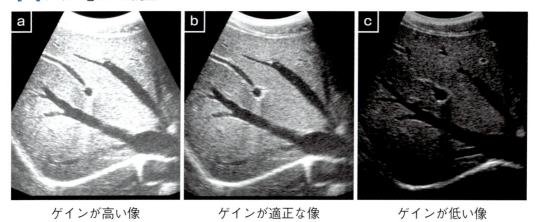

ゲインが高い像　　　ゲインが適正な像　　　ゲインが低い像

a ゲインが高い場合の像，b ゲインが適正な像，c ゲインが低い場合の像を示す．日頃の検査では個体差により最も頻回に調整するツマミがゲインである．

[2] STC の調整

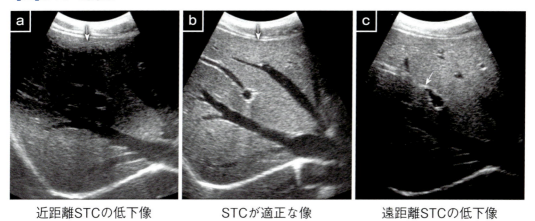

近距離STCの低下像　　　STCが適正な像　　　遠距離STCの低下像

STCとは sensitivity time control を表したもので，同じエコー源が生体内にあっても深さにより反射エコーが変わる．これを補正するもので，a 近距離（浅い）領域において STC が低い場合の像，b 適正な STC 像，c 遠距離（深い）領域において STC が低い像をそれぞれ矢印で示す．STC の調節は，一度適正な条件に調整しておけば以後，あまり調整の必要はない．

[3] ダイナミックレンジ

ダイナミックレンジの調整について示す．

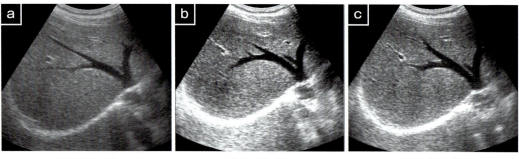

DR 80 dB　　　　　　DR 40 dB　　　　　　DR 60 dB

対数増幅された受信信号にはいろいろな強さの信号が含まれる．この時の窓の広さがダイナミックレンジ dynamic range（DR）である．**a** DR 80 dB では柔らかな画像，**b** DR 40 dB にすると硬い画像になる．**c** DR 60 dB ほどが腹部検査によいが，消化管の壁構造や，肋骨表面の変化を観察するには硬い画像（DR 50 dB 程度）がよい．

6　カラードプラ法

[1] ドプラ法の原理

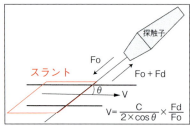 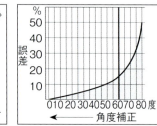

図19　超音波ドプラ法の原理

ドプラ法はドプラ効果を応用したもので，血液などのように反射するものが動いている場合，反射エコーの周波数はドプラ効果を受け，反射体の動きの速度に応じて周波数偏移を来す．図19は超音波ドプラ法の原理を示す（左図）．血流計測をするには超音波ビームと血管（血流）との角度 θ が小さいほど正確な値が得られる．通常 θ が 60 度以下で行うのがよい（右図）．

[2] パルスドプラ法で得られた指標

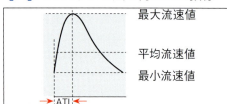

図20　PIとRIの計測法

PI ＝ 最大流速値 − 最小流速値 / 平均流速値
RI ＝ 最大流速値 − 最小流速値 / 最大流速値

アクセレレーションタイムインデックス acceleration time index：ATI とは，最小流速から最大流速までの時間（赤矢印）をいう．

拍動性波形の評価で一般に用いられているものに pulsatile index：PI と resistive index：RI がある．これは末梢血管抵抗を反映するもので，この値が小さいとその部分より末梢側の血管抵抗が小さいと考えられ，大きい場合は大きいと評価される．PI と RI の計測法を示す（図20）．

[3] ドプラ信号とカラードプラの表示

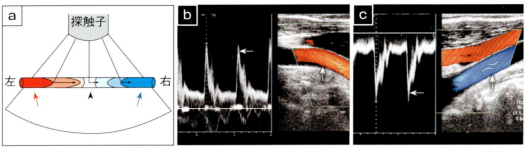

血流方向とカラー表示　　スペクトルとカラー表示　　スペクトルとカラー表示

a 血流方向によるカラー表示の違いを示したものである．画面左は血流が探触子に向かってくるため赤色表示になる（赤矢印）．次に探触子と血流のなす角度が直角方向になると$\cos\theta 90$はゼロになるため色表示はされない（矢頭）．画面右になると血流は探触子から遠ざかるため青色表示になる（青矢印）．この図から明らかなように血流と超音波ビームの角度は小さいほど鮮明な色で表示されることになる．**b** スペクトル（左）とカラー表示（右）を示す．探触子に向かってくる血流は，送信周波数より受信周波数が高くなるため基線より上側（toward）のスペクトル表示となり（左矢印），カラー表示では赤色になる（右矢印）．**c** 探触子から遠ざかる血流は送信周波数より受信周波数が低くなるため基線より下側（away）のスペクトル表示となり（左矢印），カラー表示では青色表示になる（右矢印）．

[4] ドプラ法の種類

ドプラ法には連続波ドプラ法，パルスドプラ法，カラードプラ法がある．これらについて示す．

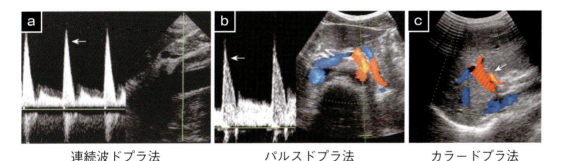

連続波ドプラ法　　パルスドプラ法　　カラードプラ法

a 連続波ドプラ法 continuous wave Doppler は，送受信を別々の素子で一方向に連続的に送信・受信する．超音波ビーム上の全てを計測するため特定部位の情報は得られない．高速血流の計測に適しているが，Bモード画像と同時にリアルタイム表示はできない．矢印は連続波ドプラ法による波形を示す．**b** パルスドプラ法 pulsed wave Doppler は，送受信を同一素子で行い超音波ビームを間欠的に送信・受信する．特定部位の血流情報が得られることから，任意の血流計測が可能である．流速血流の低い測定に適し，Bモード断層像と同時にリアルタイム表示できる．矢印はパルスドプラ法による波形を示す．**c** カラードプラ法 color Doppler method は，血流イメージング法 color flow mapping ともいい，送受信を同一素子で多方向に超音波ビームを間欠的に送信・受信し，血流信号をとらえBモード像と重ねてリアルタイム表示できる．矢印はカラードプラ法による画像を示す．

7 腫瘤の表現

腫瘤の表現について示す．

[1] 腫瘤の用語と超音波像

病的超音波像が描出された場合の腫瘤用語と表現について示す（図21）．

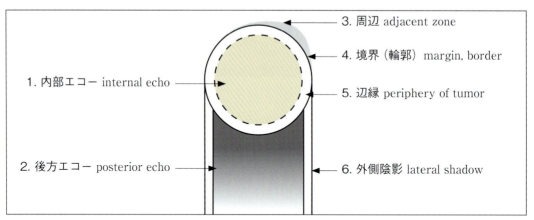

図 21　腫瘤の用語と表現

1．内部エコーは，腫瘤内部のエコーをいう．2．後方エコーは，腫瘤などの後方にみられるエコーで腫瘤内部の超音波の透過や減衰の程度により増強や減弱を示す．3．周辺とは，腫瘤や臓器に隣接する領域をいう．4．境界（輪郭）は，腫瘤と非腫瘤部または臓器と他臓器などの接面をいう．5．辺縁は，腫瘤や臓器の境界の内側部分をいう．6．外側陰影は，腫瘤などの側面にみられる音響陰影の領域をいう．

[2] エコーの性状

エコーの性状表現についての実例を示す．

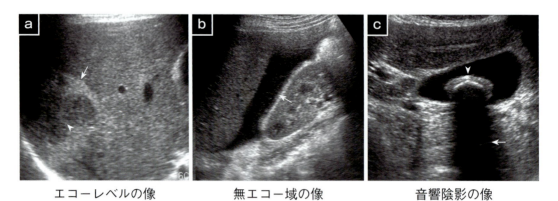

a エコーレベルの像　　b 無エコー域の像　　c 音響陰影の像

a エコーレベル echo level は，周囲組織と比べたエコーの強さをいう．肝血管腫である．肝組織に比べ高エコー域を hyperechoic area または high echo area という（矢印）．低エコー域を hypoechoic area または low echo area という（矢頭）．b 無エコー域 anechoic area は，音響陰影を除く，エコーがみられない領域で，腹水をエコーフリースペース echo free space という（矢印）．c 音響陰影 acoustic shadow は，超音波が透過し難い組織の後方に生じたもので超音波画像の減弱または消失した領域をいう．胆囊結石（矢頭）による音響陰影を示す（矢印）．

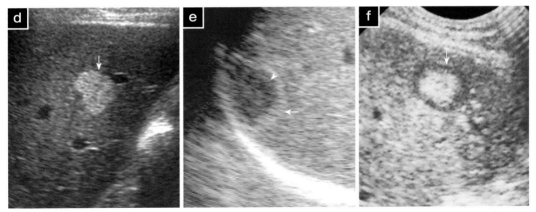

| 高エコー腫瘤の像 | 低エコー腫瘤の像 | ハロー（辺縁低エコー帯）の像 |

d 充実性パターン solid pattern は，周辺部よりエコーレベルの高い腫瘤で high echo area, hyperechoic area, echogenicity が高いといった表現が用いられる（矢印）．**e** 全周性に縁取られた高エコー所見をマージナルストロングエコー marginal strong echo（矢印）と呼び，腫瘤内部のエコーレベルが低い場合，low echo area, hypoechoic area, echogenicity が低いといった表現が用いられる（矢頭）．**f** 腫瘤の辺縁に環状低エコー帯がみられる場合，ハロー halo とも呼ばれる（矢印）．

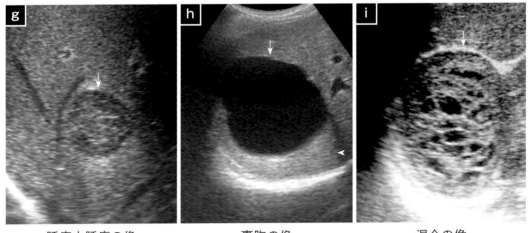

| 腫瘍内腫瘍の像 | 囊胞の像 | 混合の像 |

g 腫瘍内腫瘍は，肝細胞癌によくみられる所見で tumor in tumor または nodule in noduleの表現が用いられる（矢印）．**h** 囊胞は囊胞性パターン cystic pattern を示す（矢印）．囊胞内には内部エコーがみられないかまたはごく弱いエコー像を示し，後方エコー posterior echo の増強を示す（矢頭）．**i** 混合パターン mixed pattern は，腫瘍内部に充実性部分と囊胞性部分が混在してみられるものでミックストパターンの表現が用いられる（矢印）．

Ⅱ 腹部超音波検査法

腹部走査　abdominal scan

1 腹部の走査法

腹部の走査法について示す．

[1] 体表面からの走査

体表面からの走査と，日本超音波医学会が定めた表現について示す（図1）．

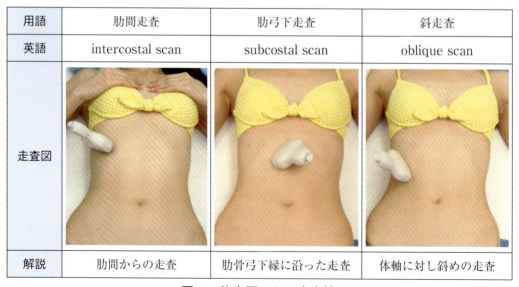

用語	縦走査・縦断（矢状）走査	横走査・横断走査	前額走査
英語	sagital scan	transvers scan	coronal scan
走査図			
解説	体軸に平行な面の走査	体軸に垂直な面での走査	体軸に平行な前額面の走査

用語	肋間走査	肋弓下走査	斜走査
英語	intercostal scan	subcostal scan	oblique scan
走査図			
解説	肋間からの走査	肋骨弓下縁に沿った走査	体軸に対し斜めの走査

図1　体表面からの走査法

[2] 補助走査法

腹部臓器の観察がガスなどで描出困難なときや所見の再確認に補助走査法が用いられる．

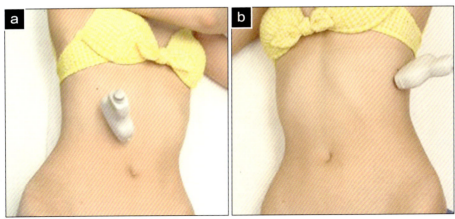

右前斜位の走査法　　　　　　　　　左前斜位の走査法

a 右前斜位走査は，肝右葉，胆嚢，胆嚢頸部，胆嚢管，門脈，総胆管，膵頭部，肝門部，右腎，右上部尿管，右副腎など背臥位走査で描出困難な場合や，所見の再確認に用いるとよい．**b** 左前斜位走査は，脾，脾門部，胃穹窿部，左胸腔，左腎，左上部尿管，左副腎など背臥位走査で描出困難な場合や，所見の再確認に用いるとよい．

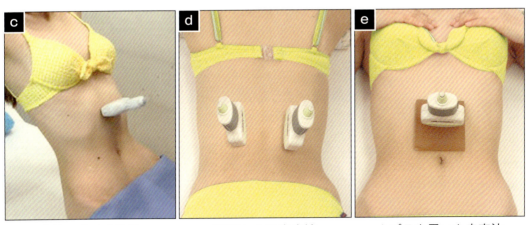

座位による走査法　　　背面からの走査法　　　カプラを用いた走査法

c 座位による走査は，胆嚢結石，胆嚢デブリの移動の確認，膵長軸像の観察によい．**d** 背面からの走査は，右腎，右上部尿管，右副腎，左腎，左上部尿管，左副腎など背臥位で観察困難な場合に用いるとよい．**e** 音響カプラを用いた走査では，体表の浅い部位，凹凸面のある走査では，探触子との密着がよくないため音響カプラを用いるとよい．このとき，皮膚面と音響カプラ面には多めのエコーゼリーをぬる．また，近距離領域にある乳腺，甲状腺，腹壁，肥満度の低い人の肝表面，脾，胆嚢底部や精巣などで音響カプラを用いることがある．

[3] 腹部画像の表示

腹部画像の表示について示す．

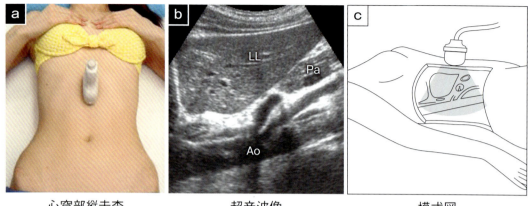

心窩部縦走査　　　　超音波像　　　　　模式図

a 心窩部縦走査または縦断（矢状）走査である．**b** 心窩部縦走査で得られた画像を示す．画面左は被験者の頭側，右は足側になるように描出する．**c** 心窩部縦走査で描出される模式図を示す．被験者の右側よりみた画像表示になる．LL：肝左葉，Pa：膵，Ao：腹部大動脈．

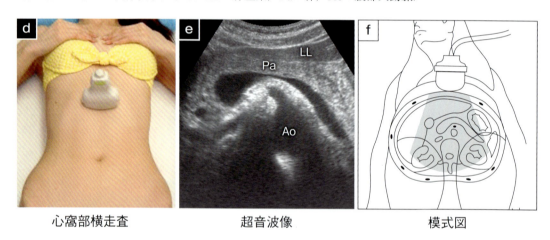

心窩部横走査　　　　超音波像　　　　　模式図

d 心窩部横走査または横断走査である．**e** 心窩部横走査で得られた画像を示す．画面左は被験者の右側，画面右は左側になるように描出する．**f** 心窩部横走査で描出される模式図を示す．被験者の足方からみた画像表示になる．LL：肝左葉，Pa：膵，Ao：腹部大動脈．

[4] 扇状走査の意義

液体の入ったV字状ファントムに，探触子を扇状走査したときの様子をみたものである（図2）．①の中心部走査では大きな嚢胞像としてとらえられる（矢印）．②左に傾けていくと小嚢胞（矢印），③右に傾けていくと同様に小嚢胞が描出される（矢印）．その間の構造物は扇状走査などで観察する．超音波検査は走査方向や走査角度などを適宜変えながら部分的画像から全体像を推測する検査でもある．

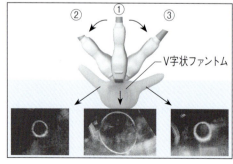

図2　扇状走査の実験像

2 "の"の字2回走査による腹部超音波検査

"の"の字2回走査による腹部超音波検査のすすめかたについて示す．

[1] 腹部超音波検査の手順

腹部超音波検査の手順について示す．

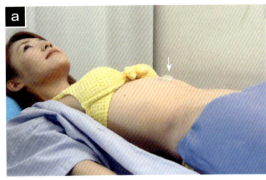

腹部にエコーゼリーをぬる

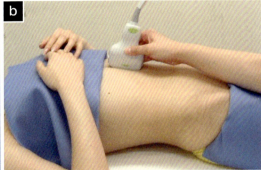

探触子を心窩部中心部に縦走査する

a 剣状突起から右肋弓下にエコーゼリーをぬる（矢印）．着衣がエコーゼリーで汚れないよう配慮する．エコーゼリーは温めたものを使用するのがよい．特に冬場の対応に配慮したい．**b** コンベックス探触子を心窩部中心部に縦走査する．

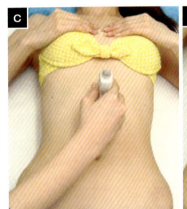

心窩部縦走査で走査開始

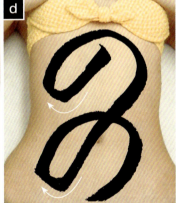

"の"の字2回走査

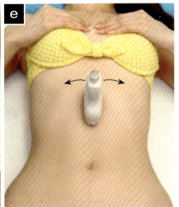

扇状走査法

c 心窩部縦走査で肝左葉の縦断像を描出する．探触子で腹部を少し押さえぎみにし，観察したい部位に超音波ビームを垂直に入射させる．呼吸性移動や体位変換などを適宜行う．**d** 腹部に"の"の字を2回描く手順で走査する．最初の"の"は肝より始まり子宮，卵巣（男性では前立腺）までの各臓器を走査する．2回目の"の"は回腸末端から大腸の走査になる．**e** 検査時の扇状走査である．探触子は皮膚との接触面を支点とし，右から左へ，上から下へゆっくりした走査で臓器の出現・漸減・消失までを繰り返し観察する．目的とする画像が得られない場合，適宜探触子を上下・左右にスライドさせ，疑わしき像が得られたら呼吸停止を指示し入念な観察を行う．ときには体位変換などにより恒常的にみられる画像か否かの確認をすることが大切である．

[2] 最初の"の"の字走査法と得られる画像

　上腹部から下腹部（大腸・小腸）までを一連の検査として行うには，"の"の2回走査法がよい．最初に示す "の" の走査と得られる超音波像の模式図を番号で示す．模式図にある臓器名はおもにチェックするものを示してある（図3，図3-1）．探触子の走査番号と番号間の観察は扇状走査などで行う．

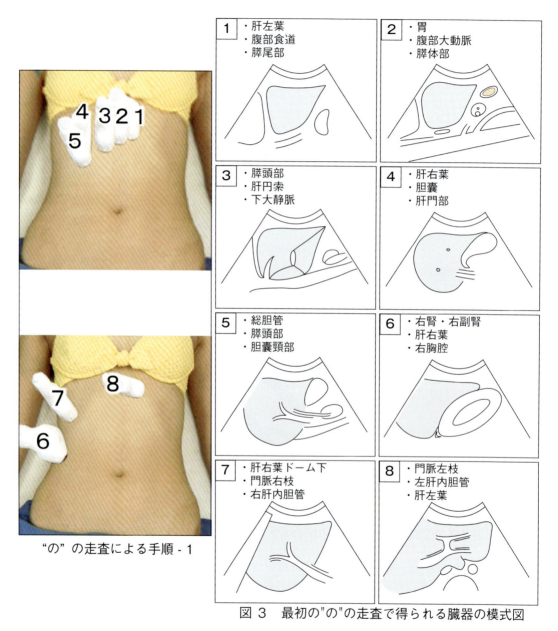

"の" の走査による手順-1

図3　最初の"の"の走査で得られる臓器の模式図

1. 肝左葉, 腹部食道, 膵尾部, 2. 胃, 腹部大動脈, 膵体部, 3. 膵頭部, 肝円索, 下大静脈, 4. 肝右葉, 胆嚢, 肝門部, 5. 総胆管, 膵頭部, 胆嚢頸部, 6. 右腎, 右副腎, 肝右葉, 右胸腔, 7. 肝右葉ドーム下, 門脈右枝, 右肝内胆管, 8. 門脈左枝, 左肝内胆管, 肝左葉.

[3] 画像記録

模式図に示す 16 画像の記録は後の検討に役立たせるため全ての画像を記録する．画像の記録は，吸気あるいは呼気の状態で呼吸停止を指示し明瞭な画像を記録する．心臓に近い部位では拍動状態を考慮し，目的とする画像が描出されるタイミングを見極め撮像するとよい．

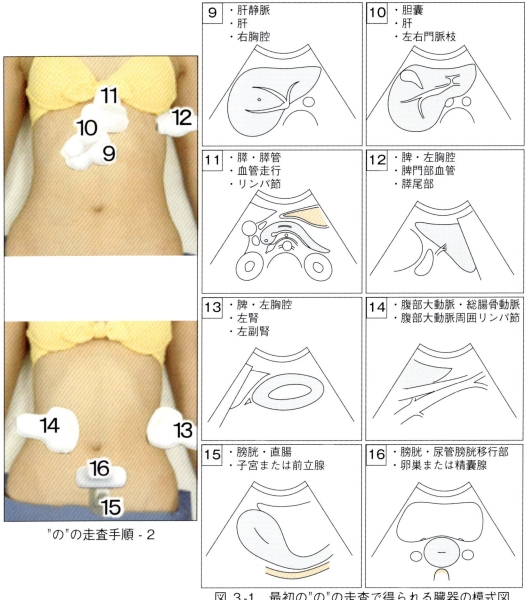

"の"の走査手順 - 2

図 3-1 最初の"の"の走査で得られる臓器の模式図

9. 肝静脈，肝，右胸腔，10. 胆嚢，肝，左右門脈枝，11. 膵，膵管，血管走行，リンパ節，12. 脾，左胸腔，脾門部血管，膵尾部，13. 脾，左胸腔，左腎，左副腎，14. 腹部大動脈，総腸骨動脈，腹部大動脈周囲リンパ節，15. 膀胱，直腸，子宮または前立腺，16. 膀胱，尿管膀胱移行部，卵巣または精嚢腺．

[4] 2回目"の"の走査でみる大腸の基本（系統的）走査法

下部消化管（盲腸から直腸）の走査手順について示す（図4）．腹部に示す番号と消化管模式図とは対比してある．模式図の大腸名はおもにチェックするものを示してある．探触子の走査番号と番号間の観察は，探触子による消化管への圧迫を加えながらスライドさせ観察する．

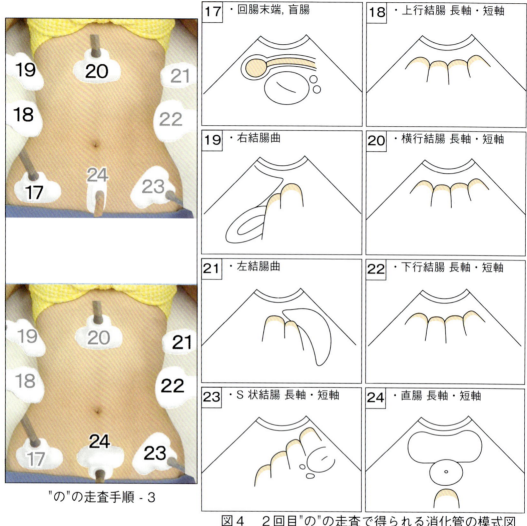

図4　2回目"の"の走査で得られる消化管の模式図

- 走査番号における観察部位

⑰回腸末端，回盲弁，虫垂，回盲部リンパ節，盲腸の長軸像，短軸像を観察する．
⑱上行結腸の長軸像，短軸像について観察する．
⑲右結腸曲（肝彎曲部）について観察する．
⑳横行結腸の長軸像，短軸像について観察する．
㉑左結腸曲（脾彎曲部）について観察する．
㉒下行結腸の長軸像，短軸像について観察する．
㉓S状結腸の長軸像，短軸像について観察する．
㉔ 直腸S状部（Rs），上部直腸（Ra），下部直腸（Rb）の短軸像，長軸像について観察する．適度な蓄尿状態で観察するとよい．

[5] 小腸の走査法

十二指腸下行部，水平部，上行部からトライツ靱帯それに，回腸末端は系統的走査が可能であるが，それ以外の小腸（空腸・回腸）は系統的走査ができない．そこで小腸を "m" の字走査で観察する方法である．

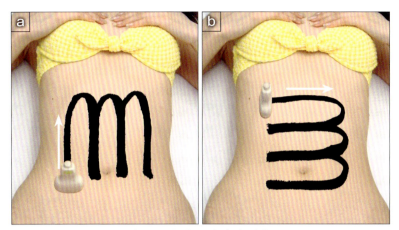

小腸の "m" の字走査手順

腹部臓器から大腸にかけ系統的走査後，小腸の観察をする．**a** コンベックス探触子またはリニア探触子を横に持ち，拡大像で "m" の字を描く手順で右から左へ腹部を広範に走査する．**b** 同探触子を縦に持ち替え，同様な走査を繰り返し観察する．注目する画像は，周辺の消化管とは異なる低エコーまたは高エコー像が限局性に存在するか否かに注目する．腫瘍性病変が疑われた場合，高周波探触子に持ち替え再確認しその後，カラードプラで血流信号を確認する．また，腸管の拡張所見がみられた場合，拡張原因（狭窄・閉塞）を追求する．

・注目画像
注目する画像の1例を示す．

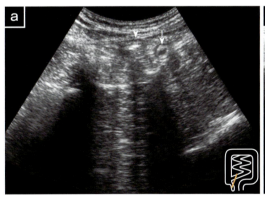

右下腹部の像

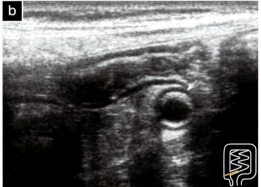

回腸末端と虫垂の像

a コンベックス探触子を用い拡大像で右下腹部を縦走査でみたものである．リング状の画像(矢印)と，近傍には回腸末端（矢頭）が描出されている．この部位を更に観察したい場合，リニア探触子を用い，拡大像で同部位を横走査でみたものが **b** である．矢頭は軽度肥厚した回腸末端像，矢印は腫大した虫垂を示す．

3 身体の名称

身体の名称について示す．

[1] 部位と名称

腹部の区分（図5），身体正面（図6），身体背面（図7）からみた名称を示す．
腹部は体表で，**A** 剣状突起の上端を通る水平線，**B** 肋弓下の最下点を通る水平線，**C** 左右の上前腸骨棘を結ぶ水平線，**D** 右鼠径靱帯の中点を通る垂直線，**E** 左鼠径靱帯の中点を通る垂直線で9つに区画される．

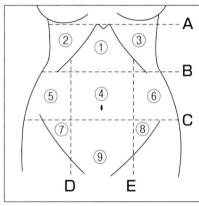

図5　腹部の区分

A 剣状突起の上端を通る水平線 xiphisternal line
B 肋弓下の最下点を通る水平線 subcostal line
C 左右の上前腸骨棘を結ぶ水平線 intertubercular line
D 右鼠径靱帯の中点を通る垂直線 right midinginal line
E 左鼠径靱帯の中点を通る垂直線 left midinginal line
① 心窩部 epigastric region
② 右季肋部 right hypochondriac region
③ 左季肋部 left hypochondriac region
④ 臍部 umbilical region
⑤ 右側腹部 right lateral region
⑥ 左側腹部 left lateral region
⑦ 右下腹部 right iliac region
　回盲部 ileocecal region
⑧ 左下腹部 left iliac region
⑨ 下腹部 suprapubic region

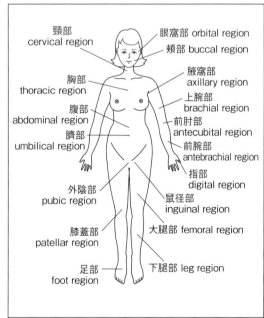

図6　身体正面の名称

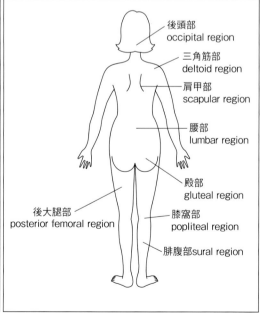

図7　身体背面の名称

第 II 章

臨床

- I 消化器
- II 消化管
- III 泌尿器系
- IV 婦人科
- V 循環系
- VI その他の器官

I 消化器

1. 肝 liver・門脈 portal vein

1 解剖

肝・門脈の解剖について示す．

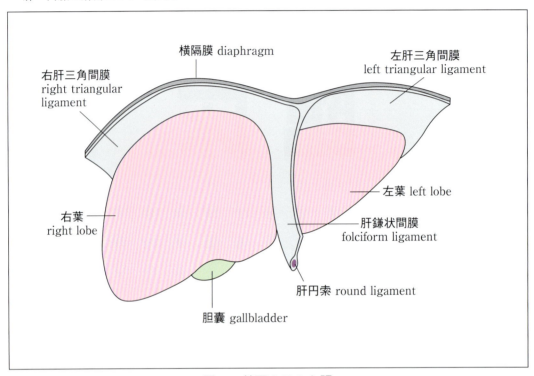

図1　前面よりみた肝

[1]肝

　肝 liver は，横隔膜直下にあり腹腔の右上部に位置する．左右両葉は肝円索（肝鎌状間膜）によって分かれる．右葉は厚く大きいが，左葉は小さくて薄い．肝円索は胎生期における臍動静脈などの遺物である．肝の役割は胆汁生成のほか，糖分貯蔵，血糖調節，有害物質の解毒など生存に不可欠な働きをする．前面から見た肝を示す（図1）．

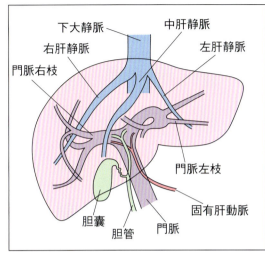
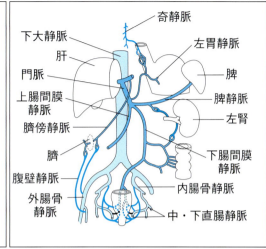

図2　肝の血管走行　　　　　　図3　正常門脈系の走行

[2] 肝の血管走行

肝の血管には門脈，肝静脈，肝動脈がある．これらについて示す．

- 門脈 portal vein は，消化管（食道下部・胃・小腸・大腸）や膵臓，胆嚢，脾臓からの静脈を集め，脾静脈，上腸間膜静脈，下腸間膜静脈の3本の主静脈が上行し肝門に入る．肝門で門脈は左枝 left branch，右枝 right branch に分岐し肝内を走行するが，やがて毛細血管となる．門脈は消化管で吸収した栄養分を運ぶ血管である．
- 肝静脈 hepatic veins は，肝内の小静脈を集め，左肝静脈 left hepatic vein，中肝静脈 middle hepatic vein，右肝静脈 right hepatic vein の3本の肝静脈となり，肝後上面から下大静脈に流入する．
- 固有肝動脈 proper hepatic artery は，総肝動脈 common hepatic artery から分かれ，小網の肝十二指腸間膜のなかを上行し肝門に至る．図2は肝の血管走行を示す．

[3] 正常門脈系の走行

肝硬変による血管系の変化をみるには，正常門脈系の走行を知っておく必要がある．門脈の末梢は上方では胃から食道下部を経て奇静脈になる．下方では直腸の中・下直腸静脈を経て内腸骨静脈と交通する．肝円索に沿って臍と門脈が連絡する臍傍静脈は，腹壁の皮静脈と交通する．門脈圧亢進などにより循環が障害された場合，交通のある静脈に逆流し，腹壁の皮静脈や直腸下部の静脈が怒張したり，食道静脈瘤を生じる原因ともなる．正常門脈系の走行を図3に示す．門脈系の正常な太さについては個体差はあるが，一つの目安について示す（図4）．

- 左胃静脈（胃冠状静脈）2 mm
- 門脈左枝　　8 mm
- 門脈右枝　　10 mm
- 門脈本幹　　12 mm
- 皮静脈　　　7 mm
- 脾門部の最大分枝　4 mm

図4　正常門脈径

[4] 肝区域

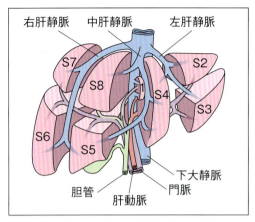

図5　クイノーの亜区域分類

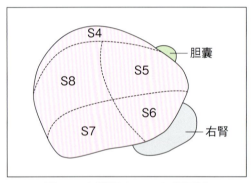

図6　右側面よりみた肝区域

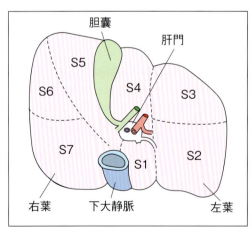

図7　後面よりみた肝区域

- 肝区域について

ヒーリー Healey らの肝区域分類では，下大静脈から分岐する肝静脈の走行に注目し，肝の境界を走行する肝静脈が区域の指標になる．尾状葉を肝区域 segment 1 とし，左肝静脈は外側区域と内側区域，中肝静脈は内側区域と前区域，右肝静脈は前区域と後区域の4区域に分けられる．クイノー Couinaud の亜区域分類は，肝静脈の走行に加え，門脈枝が区域分布の指標になる．尾状葉を S1 とし反時計回りに番号が付けられる．S2 は外側上区域，S3 は外側下区域，S4 は内側区域，S5 は前下区域，S6 は後下区域，S7 は後上区域，S8 は前上区域となる．図5はクイノーの亜区域分類，図6は右側面よりみた肝区域を示す．

S1 尾状葉	caudate lobe
S2 外側上区域	lateral superior segment
S3 外側下区域	lateral inferior segment
S4 内側区域	medial segment
S5 前下区域	anterior inferior segment
S6 後下区域	posterior inferior segment
S7 後上区域	posterior superior segment
S8 前上区域	anterior superior segment

- 後面（内臓面）よりみた肝区域

肝を後面からみた肝区域で超音波では右肋弓下走査でみた肝区域になる．尾状葉を S1 とし反時計回りに S2 から S7 になる．S8 は肝表面に位置するため描出されないが，右肋弓下走査で左・中・右肝静脈の3本を描出した場合には S2 から S8 の描出が可能である．P.29 を参照．図7は後面よりみた肝区域を示す．

[5] 超音波でみる肝区域

超音波で肝区域を知るには,肝左葉から肝右葉の各走査で得られる門脈枝や肝静脈の走行に注目する.それぞれの走査によって得られる肝区域を示す.

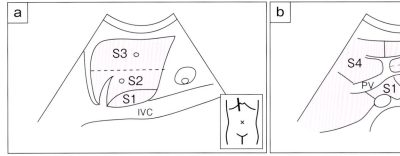

門脈外側区域枝と肝区域　　　　　　　　門脈外側区域枝と肝区域

a 下大静脈（IVC）レベルの縦走査でみた肝左葉である.S1 尾状葉・S2 外側上区域・S3 外側下区域が描出される.**b** 心窩部横走査でみた門脈左枝である.S2・S3・S4 の内側区域が描出される.PV；門脈.

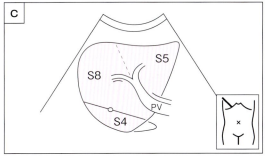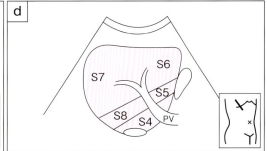

門脈前区域枝と肝区域　　　　　　　　門脈後区域枝と肝区域

c 右前腋窩レベルの右肋間走査でみた門脈前枝の分岐像である.S5 前下区域・S8 前上区域が描出される.**d** 後腋窩レベルの右肋間走査でみた門脈後枝の分岐像である.S6 後下区域・S7 後上区域が描出される.PV；門脈.

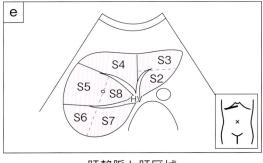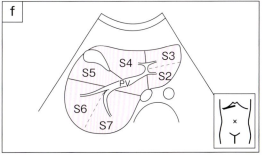

肝静脈と肝区域　　　　　　　　門脈枝と肝区域

e 右肋弓下走査でみた左肝静脈,中肝静脈,右肝静脈である（HV）.S2 の外側上区域から,S3・S4・S5・S6・S7・S8 の前上区域が描出される.**f** 心窩部横走査でみた左右門脈枝（PV）である.S2 外側上区域から,S3・S4・S5・S6・S7 の後上区域が反時計方向で描出される.

2 肝の基本走査と正常像

超音波で肝の基本走査を行うために知っておきたい肝と周辺臓器について示す（図8）．図中の番号は肝の走査部位である．得られる正常像を番号順に示す．

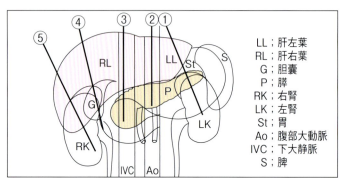

図8　肝の走査部位と周辺臓器

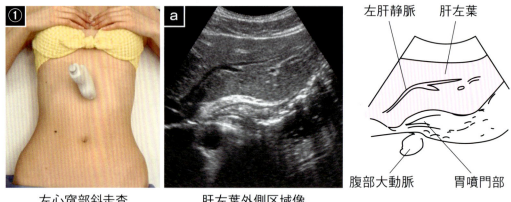

① 左心窩部斜走査　　　肝左葉外側区域像

①左心窩部斜走査で，a 肝左葉の外側区域を描出したものである．肝左葉下面には食道胃接合部から噴門部像がみられる．肝左葉の描出から漸減・消失までを扇状走査で繰り返し観察する．吸気の状態で観察するのがよい．

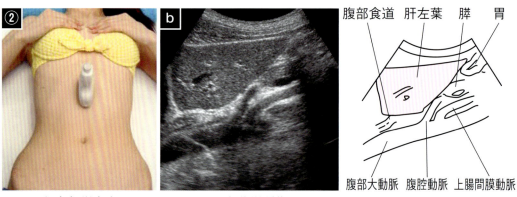

心窩部縦走査　　　肝左葉縦断像

②心窩部縦走査で，b 腹部大動脈レベルの肝左葉を描出したものである．肝左葉の背側には腹部大動脈から分岐する血管や膵の短軸像・胃前庭部が観察できる．吸気の状態で観察するのがよい．

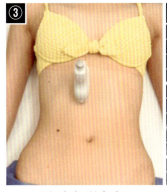 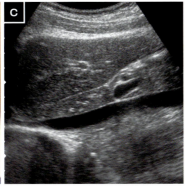 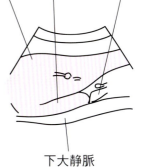

心窩部縦走査　　　下大静脈レベルの肝左葉像

③心窩部縦走査で，c 下大静脈レベルの肝を描出したものである．肝左葉と下面には下大静脈がみられる．下大静脈は吸気や探触子による圧迫で内腔の消失を来すため，探触子の圧や呼吸に注意して観察する．

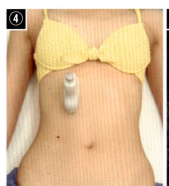 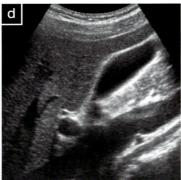 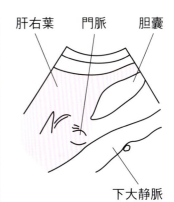

右季肋部縦走査　　　胆嚢レベルの肝右葉像

④右季肋部縦走査で，d 胆嚢レベルの肝を描出したものである．肝右葉と下面には胆嚢がみられる．

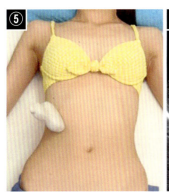 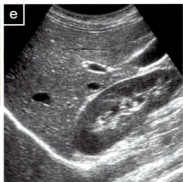 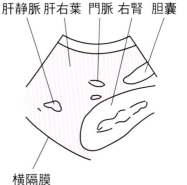

右季肋部斜走査　　　右腎レベルの肝右葉像

⑤右季肋部斜走査で，e 右腎レベルの肝右葉を描出したものである．肝右葉と右腎がみられる．肝内には縁取りを示す門脈や肝静脈が認められる．描出から漸減・消失を繰り返し観察する．

●肝と肝内血管の基本走査と正常像

超音波で肝の基本走査を行うために知っておきたい肝と肝内血管の走行について示す（図9）．図中の番号は肝の走査部位である．得られる正常像を番号順に示す．

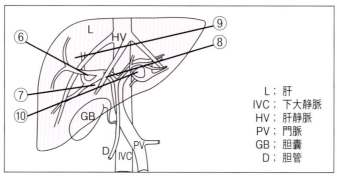

図9　肝の走査部位と肝内血管

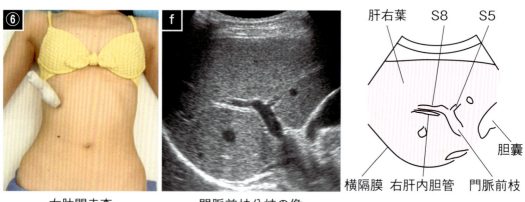

⑥右肋間走査で，**f**門脈前枝分岐部を描出したものである．肝右葉には門脈前枝から分岐するS5前下区域枝，S8前上区域枝が観察される．腫瘤性病変や肝内胆管拡張あるいは肝に接する右胸水や無気肺の存在にも注目する．

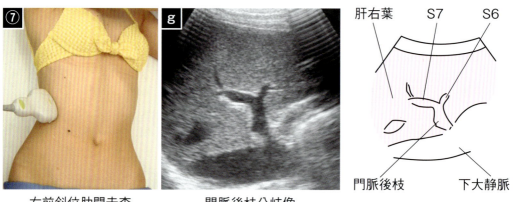

⑦後腋窩レベルを右前斜位の肋間走査で，**g**門脈後枝分岐部を描出したものである．肝右葉には門脈後枝から分岐するS6門脈後下区域枝，S7後上区域枝が観察される．

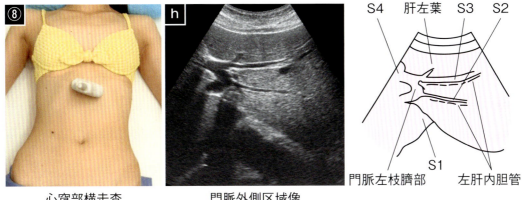

⑧ 心窩部横走査　　　　　門脈外側区域像

⑧心窩部横走査で，h門脈外側区域枝を描出したものである．門脈左枝臍部から分岐する外側上区域枝（S2），外側下区域枝（S3）が観察される．肝左葉の腫瘤性病変や門脈枝と並走する肝内胆管の拡張に注目する．

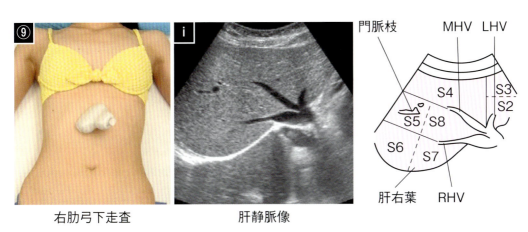

⑨ 右肋弓下走査　　　　　肝静脈像

⑨右肋弓下走査で，i肝静脈の走行を描出したものである．左肝静脈 LHV・中肝静脈 MHV・右肝静脈 RHV 3本の肝静脈が観察される．LHV の画面右側が外側区域（S2, 3），LHV と MHV の間が内側区域（S4），MHV と RHV の間が前区域（S5, 8），RHV の画面左側が後区域（S6, 7）になる．

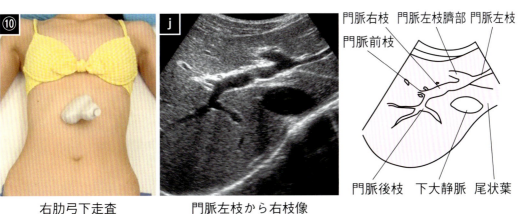

⑩ 右肋弓下走査　　　　　門脈左枝から右枝像

⑩右肋弓下走査で，j門脈走行を描出したものである．門脈左枝から門脈左枝臍部，門脈右枝の分岐する門脈前・後枝の走行が観察される．腫瘍性病変などの亜区域診断や肝内胆管の拡張所見に注目する．

3 超音波でみる肝疾患のチェックポイント

★ 脂肪肝のチェックポイント

脂肪肝のチェックポイントを番号順に示す.

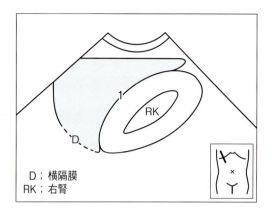

D；横隔膜
RK；右腎

1. 肝・腎コントラスト

肝のエコーレベルが上昇し（bright liver），肝と腎皮質（実質）とのエコーレベルの差，肝腎コントラスト hepato-renal echo contrast の上昇を示す.
・横隔膜が不明瞭化する.
・肝・脾コントラスト hepato-splenic echo contrast が鮮明になる.
・肝右葉と右腎，胆嚢の境界が不明瞭になる現象 masking sign または，fatty bandless sign を示す.

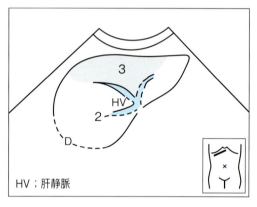

HV；肝静脈

2. 肝内血管の不明瞭化

肝の脂肪沈着により肝内深部エコーの減衰 deep attenuation が大きくなり横隔膜や肝静脈などが不明瞭な像を示す.

3. 区域性脂肪沈着

脂肪沈着のムラが肝区域性 segmental type を示す.
・脂肪沈着のムラが地図状 geographic type を示す.
・腫瘍性病変と類似像を示すことがある.

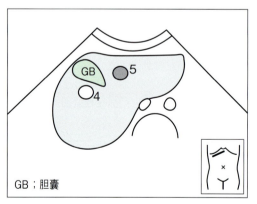

GB；胆嚢

4. 限局性低エコー像

肝の脂肪沈着が限局性に低い像 segmental pseudo tumor type を示す.
・門脈以外に胆嚢や膵十二指腸からの静脈性血管が肝内へ流入することにより肝の脂肪化がまぬがれ局所的に低エコー化を示すといわれる.

5. 限局性高エコー像

脂肪沈着が限局性に高い像 focal fatty change を示す.
・肝内高エコー腫瘤を示す肝血管腫や高エコータイプの悪性病変との鑑別を要す.

4 症例 肝

肝の症例を示す.

● 脂肪肝の症例

脂肪肝の症例を示す.

症例 脂肪肝 fatty liver －肝腎コントラスト例－

a 心窩部縦走査による肝左葉（LL）である．肝実質エコーの上昇により高輝度肝 bright liver を呈している（矢印）．このため肝外（矢頭）との不明瞭化がみられる．**b** 肝右葉（RL）を介し右腎（RK）の長軸像を示す（矢印）．腎周囲には内臓脂肪の沈着も認められる（矢頭）．

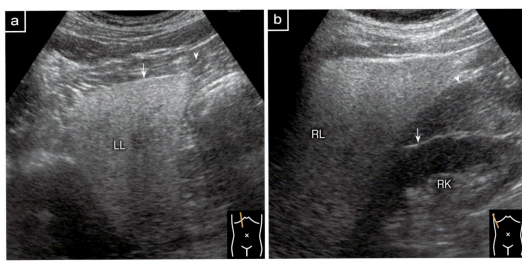

肝左葉脂肪肝の像　　　　　　　　　　　腎周囲脂肪沈着の像

症例 脂肪肝 fatty liver －肝脾コントラスト例－

a 右肋弓下走査でみた肝右葉である．高輝度肝により肝静脈の不明瞭化を認める（矢印）．**b** 肝・脾コントラストをみたものである．矢印は脂肪肝（肝左葉）と脾（矢頭）とのエコーレベルの差がみられる．

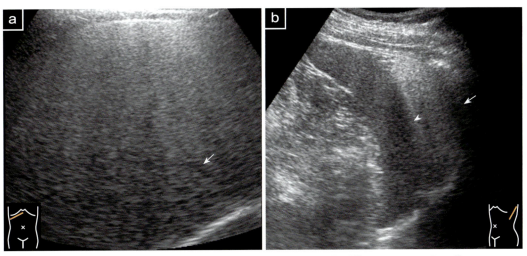

肝右葉脂肪肝の像　　　　　　　　　　　肝・脾コントラストの像

症例　脂肪肝　fatty liver　－肝腎コントラスト例－

a 肝右葉（RL）を介し右腎（RK）レベルの横走査像である．肝右葉と右腎の間には内臓脂肪が低エコー領域（矢頭）を示している．背側には右腎皮質（実質）が低エコー像でみられ，肝の高エコー像（矢印）との肝腎コントラスト hepato-renal echo contrast を示している．b CT像を示す．矢印が肝と腎の間の内臓脂肪である．

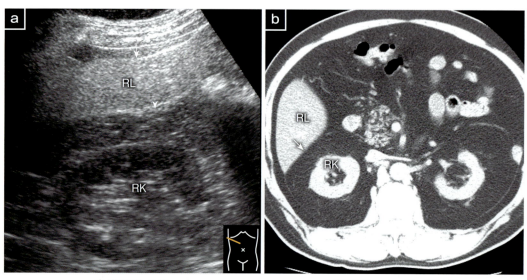

内臓脂肪の像　　　　　　　　　　内臓脂肪のCT像（造影）

症例　脂肪肝　fatty liver　－限局性低脂肪化例 1－

右肋弓下走査で肝をみたものである．胆嚢近傍内側区域（S4~S5）には限局性低脂肪化領域 focal spared sign が認められる．肝血管腫との鑑別を要すことがある．

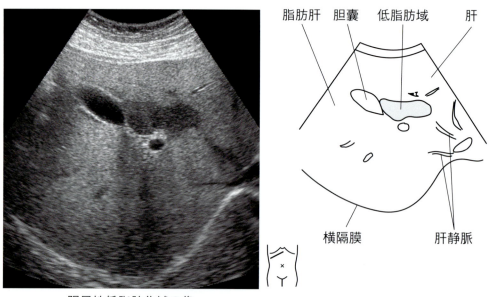

限局性低脂肪化域の像

・正常肝と脂肪肝の比較
摘出した正常肝と脂肪肝を水浸法で比較したものを示す．

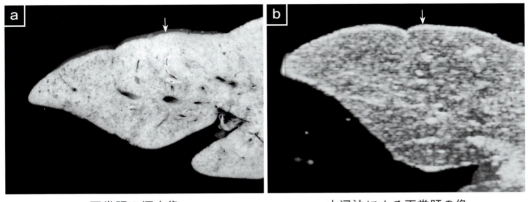

正常肝の標本像　　　　　　　　水浸法による正常肝の像

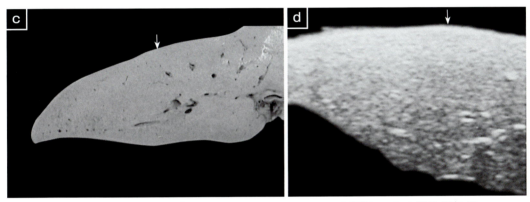

脂肪肝の標本像　　　　　　　　水浸法による脂肪肝の像

a 正常な剖検肝の割面像である（矢印）．**b** 同例を水浸法でみた超音波像を示す．正常肝の超音波像は肝の内部構造が明瞭にみられる（矢印）．**c** 脂肪肝の割面像である（矢印）．**d** 同例を水浸法でみた超音波像を示す．脂肪肝では肝のエコーレベルが高くなるため超音波の減衰がみられ内部構造が不明瞭になる（矢印）．

memo　脂肪肝　fatty liver

　脂肪肝とは肝細胞に中性脂肪が蓄積した状態で細胞内に脂肪滴の沈着がみられる．通常は肝の壊死や炎症，線維増生がない脂肪沈着は可逆的なもので，原因が除去されると改善する．原因となるものには，肥満に伴う脂肪肝，アルコール性脂肪肝，内分泌性による脂肪肝，薬剤投与による脂肪肝などが挙げられる．最近注目されているものに非アルコール性脂肪性肝炎Non-alcoholic steatohepatitis：NASHがある．アルコールを飲まない人でもなりうる肝の疾患で，脂肪肝から肝硬変，肝細胞がんに変異する病気である．一日あたり，アルコールを約20～30g（ビール500 ml）以上摂る場合をASH，それ以下をNASHと称する．

症例　脂肪肝　fatty liver　－尾状葉低脂肪領域例－

a 下大静脈（IVC）レベルの肝の縦走査像である．尾状葉の低脂肪化領域が低エコー像を呈し（矢印），腹壁側の肝は脂肪肝により bright liver を示している（矢頭）．**b** 右季肋部縦走査で肝腎コントラストをみたものである．高度脂肪肝により右腎皮質（矢頭）と肝実質エコー（矢印）の輝度差が明瞭である．健康診断で肝機能異常を指摘され超音波検査を施行した例である．

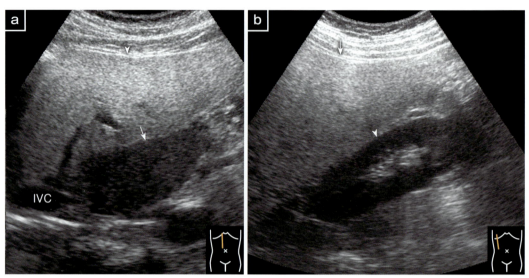

尾状葉低脂肪領域の像　　　　　　　　　　脂肪肝の像

症例　脂肪肝　fatty liver　－区域性脂肪沈着例－

a 右肋弓下走査で肝をみたものである．中肝静脈（MHV）より左葉は低脂肪域（矢頭），右葉は高輝度肝（矢印）を呈している．区域性 segmental type の脂肪沈着である．**b** CT像を示す．矢印が超音波で高輝度肝として描出された領域である．

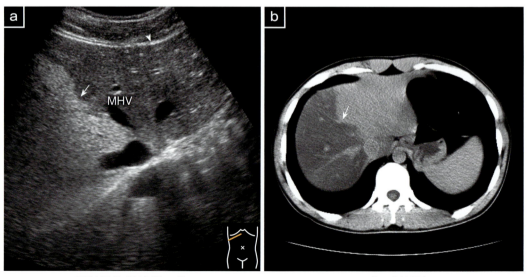

区域性脂肪沈着の像　　　　　　　　　　　CT像（単純）

症例　脂肪肝　fatty liver　－まだら脂肪肝例－

a 右肋弓下走査で肝静脈（矢印）レベルをみたものである．エコーレベルの高い脂肪肝内には所々に不整形な低エコー域が認められる（矢頭）．**b** 同例の肋間走査像である．横隔膜（D）に接する領域には肝への脂肪沈着が不均一な像を呈する場合，転移性腫瘍と見誤ることがある（矢頭）．

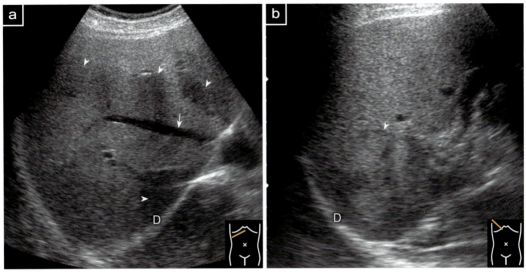

まだら脂肪肝の像　　　　　　　　　　まだら脂肪肝の像

症例　脂肪肝　fatty liver　－限局性脂肪沈着例－

　右肋弓下走査で肝をみたものである．肝は脂肪沈着により全体に高輝度肝を呈しているが，門脈近傍には限局性脂肪沈着 focal fatty change が認められる．鑑別診断として肝血管腫や高エコーを伴う腫瘍性病変との鑑別が必要である．

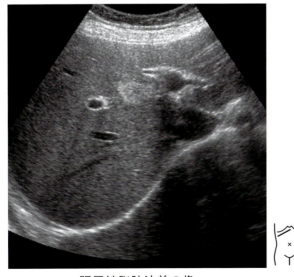 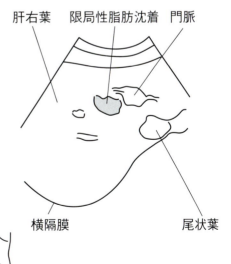

限局性脂肪沈着の像

★ 肝硬変・門脈系短絡のチェックポイント

肝硬変，門脈系短絡などのチェックポイントを番号順に示す．

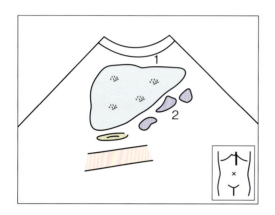

1．肝左葉腫大

肝左葉の腫大，肝辺縁の鈍化，肝表面の凹凸不整，肝実質エコーの粗雑を示す．
・右葉の萎縮や両葉の萎縮を示すことがある．

2．胃・食道静脈瘤

肝左葉下面に左胃静脈の拡張像を示す．
・カラードプラで血流信号が得られる．
・血流信号がみられない場合，腫大したリンパ節を疑う．

3．門脈血栓

拡張した門脈内腔に限局した腫瘤像を示す．
・門脈腫瘍塞栓との鑑別を要すが，門脈血栓は肝細胞癌，膵癌，胆管癌などの所見がみられないことから鑑別が可能である．

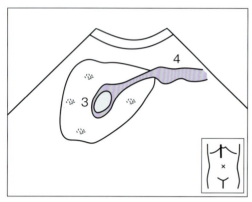

4．臍傍静脈拡張

胎生期の臍傍静脈は生後瘢痕化するが門脈圧亢進などにより血管腔を示す．
・カラードプラで観察するとよい．

5．腹水

肝表面や周辺の腹腔内に echo free space を示す．
・腹水の存在により肝表面の不整像が明瞭に観察される．

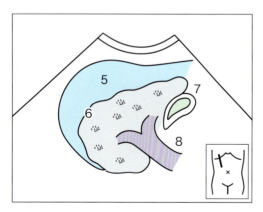

6．肝右葉萎縮・肝実質の粗雑

肝右葉の萎縮や肝実質の粗雑および肝表面の凸凹不整像を示す．
・mesh pattern はB型肝硬変にみられる所見で高・低エコーが混在し，線維化したグリソン鞘が網目状にみられる像をいう．
・日本住血吸虫症との鑑別を要す．

7．胆嚢壁肥厚

門脈圧亢進により胆嚢静脈が影響を受け胆嚢壁の肥厚を示す．
・急性胆嚢炎や急性肝炎，食後の胆嚢も壁肥厚を示すことから，これらの鑑別を要す．

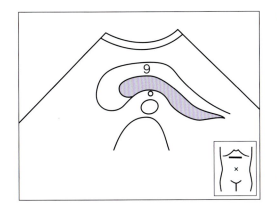

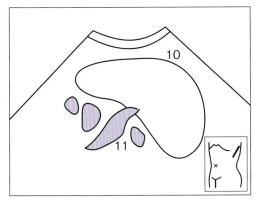

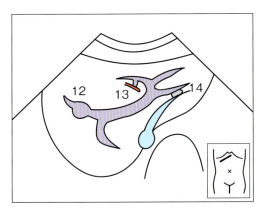

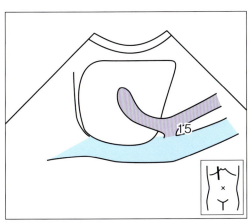

8．門脈拡張
　門脈の拡張を示す．
・カラードプラにより門脈血流が求肝性の順流か，いったりきたりの to-and-fro の流れか，または遠肝性の逆流かを観察する．
・海綿状血管増生 cavernous transformation では，門脈本幹の閉塞により求肝性側副血行路として肝門部の門脈周囲に小静脈の拡張を示す．

9．脾静脈拡張
　脾静脈の拡張を示す．
・近傍にも血管拡張を示すことがある．

10．脾腫
　脾の腫大を示す．
・脾の項を参照．

11．脾門部血管拡張
　短胃静脈など脾門部血管の拡張を示す．
・カラードプラで血流状態を観察するとよい．

12．門脈瘤
　肝内または肝外門脈の限局性拡張を示す．
・カラードプラで観察するとよい．

13．門脈・動脈短絡
　門脈，肝動脈との交通を示す．
・肝囊胞との鑑別にカラードプラを活用し，血流信号が得られた場合，パルスドプラで波形解析するとよい．

14．門脈・静脈短絡
　門脈，肝静脈との交通を示す．
・肝囊胞との鑑別にカラードプラを活用し，両者に血流信号が得られた場合，パルスドプラで波形解析するとよい．

15．門脈・下大静脈短絡
　門脈，下大静脈との交通を示す．
・カラードプラで観察すると両者に交通する血流信号がみられる．

- 肝硬変・門脈系の症例

  肝硬変・門脈系の症例を示す.

症例 慢性肝炎 chronic hepatitis －肝左葉腫大＋辺縁鈍化例－

a 心窩部縦走査で腹部大動脈レベルの肝左葉をみたものである. 肝の辺縁鈍化と腫大が認められる. **b** 右肋骨弓下走査で右腎と接する肝右葉の辺縁をみたものである. 凹凸像が認められる（矢印）. **c** 左肋間走査で脾を観察すると腫大した脾が認められる（矢印）.

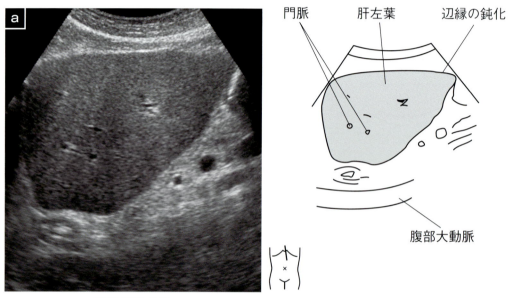

慢性肝炎の像

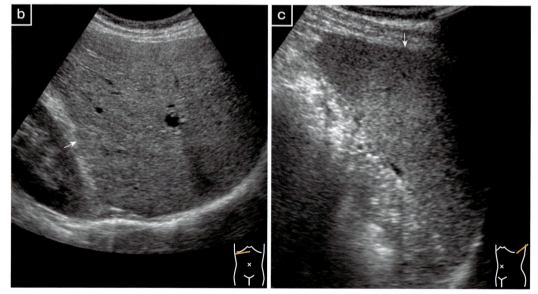

右葉辺縁の凹凸像　　　脾腫の像

症例　特発性門脈圧亢進症　idiopathic portal hypertension；IPH

　心窩部肋弓下走査で肝左葉外側上・下区域（S2・3）をみたものである．門脈腔は狭小化し，肥厚した門脈枝は高エコー像と周囲を取り囲むように低エコー帯が認められる．この低エコー帯は，門脈周囲のグリソン鞘の浮腫性変化や線維化および内部のリンパ管様脈管を反映したものといわれている．食道静脈瘤や脾腫があり肝機能が良好な場合，特発性門脈圧亢進症 IPH が疑われ，ポータルサンドイッチサイン portal sandwich sign または periportal hypoechoic layer とも称され，本症の特徴的所見である．

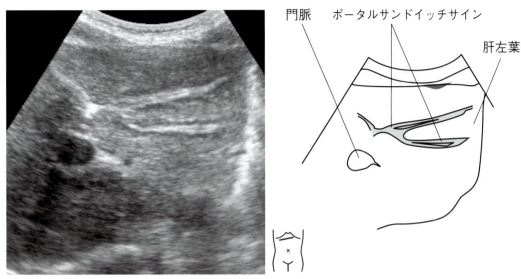

ポータルサンドイッチサインの像

症例　肝硬変　liver cirrhosis　－メッシュパターン例－

　右肋弓下走査で肝右葉を描出したものである．肝の内部エコーは斑状の粗いパターンを示し，B 型肝硬変に特徴的なメッシュパターン mesh pattern を呈している．

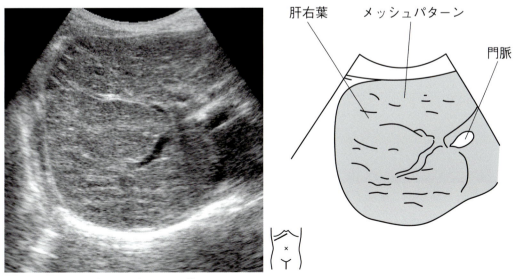

メッシュパターンの像

症例　肝硬変　liver cirrhosis　―肝表面凹凸不整例―

a リニア探触子で肝左葉の縦走査像をみたものである．肝左葉（LL）下面には凹凸不整像が（矢印）．**b** 探触子を少し傾けると少量の腹水 echo free pace が認められる（矢印）．**c** 肋間走査で肝右葉（RL）の表面をみたものである．肝の凹凸不整像がみられる（矢印）．**d** コンベックス探触子で脾（Sp）をみたものである．腫大した脾を示す（矢印）．矢頭は脾門部である．

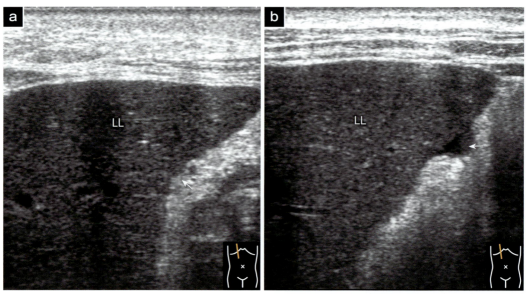

肝左葉下面の不整像　　　　　　　　　腹水の像

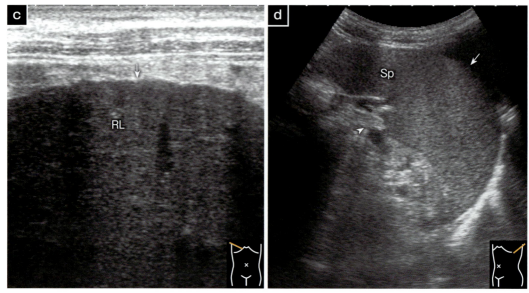

肝右葉表面の凹凸不整像　　　　　　　脾腫の像

症例　肝硬変　liver cirrhosis　―探触子による肝表面の比較例―

a コンベックス探触子による肝左葉（LL）の縦走査像である．肝表面・下面には凹凸不整像が認められる（矢印）．b 同部位をリニア探触子で観察すると，肝表面・下面の凹凸不整像がさらに明瞭にみられる（矢印）．c コンベックス探触子で胆囊レベルの肝（RL）を縦走査したものである．肝表面に描出された腹水（As）の存在により肝は鋸状の不整像を呈している（矢印）．d 腹水が存在する肝右葉（RL）をリニア探触子を用い拡大して観察すると肝表面の不整像がさらに詳細に観察できる．超音波検査は，観察したい部位に応じ探触子の使い分けが大切である．

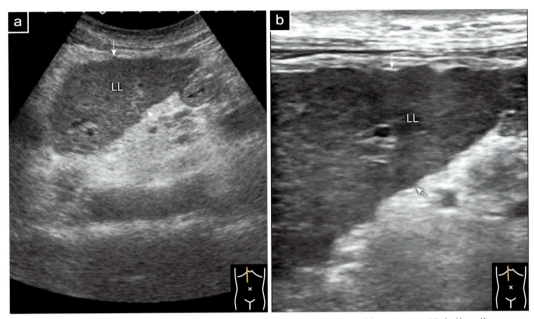

コンベックス探触子による肝左葉の像　　　　リニア探触子による肝左葉の像

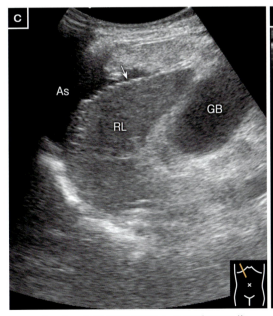
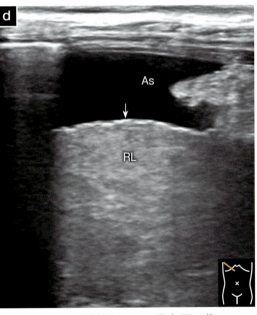

コンベックス探触子による肝表面の像　　　　リニア探触子による肝表面の像

症例　肝硬変　liver cirrhosis　―著明な腹水例―

a コンベックス探触子による右季肋部縦走査である．肝表面には著明な腹水により萎縮した肝の凹凸不整像が観察できる．肝下面には結石を伴う肥厚した胆嚢壁がみられる．**b** 肝門部の門脈・肝門部領域胆管の縦走査像である．胆管拡張は認められないが，拡張した門脈と腹水により肝表面の辺縁や肝内部の粗雑が認められる．

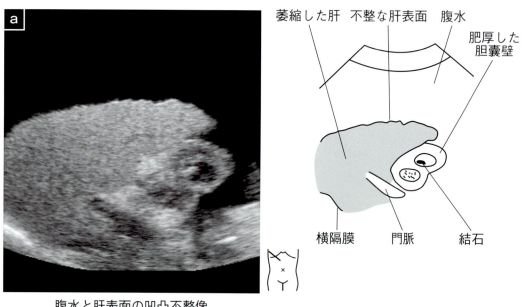

腹水と肝表面の凹凸不整像

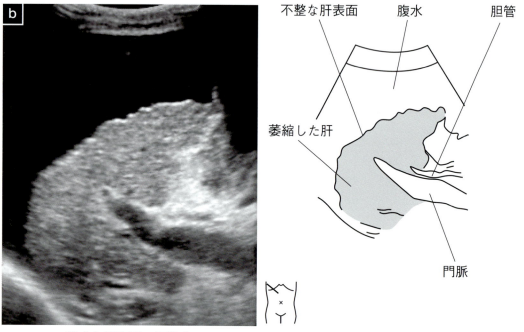

腹水と肝表面の不整像

[1] 肝硬変と合併症

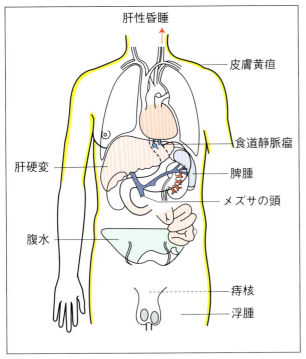

図10 肝硬変と合併症

- 肝硬変

  肝硬変は，び漫性疾患で過去に何らかの原因で肝細胞に壊死が起こり，その結果，増生した線維が結節性に再生し肝実質を取り込んだものをいう．壊死の原因はさまざまであるが終末像は同じである．

- 合併症

  門脈圧亢進症 portal hypertension は，門脈血流路のどこかで狭窄や閉塞が起こり，門脈圧が持続的に高くなった状態を総称する．症状は食道・胃静脈瘤，腹壁静脈怒張，痔核などがある．この中で臨床上問題になるのが食道静脈瘤で破綻すれば致命的な出血の原因ともなる．肝硬変などで門脈圧亢進を伴う疾患では身体のさまざまな臓器に影響を与える．図10 は肝硬変によるおもな合併症を示す．

[2] 肝硬変による剖検肝と超音波像の比較

肝硬変による剖検標本と同例を水浸法でみた超音波像を示す．

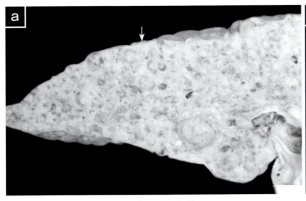
肝硬変の標本像

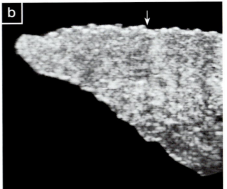
水浸法による肝硬変の超音波像

a 肝硬変の剖検標本を示す（矢印）．肝全体に再生結節がみられ，肝表面の凹凸不整が認められる．b 同例を水浸法でみた超音波像である（矢印）．標本でもみられるように肝内部エコーの粗雑と辺縁の凹凸不整像がみられる（矢印）．

[3] 門脈大循環短絡

肝硬変などにより門脈圧亢進を来し，肝や脾，門脈，静脈などに，さまざまな変化が起こる．門脈大循環短絡を図11に示す．

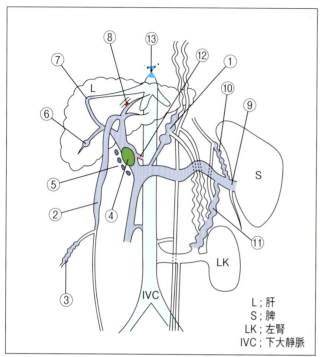

① 食道・胃静脈瘤
② 臍傍静脈拡張
③ 腹壁静脈怒張
④ 門脈血栓
⑤ 肝外門脈閉塞による側副路
⑥ 門脈瘤
⑦ 門脈・肝静脈短絡（P-V shunt）
⑧ 動脈・門脈短絡（A-P shunt）
⑨ 脾門部血管拡張
⑩ 胃・腎静脈短絡
⑪ 脾・腎静脈短絡
⑫ 門脈・下大静脈短絡
⑬ バットキアリ症候群

L；肝
S；脾
LK；左腎
IVC；下大静脈

図11　門脈大循環短絡

---

memo　肝の計測法と大きさ　liver size and measurement methods

肝の計測について図12に示す．肝左葉(LL)は，腹部大動脈(Ao)の縦走査で a, b を，右葉(RL)は，右側胸壁中腋窩線付近の前額面像で c を計測する．肝左葉の腫大は，a：11cm，b：7cm，右葉は，c：16cm 以上を，左葉の萎縮は a：7cm，b：5cm，右葉は，c：9cm 以下を目安にするとよい．肝の大きさにも個体差があり，臨床診断も参考に判定する．

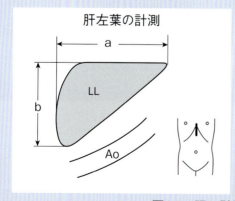
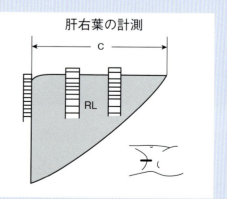

図12　肝の計測法と大きさ

症例　門脈拡張　dilatation of portal vein

a 右肋間走査で門脈前枝をみたものである．拡張した門脈枝が樹枝状管状構造を示している（矢印）．b 肝内門脈（PV）から上腸間膜静脈（SMV）をみたものである．門脈の拡張が認められる（矢印）．GB；胆嚢，IVC；下大静脈，RL；肝右葉．

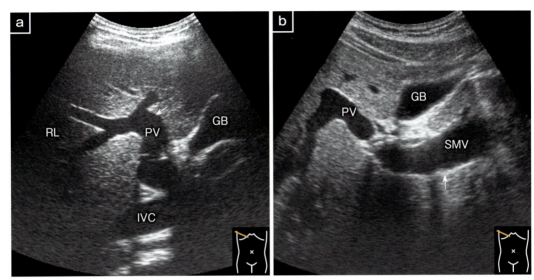

肝内門脈枝の拡張像　　　　　門脈からSMVの拡張像

症例　門脈瘤　portal venous aneurysm

a 肝門部縦走査像である．限局性に拡張した門脈が認められる（矢印）．b 肝嚢胞との鑑別にカラードプラを施行すると血流信号が得られ門脈瘤と判明した（矢印）．L：肝．

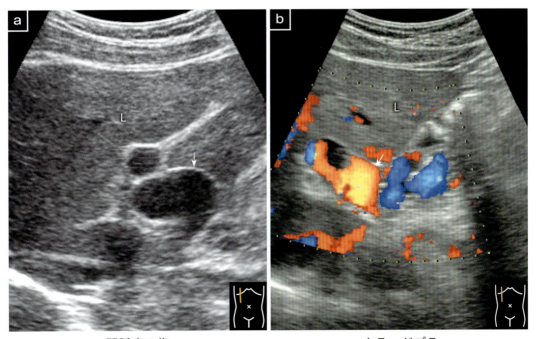

門脈瘤の像　　　　　カラードプラ

症例　食道・胃静脈瘤　esophagogastric varices

a 心窩部縦走査で肝左葉（LL）を描出したものである．萎縮した肝左葉の辺縁鈍化（矢頭）と下面には拡張した管腔像が認められる（矢印）．**b** 腫大したリンパ節または拡張した血管との鑑別をカラードプラでみたものである．血流信号が得られ食道・胃静脈瘤と判明した（矢印）．

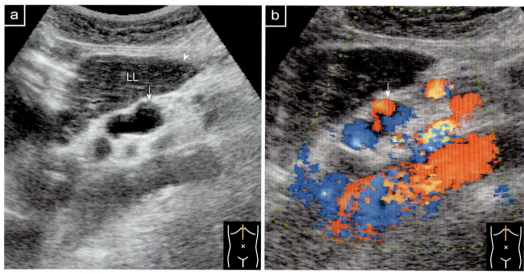

食道・胃静脈瘤の像　　　　　　　　　カラードプラ

症例　臍傍静脈拡張　dilatation of paraumbilical vein

a 拡張した臍傍静脈を長軸走査したものである．肝内から肝外へ伸びる管腔像がみられる（矢印）．**b** 同部位の血流信号をみたものである．画面右はパワードプラ像，左はパルスドプラ像を示す．波形が定常波（矢印）であることから静脈波（門脈）であることがわかる．超音波検査はスクリーニング検査にとどまらず精密検査の役割を担う検査ともいえる．L：肝．

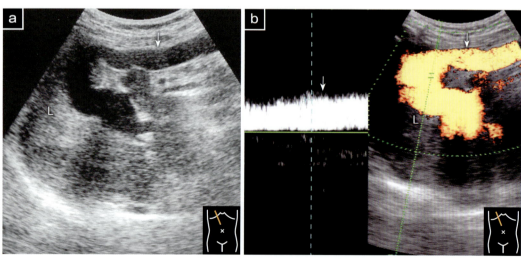

拡張した臍傍静脈の像　　　　　　　　パルスドプラとカラードプラ

症例 臍傍静脈拡張 dilatation of paraumbilical vein　―腹壁静脈怒張例―

a リニア探触子を用い拡大像で臍傍静脈長軸像を描出したものである．拡張した臍傍静脈（矢頭）を臍部に向かって追跡すると，隔壁状を伴う管腔像が臍部に認められる（矢印）．**b** CT 像を示す．矢印が臍部表在にみられた静脈瘤である（矢印）．

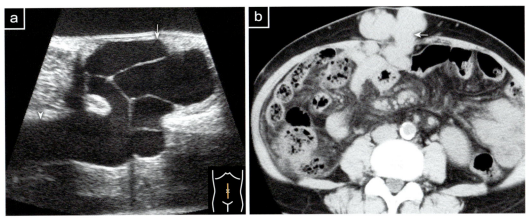

臍傍静脈拡張の像　　　　　　　　　　　　CT 像（造影）

症例 肝外門脈閉塞症 extra hepatic portal venous obstruction　―ハニーカムサイン例―

a 肝門部縦走査像である．門脈本幹閉塞により求肝性 hepatopetal 側副血行路として肝門部の門脈周囲に数珠状拡張を示す小囊胞の集簇が海綿状血管増生ハニーカムサイン honey comb sign または cavernous transformation と称される像である（矢印）．**b** 同部位の血流信号をカラードプラで観察したものである．集簇した小囊胞域には血流信号が認められる（矢印）．本症は，小児では虫垂炎，腹膜炎，脱水などで，成人では外傷，肝硬変などにより起こることが知られている．LL：肝左葉，IVC：下大静脈．

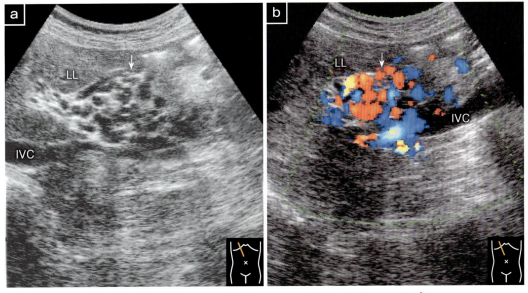

肝外門脈閉塞の像　　　　　　　　　　　　カラードプラ

症例 門脈血栓症 thrombosis of portal vein －門脈血栓例1－

a リニア探触子を用い拡大像で膵の長軸像をみたものである．拡張した脾静脈と門脈移行部には門脈血栓が円形のエコーレベルの高い像を呈している（矢印）．**b** CT像を示す．矢印が門脈血栓である．本例のような場合，門脈腫瘍塞栓との鑑別が重要である．Pa；膵，SV；脾静脈．

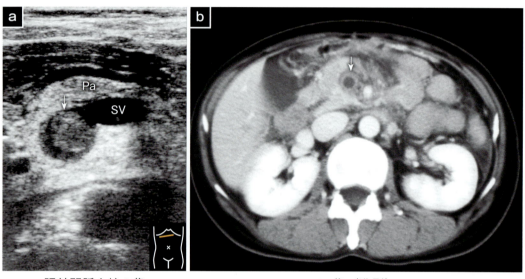

肝外門脈血栓の像　　　　　　　　　　CT像（造影）

症例 門脈血栓症 thrombosis of portal vein －肝内門脈血栓例2－

a 右肋弓下走査で胆嚢と右門脈枝を同一面でとらえたものである．壁肥厚を伴う胆嚢（GB）にはデブリdebrisが（矢印），門脈内には内部エコーがみられ，門脈腔が不明瞭である（矢頭）．**b** 同部位のパワードプラを示す．門脈内には血流はみられるものの，血栓の存在により不明瞭な門脈像を呈している（矢印）．

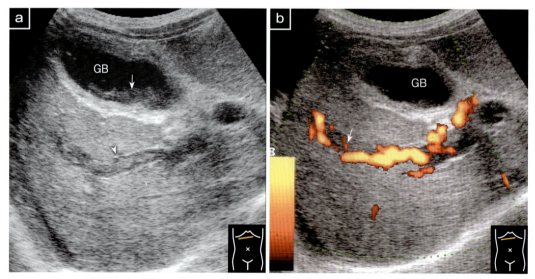

肝内門脈血栓の像　　　　　　　　　　パワードプラ

症例　門脈・下大静脈短絡　porto-caval shunt

a 下大静脈レベルの縦走査像である．門脈（PV）・下大静脈（IVC）の交通が示唆される所見である（矢印）．b 同部位の血流信号を観察すると，両者に血流信号を認め短絡と判明した（矢印）．L：肝．

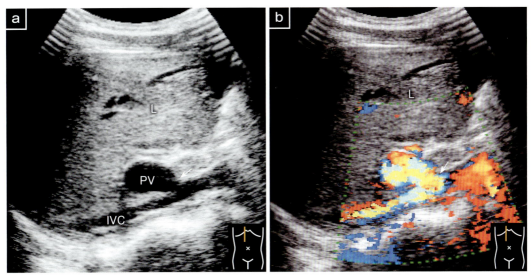

門脈・下大静脈短絡の像　　　　　カラードプラ

症例　門脈・肝静脈短絡　portal hepatic venous shunt

a 下大静脈レベルの縦走査像である．左外側下区域（S3）には，限局性に拡張した管腔像が認められる（矢印）．b 同部位のカラードプラである．管腔内には血流信号が認められ，限局性に拡張した肝内胆管は否定できることから，門脈・肝静脈短絡 PV-shunt が示唆される（矢印）．c CT像を示す．矢印が PV-shunt である．超音波と同じ像を呈している．LL：肝左葉，IVC；下大静脈．

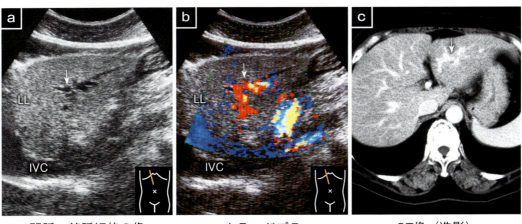

門脈・静脈短絡の像　　　　カラードプラ　　　　CT像（造影）

症例　門脈-肝静脈短絡　portal hepatic venous shunt　―肝右葉短絡例 1―

a 右肋弓下走査で肝右葉をみたものである．後上区域 S7 には，拡張した門脈後上区域枝と，画面下方には囊胞域（静脈）を認める．**b** 同部位をカラードプラで観察すると血流信号が得られ（画面右矢印），血流波形をみると静脈波（定常波）であった（左矢印）．**c** CT像を示す．矢印が短絡部位である．

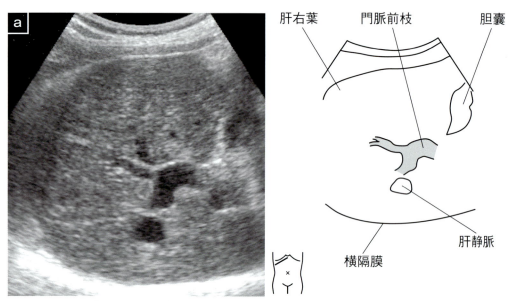

門脈・肝静脈短絡の像

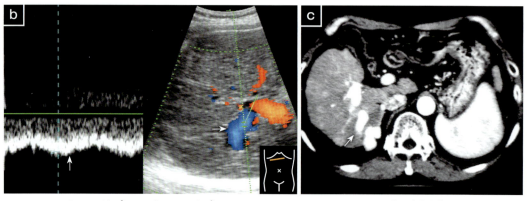

パルスドプラ・カラードプラ　　　　　CT像（造影）

症例　門脈・肝静脈短絡　portal hepatic venous shunt

a 正中部横走査で肝左葉（LL）をみたものである．左外側下区域（S3）には境界不明瞭な囊胞域が認められる（大矢印）．この囊胞域に接するように左肝静脈（矢頭），および門脈左枝臍部（※）から伸びる門脈枝（矢印）がみられる．血管短絡が疑われ，**b** カラードプラでみたものである．右画像は短絡像（矢印），左画像はパルスドプラである（矢印）．門脈・肝静脈短絡であった．

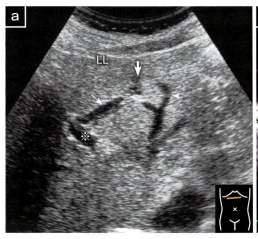
門脈・肝静脈短絡の像

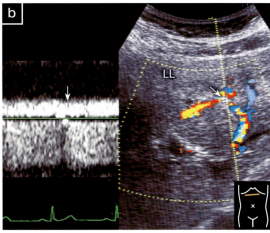
パルスドプラ・カラードプラ

症例　動脈・門脈短絡　arterio-portal shunt

右肋間走査で肝門部をカラードプラでみたものである．門脈内の一部にはモザイク状を呈する血流信号が認められたため，パルスドプラで血流波形をみたものである．血流速度の速い拍動波形がとらえられ（78 cm/s 矢印），動脈・門脈短絡 AP-shunt と診断された．特発性門脈圧亢進症を来し，脾摘出術および胆囊摘出術が施行された例である．

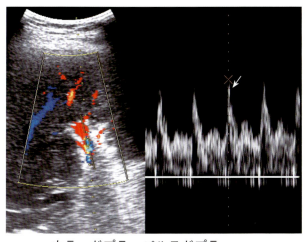

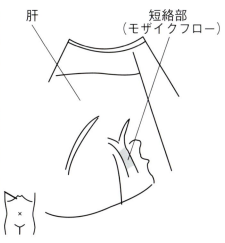

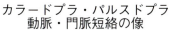
カラードプラ・パルスドプラ
動脈・門脈短絡の像

症例　脾腎静脈短絡　splenorenal shunt　－肝硬変例－

a 左肋間走査で脾をみたものである．腫大した脾門部には短胃静脈の拡張がみられる．**b** 膵を描出し，脾静脈 (SV) の血流方向をカラードプラで観察したものである．脾腎静脈短絡により正常な血流方向とは異なった遠肝性 hepatofugal の逆流を示し青色で表示されている（矢印）．**c** ドプラ波形でみると下向き away を示している（矢印）．よって，門脈血流は脾静脈で逆流し，短胃静脈短絡から食道静脈を通って上大静脈に流入しているものと推察される．正常な脾静脈血流は，求肝性 hepatopetal の流れで赤色表示となり，ドプラ波形では上向き toward となる．

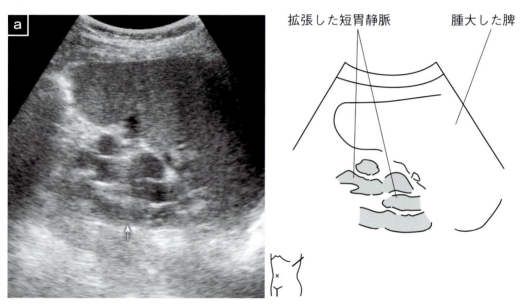

肝硬変による脾腫・短胃静脈拡張の像

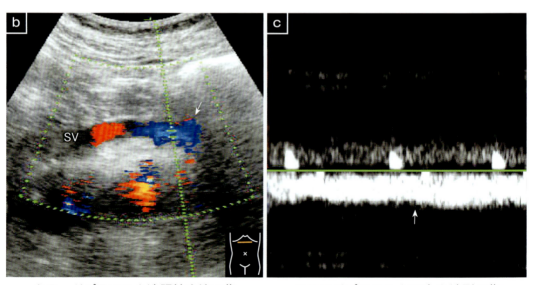

カラードプラでみた遠肝性血流の像　　　パルスドプラでみた下向き波形の像

症例　短胃静脈拡張　dilatation of short gastric vein

a 左側腹部縦走査で脾門部をみたものである．脾門部には，境界明瞭，辺縁整の囊胞像が認められる（矢印）．脾動脈瘤など血管由来のものか，膵尾部囊胞，胃憩室，胃粘膜下腫瘍，副腎腫瘍などの鑑別を**b** カラードプラでみたものである．同部位に血流信号を認め（右矢印），短胃静脈拡張が示唆される（左矢印）．**c** CT像を示す．矢印は拡張した短胃静脈である．SP；脾．

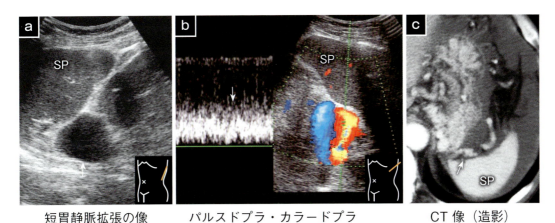

短胃静脈拡張の像　　　　パルスドプラ・カラードプラ　　　　CT像（造影）

症例　短胃静脈拡張　dilatation of short gastric vein

a 左肋間走査で脾をみたものである．腫大した脾と脾門部には囊胞状拡張が認められる（矢印）．脾の横隔面近傍には少量の腹水がみられる（矢頭）．**b** 同部位のカラードプラである．拡張した脾門部の囊胞状拡張内には血流信号がみられ血管であることがわかる（矢印）．腫大したリンパ節（No.10）と類似像を示すことから，両者の鑑別にカラードプラは有用である．肝硬変例である．

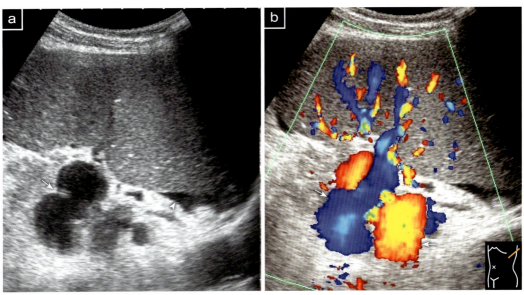

脾腫と短胃静脈拡張の像　　　　　　カラードプラ

★ 日本住血吸虫症のチェックポイント
　日本住血吸虫症のチェックポイントを示す．

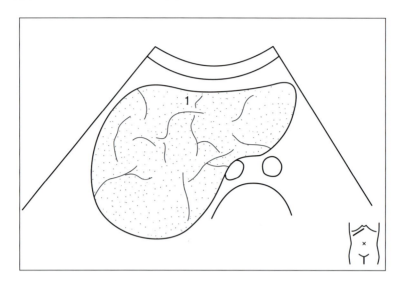

1．網目状エコー
　網目状エコー network pattern を示す．
・亀甲状または魚鱗状 fish scale echo との表現もされる．
・虫卵が門脈末梢を閉塞しグリソン（Glisson）鞘の線維化が考えられる．
・軽度の場合には肝内に不規則な線状エコーとしてみられる．
・肝硬変にみられるエコーパターン（B 型肝硬変）と類似像を示すが，一度経験することで鑑別はほぼ可能である．

> **memo**　日本住血吸虫症　schistosomiasis japonica
>
> 　日本住血吸虫症とは，日本住血吸虫の寄生によって発症する寄生虫病である．ヒトを含む哺乳類全般の血管内部に寄生感染する人獣共通感染症である．日本住血吸虫は淡水産巻貝であるミヤイリガイ（宮入貝，別名カタヤマガイ）を中間宿主とし，河川に入った哺乳類の皮膚より吸虫の幼虫セルカリアが寄生し，寄生された宿主の肝内門脈に生殖産卵する．重症化すると肝硬変による黄疸や腹水を生ずる．初発症状は，高熱や消化器症状を急性に示す．

- 日本住血吸虫症の症例

  日本住血吸虫症の症例を示す．

症例　日本住血吸虫症　schistosomiasis japonica　－網目状1－

右肋弓下走査で肝静脈レベルを描出したものである．肝の内部エコーは網目状エコー network pattern または魚鱗状 fish scale echo と称される像を呈し，本症の典型像であるが，画像に習熟していなければ肝硬変や転移性肝癌，び漫性肝細胞癌と類似像を示すことから鑑別は困難である．

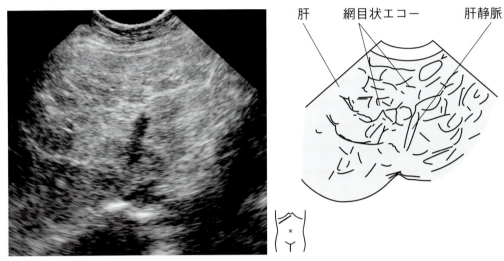

日本住血吸虫症の像

症例　日本住血吸虫症　schistosomiasis japonica　－網目状2－

右肋間走査で肝右葉をみたものである．肝の内部エコーは網目状エコーを示し，粗雑な像を呈している．これは，虫卵によって門脈閉塞を来たし門脈末梢のグリソン Glisson 鞘が線維化を伴うため超音波でみるとこのような像を示すといわれる．軽症の場合は不規則な線状エコーとして描出される．

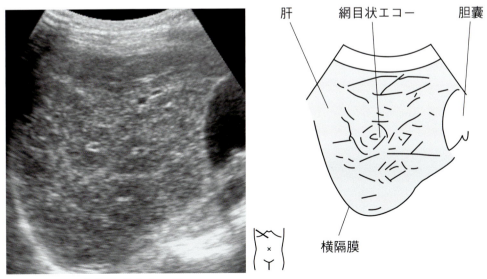

日本住血吸虫症の像

★ 急性肝炎のチェックポイント
　急性肝炎のチェックポイントを番号順に示す．

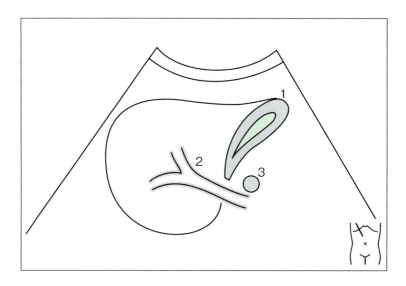

1．胆嚢壁肥厚と内腔の虚脱（萎縮）
　　胆嚢壁の肥厚と内腔の虚脱を示す．
・胆嚢の壁肥厚は，一時的な門脈圧亢進と胆嚢リンパ液のうっ滞によるものと考えられている．胆嚢虚脱は急激な肝機能低下により胆汁生成が低下したことで，胆汁が胆嚢に貯蔵されない状態によるものである．
・最も注目したい所見である．

2．肝内部エコー低下と門脈壁輝度上昇
　　肝の内部エコー低下と肝内門脈壁の輝度上昇を示す．
・肝左葉の腫大（裏面突出）がみられる．
・軽度の脾腫がみられる．

3．リンパ節腫大
　　肝門部（No. 8，12）などに円形の低エコー像を示す．

---

memo　　　急性肝炎　acute hepatitis

　急性に経過する肝の炎症性疾患である．原因は，薬物のこともあるが，ほとんどが肝炎ウイルス（A型，B型，C型ほか）による感染症で，経過によっては劇症，亜急性などに分類される．経口感染するA型肝炎の場合，急性の経過をたどることが多いが，数週間で治癒し重症化や慢性化することはほとんどない．輸血や母子間などで感染するB型やC型では，急性から慢性に移行することが多いとされる．自覚症状は38度以上の発熱，食欲不振，悪心，嘔吐，黄疸などである．

- 急性肝炎の症例

  急性肝炎の症例を示す．

症例　急性肝炎　acute hepatitis　－胆囊壁肥厚著明例－

右季肋部縦走査で胆囊を描出したものである．胆囊の虚脱と壁の浮腫性肥厚がみられ，肝床側の胆囊壁内には低エコー域がみられる．胆囊の虚脱は急激な肝機能低下に伴い胆汁が胆囊に貯蔵されない状態と考えられる．

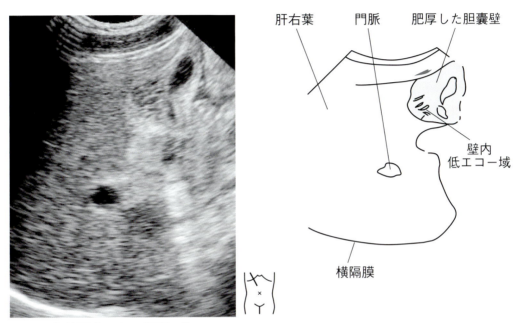

急性肝炎による胆囊の像

症例　急性肝炎　acute hepatitis　－脾腫を伴う例－

a 右季肋部縦走査像である．下大静脈に接し壁肥厚を伴った胆囊を認めるが，胆囊の大きさはほぼ正常大を示している．**b** 左肋間走査で脾をみたものである．脾（Sp）の腫大がみられる（矢印）．

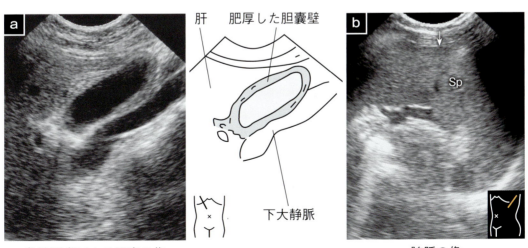

急性肝炎による胆囊の像　　　　　　　　　　　脾腫の像

★ 劇症肝炎のチェックポイント
　劇症肝炎のチェックポイントを番号順に示す．

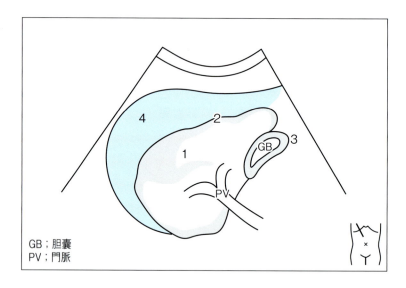

1．肝内地図状エコー
　　肝実質の広汎な壊死により肝内部エコーは地図状を示す．

2．肝の萎縮と肝表面の不整
　　肝の萎縮と肝表面の不整像を示す．
　・肝の萎縮は，肝細胞が再生するより急速な肝細胞のアポトーシスapoptosis（死滅）によるものである．

3．胆嚢の虚脱と壁肥厚
　　胆嚢内腔の狭小化と壁の肥厚を示す．

4．腹水
　　肝表面に腹水が echo free space を示す．

> **memo**　　　　　　**劇症肝炎　fulminant hepatitis**
>
> 　劇症肝炎の診断基準によれば，劇症肝炎とは，肝炎のうち初発症状発現後8週以内に高度な肝機能障害により肝性昏睡Ⅱ度（指南力低下，錯乱，行動異常，羽ばたき振戦）以上の脳症を来たし，プロトロンビン時間40%以下を示すもので，その内には発病後10日以内に肝性脳症が発現する急性型とそれ以降に発現する亜急性型がある．肝性脳症とは，肝硬変や肝がん患者が腸内細菌の働きで発生するアンモニアを肝で分解できなくなり，アンモニアが血中をめぐり脳内の神経を刺激するため，手がふるえたり，認知障害や意識障害に陥る状態をいう．

- 劇症肝炎の症例

   劇症肝炎の症例を示す.

症例　劇症肝炎　fulminant hepatitis

a 肝障害で検査した例である．右肋弓下走査で胆嚢を描出したものである．浮腫性肥厚を伴った胆嚢壁が認められる．**b** 心窩部斜走査で肝左葉の胆管をみたものである．胆管の拡張は認められない．**c** 右肋間走査で肝右葉の表面を観察すると，少量の腹水（矢印）を認めるものの明らかな肝の萎縮や不整像は認められない．その後，劇症肝炎に移行した例である．

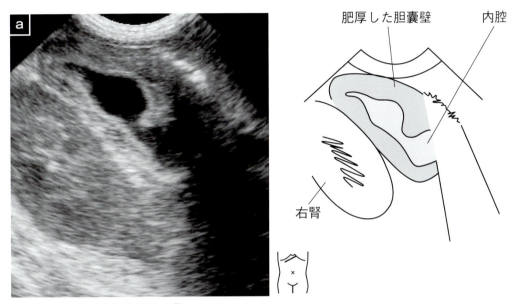

胆嚢壁肥厚の像

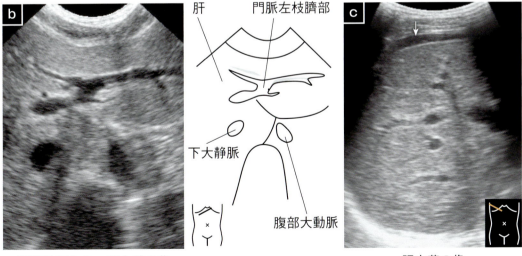

胆管拡張のない肝左葉の像　　　　　　　　　　　肝右葉の像

★ うっ血肝のチェックポイント
　うっ血肝のチェックポイントを番号順に示す．

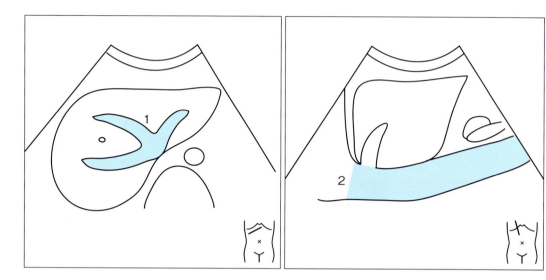

1．肝静脈拡張
　拡張した肝静脈が遊び人の耳のようにみえることから playboy bunny figure（雑誌「PLAY BOY」うさぎのロゴ）を示す．
・肝静脈や肝部下大静脈径に呼吸性変化 collapsibility index はみられない．
・胸水，腹水，脾腫についても注目する．

2．下大静脈拡張
　下大静脈の拡張を示す．
・内径 15mm 以上を示し，呼吸性による径の変化はみられない．
・右心系（右室・右房）の拡張を示すことから，左室腔の圧排についても注目する．

> *memo*　　　　　　　うっ血肝　congestive liver
>
> 　うっ血肝とは，心不全により心臓への血液の灌流が傷害され，肝内に血液がうっ滞する疾患である．初期には肝の腫大および痛みを伴うといわれる．症状は下肢のむくみや頸静脈の怒張あるいは呼吸困難など心不全症状を示す．

- うっ血肝の症例

  うっ血肝の症例を示す．

症例　うっ血肝　congestive liver

a 右肋弓下走査で肝を描出したものである．拡張した肝静脈（HV）が認められる（矢印）．**b** 右心房近傍の下大静脈（IVC）を縦走査でみたものである．呼吸性による下大静脈径の変化はみられなかった（矢印）．**c** 右心不全を疑い四腔像で心臓をみたものである．右房（RA）の拡張がみられる（矢印）．**d** 四腔像におけるカラードプラを示す．三尖弁の高度な逆流が認められる（矢印）．L；肝，LA；左房，RV；右室，LV；左室，TV；三尖弁，MV；僧帽弁．

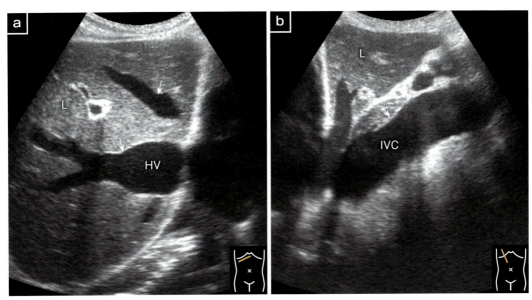

拡張した肝静脈の像　　　　　　　　拡張した下大静脈の像

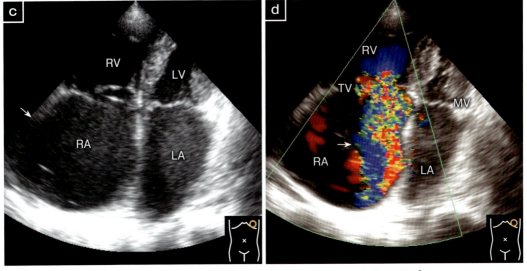

心臓の四腔像　　　　　　　　カラードプラ

★ 限局性肝疾患のチェックポイント
  限局性肝疾患のチェックポイントを番号順に示す.

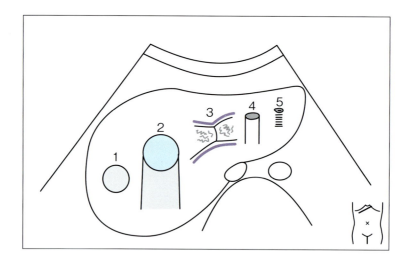

1. 肝血管腫
  肝血管腫の境界（輪郭）は高エコー像 marginal strong echo を示す.
 ・腫瘍の大きさ, 形状, エコーレベルはさまざまであるが, 体位変換で腫瘍内部のエコーが変化するカメレオンサイン chameleon sign, 経時的変化を呈する wax and wane sign あるいは用手圧迫による disappearing sign は肝血管腫に特徴的所見である.
 ・脂肪肝で低脂肪域が存在する場合, 血管腫や肝の悪性疾患との鑑別を要す.
 ・転移性肝癌や肝細胞癌も同様の像を示すことがあり鑑別を要す.

2. 肝嚢胞
  肝内に境界明瞭, 辺縁平滑な円形・楕円形の無エコーを示し, 後方エコーの増強を伴う.
 ・嚢胞の大きさや数はさまざまである.
 ・肝多包条虫症 エキノコックス hepatic echinococcosis は, 多包条虫により肝内に嚢胞を形成し, 嚢胞壁は不整で石灰化を伴う.
 ・肝膿瘍との鑑別を要すことがある.

3. 門脈ガス血症
  肝内に粟粒性高エコーを示し, 肝内部エコーが不明瞭になる.
 ・胆道気腫との鑑別を要す.
 ・急性腹症で本所見がみられた場合, 重篤な例もあり消化管の浮腫性肥厚像に注目する.

4. 肝内石灰化・肝内結石
  音響陰影 acoustic shadow を伴う高エコー像を示す.
 ・石灰化の方が肝内結石よりエコー輝度が高い.
 ・肝内結石では末梢側肝内胆管の拡張がみられる.

5. コメットライクエコー
  音響陰影を欠きコメットライクエコー comet‐like echo を示す.
 ・臨床的意義は不詳である.

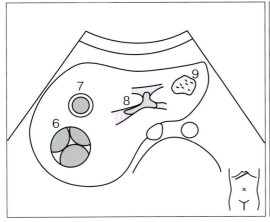
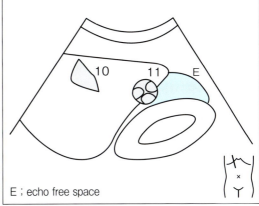

E；echo free space

6. 肝細胞癌
エコーレベルの低い円形像を示し，辺縁低エコー帯 halo や tumor in tumor または nodule in nodule を示す．
- 肝細胞癌の脂肪化により高エコー像を呈するものもある．
- 限局性結節性過形成 focal nodular hyperplasia；FNH も肝細胞癌と類似像を示すが腫瘤内部に中心性瘢痕 central scar や，中心部から腫瘤辺縁に向かう放射状の線維性隔壁を呈する所見は FNH が示唆される．カラードプラでは車軸像を示す．

7. 転移性肝癌
腫瘍は円形を示し，周囲に辺縁低エコー帯 halo または雄牛の目 bull's eye sign を示す．
- 肝細胞癌も同様の像を示すことがある．
- 多発性肝膿瘍も同様の像を示すことがあるので，臨床経過も参考にする．

8. 門脈腫瘍塞栓
門脈（静脈）内に内部エコーを伴う腫瘍性病変を示す．
- 門脈血栓との鑑別を要す．

9. 肝膿瘍
輪郭不整，嚢胞内に内部エコーを示すが，ガス産生菌による膿瘍は内部に高エコー像を示す．
- 肝膿瘍の発症初期では充実性像 solid pattern を示し，蜂窩織炎の状態にあるが，融解壊死により壊死物質が膿汁となり混合像 mixed pattern を示し，成熟化すると嚢胞像 cystic pattern となる．
- 肝細胞癌や転移性肝癌の融解壊死も同様の像を呈することから鑑別を要すことがある．

10. 肝損傷
受傷直後の肝は不規則なエコーレベルの高い像を示すが，時間経過により壊死や血腫により嚢胞域（低エコー域）を示す．
- 受傷部位近傍に血腫が echo free space を示す．

11. 肝腫瘍破裂
肝の外側に腫瘍の張り出し像 hump sign を示し，腫瘍近傍に血腫が echo free space を示す．
- 肝細胞癌や大きな肝血管腫の経過観察中に腹痛がある場合，腫瘍破裂も念頭におく．

- 限局性肝疾患の症例

    限局性肝疾患の症例を示す．

症例　肝内高エコー　strong echo of liver

右肋弓下走査で肝右葉をみたものである．コメットライクエコー comet-like echo を伴う高エコーが認められる．臨床的意義は不詳である．

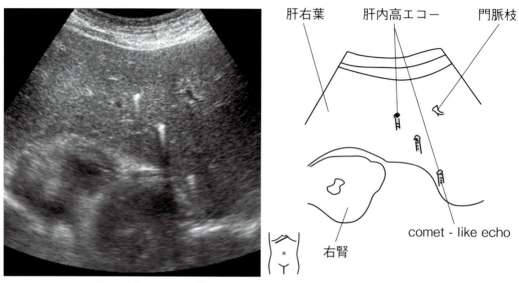

コメットライクエコーの像

症例　肝内石灰化　calcification of liver

心窩部縦走査で肝左葉をみたものである．音響陰影を伴う石灰化が高エコー像で認められる．石灰化は肝内結石よりエコーレベルが高く，末梢側肝内胆管拡張がみられないのが両者の鑑別になる．

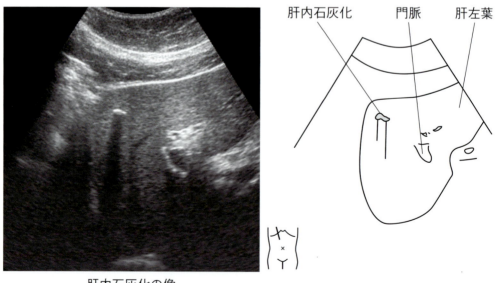

肝内石灰化の像

症例　門脈ガス血症　portal venous gas　－エコーの経過例 1－

a 右肋間走査で門脈本幹レベルをみたものである．肝内には粟粒状エコーがみられ（矢印），門脈腔が不明瞭である．本例は全身状態の悪化により手術が施行された．**b** 横行結腸から下行結腸に非閉塞性腸管梗塞による壊死がみられ左半結腸切除が行われた（矢印）．**c** 術後10時間後の肝の超音波像を示す．初回時に認められた門脈ガスは消失し門脈本幹は明瞭に描出されている（矢印）．

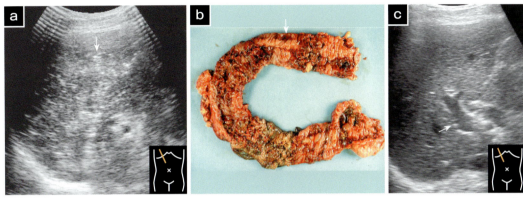

　　門脈ガス血症の像　　　　　　　摘出標本　　　　　　消失した門脈内ガスの像

症例　門脈ガス血症　portal venous gas　－エコーの経過例 2－

a 右肋間走査で門脈前枝を描出したものである．門脈内腔には点状高エコー，肝内には粟粒性高エコーが認められる（矢印）．**b** CT像を示す．矢印が門脈内ガス像である．急性腹症例であるが便培養の結果，病原性大腸菌 O-8 が検出されたことから急性腸炎による門脈ガス血症と診断された．**c** 5時間後の肝の超音波像である．初回時にみられた門脈前枝および肝内の粟粒性高エコーの改善がみられる（矢印）．GB；胆囊，PV；門脈．

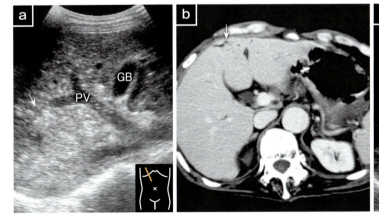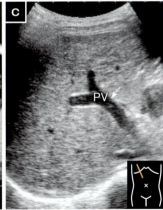

　　門脈ガス血症の像　　　　　　　CT像（造影）　　　　　改善された門脈内ガスの像

症例　肝嚢胞　liver cyst　－大きな嚢胞例－

a 右肋弓下走査で肝右葉（RL）をみたものである．右葉には後方エコーの増強（矢頭）を伴う円形の嚢胞が認められる（矢印）．**b** CT像を示す．矢印が嚢胞である（矢印）．

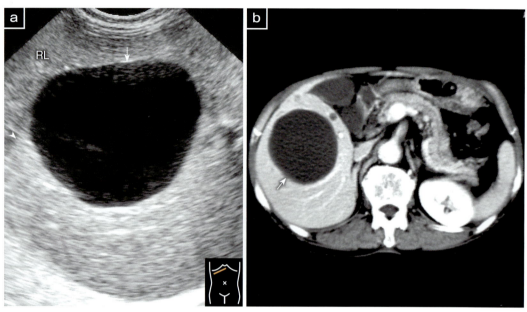

肝嚢胞の像　　　　　　　　　　　　CT像（造影）

症例　肝嚢胞　liver cyst　－巨大嚢胞例－

右肋弓下走査で肝右葉を描出したものである．右葉には巨大な嚢胞により胆嚢が左側へ圧排されている．

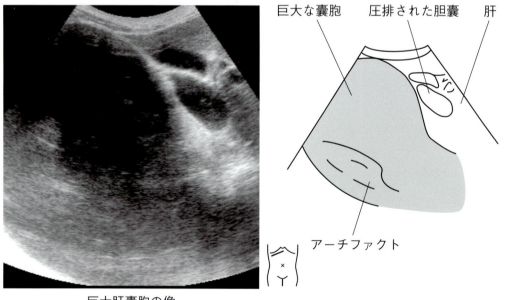

巨大肝嚢胞の像

症例　肝囊胞　liver cyst　－囊胞内血腫例－

a セクタ探触子を用い右肋弓下走査で肝右葉をみたものである．多発する肝囊胞の1つには囊胞内壁に付着したエコーレベルの高い不均一な像が認められる（矢印）．**b** 囊胞内不均一像に対し，パワードプラで血流をみたが，血流信号は認められず囊胞内血腫と診断された（矢印）．

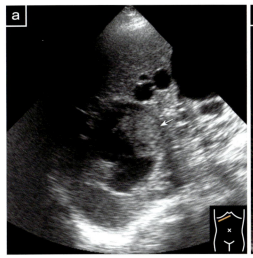
囊胞内血腫の像

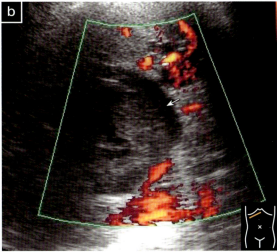
パワードプラ

症例　肝囊胞　liver cyst　－多発囊胞例－

右肋弓下走査で肝右葉を描出したものである．大小囊胞の多発が認められる．囊胞内には内部エコーはみられないが，微細エコーを伴えば囊胞内血腫などが示唆される．

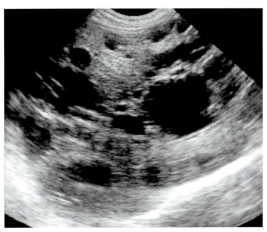
多発性肝囊胞の像

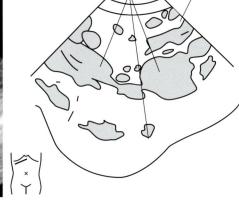

> **memo**　　　　　　　　　肝囊胞　liver cyst
>
> 肝囊胞は，肝内に液体の溜まった袋状を示す腫瘤である．囊胞は1個の場合や複数の場合もあり，大きさは数 mm から 10 cm を超えるものまでさまざまである．囊胞を呈する疾患にエキノコックス症 echinococcosis がある．キタキツネや犬が多包条虫とよばれる寄生虫に感染し，糞便と一緒に排泄された虫卵が，体内に侵入し，肝機能障害となる疾患である．

症例　肝血管腫　liver hemangioma　－小さな高エコー腫瘤例－

右肋弓下走査で肝右葉をみたものである．右肝静脈に接し後上区域 S7 に円形の高エコー腫瘤が認められる．日常の超音波検査で最もよく遭遇する肝の腫瘤性病変である．

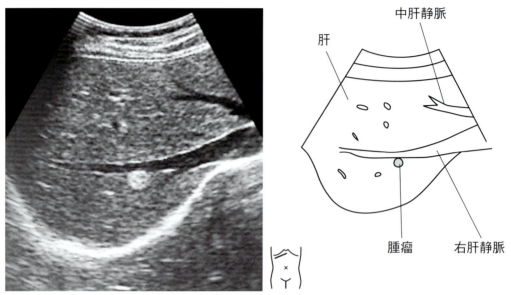

肝血管腫の像

症例　肝血管腫　liver hemangioma　－大きな高エコー腫瘤例－

a 右肋弓下走査で肝右葉（RL）を描出したものである．右葉には中肝静脈を圧排する高エコー腫瘤が認められる（矢印）．**b** CT像を示す．矢印が肝血管腫である．

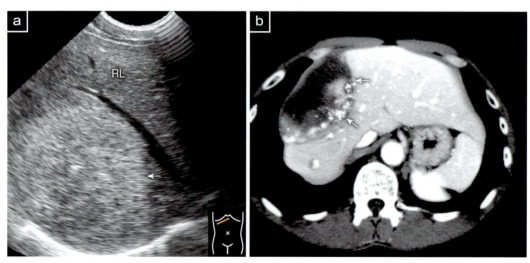

肝血管腫の像　　　　CT像（造影）

症例　肝血管腫　liver hemangioma　−辺縁高エコー帯例 1−

a コンベックス探触子を用い，右肋間走査で肝右葉（RL）の横隔膜近傍をとらえたものである．横隔膜に接し高エコーの縁取り，マージナルストロングエコー marginal strong echo を示すが，腫瘤内部は低エコー像である（矢印）．**b** 同部位を周波数の低いセクタ探触子（3.75 MHz）でみたものである．肝のエコー像に荒さは目立つが，同様のエコーパターンを示している（矢印）．

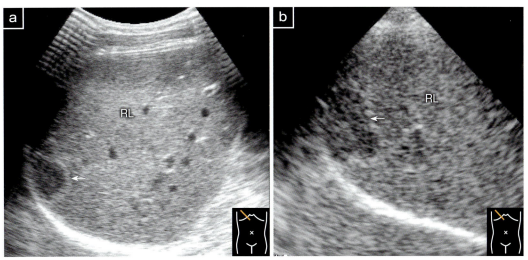

コンベックス探触子による肝血管腫の像　　　　　セクタ探触子による肝血管腫の像

症例　肝血管腫　liver hemangioma　−辺縁高エコー帯例 2−

右肋弓下走査で右肝静脈，中肝静脈を同一面でとらえたものである．右葉前下区域 S5 には腫瘤内部に低エコー域を伴う不均一な像が，辺縁高エコー帯 marginal strong echo を示していることから肝血管腫と診断された．

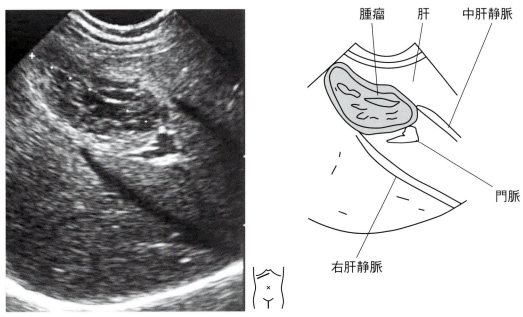

肝血管腫の像

症例　肝血管腫　liver hemangioma　−左右異なるエコー像例−

a 心窩部縦走査で肝を描出したものである．肝のエコーレベルは高く脂肪肝 bright liver を呈し，左葉外側下区域（S3）には境界不明瞭な低エコー領域が認められる（矢印）．限局性低脂肪域または腫瘤性病変が示唆された．**b** CT像を示す．動脈優位相より濃染される海綿状血管腫が示唆される（矢印）．**c** 同例の右季肋部縦走査で肝右葉（RL）をみたものである．後下区域 S6 には境界明瞭なエコーレベルの高い腫瘤が認められる（矢印）．**d** CT像を示す．肝左葉と右葉腫瘤のエコーパターンは異なっているが，CT像ではいずれも造影動脈相で peripheral dot sign を呈し，徐々に強く辺縁から中央に向かって腫瘤内部が増強されることから海綿状血管腫と診断された．LL；肝左葉．

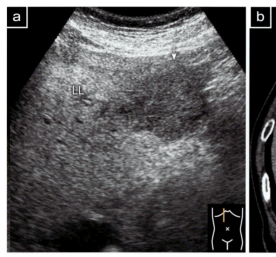

脂肪肝を伴う肝血管腫の像（S3）　　　CT像（造影）

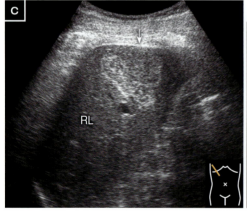
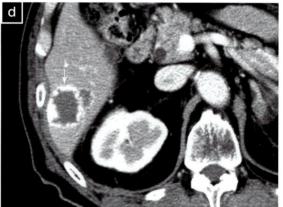

脂肪肝を伴う肝血管腫の像（S6）　　　CT像（造影）

---

memo　限局性結節性過形成　focal nodular hyperplasia：FNH

　限局性結節性過形成は，肝にみられる過形成性の腫瘤性病変で肝硬変などがなくても発生する．単発性で肝の被膜下に好発する．超音波で診断するには腫瘤内部に中心性瘢痕 central scar と中心から腫瘤辺縁に向かう放射状の線維性隔壁が特徴である．カラードプラでは車軸状を示すことに注目する．

症例　肝血管腫　liver hemangioma　－カメレオンサイン例－

a 右季肋部縦走査で肝右葉（RL）をみたものである．肝表面側にはエコーレベルの高い腫瘤が認められる（矢印）．**b** 検査中，腫瘤の再確認をしたところ，エコーパターンに変化を認めた（矢印）．腫瘤の経時的変化は，支配血管の圧迫，体位変換などにより血管腫の血洞の拡張・収縮が血液の溜まる量に変化を来したものと考えられる．この現象をカメレオンサイン chameleon sign または wax and wane sign とも呼ばれる．

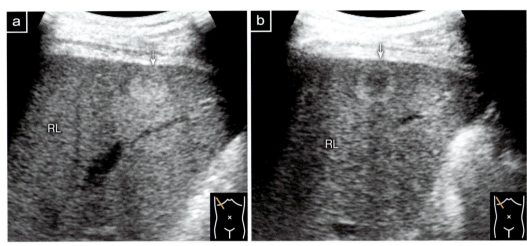

肝血管腫の像　　　　　　　　　　　カメレオンサインを呈する肝血管腫の像

症例　限局性結節性過形成　focal nodular hyperplasia：FNH

a 右肋間走査で肝をみたものである．右葉前上区域 S8 には 30 mm 大の肝と同等のエコーレベルを有し，腫瘤境界は高エコーで中心部瘢痕はみられない（矢印）．**b** 同部位の super micro vascular imaging（SMI）像を示す．FNH に特徴的な車軸状 spoke-wheel pattern を呈する所見が得られた．従来のカラードプラより FNH に特徴的な車軸像が鮮明に描出された症例である（矢印）．

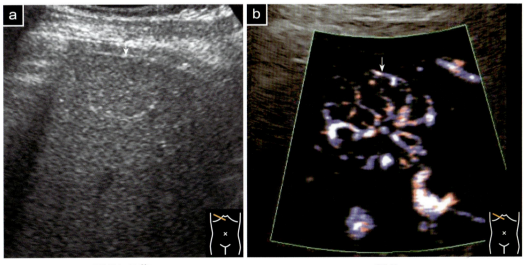

FNH の像　　　　　　　　　　　　SMI

藤枝市立総合病院超音波科提供（画論22回ベストイメージ 2014年入賞像）

症例　肝細胞癌　hepatocellular carcinoma　−ハンプサインを示す例 1−

a 右季肋部縦走査で肝右葉（RL）を描出したものである．後下区域 S6 にはハンプサイン hump sign を示す，境界明瞭な低エコー腫瘍が認められる（矢印）．**b** 嚢胞との鑑別にカラードプラを施行すると，腫瘍内には血流信号がみられる（矢印）．検査の結果，肝細胞癌であった．カラードプラは B モード検査時には積極的に活用すべきものである．

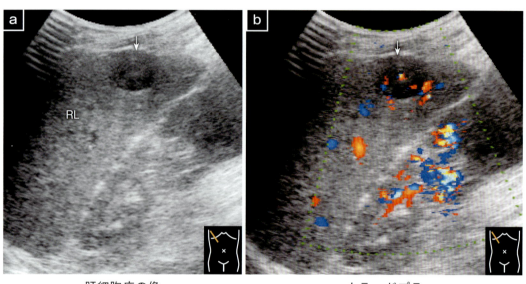

肝細胞癌の像　　　　　　　　　カラードプラ

症例　肝細胞癌　hepatocellular carcinoma　−ハンプサインを示す例 2−

右季肋部縦走査で肝を描出したものである．右葉前下区域 S5 には境界明瞭な円形を示す低エコー腫瘍が内部エコーを伴って認められる．腫瘍は肝表面を越え hump sign を呈している．

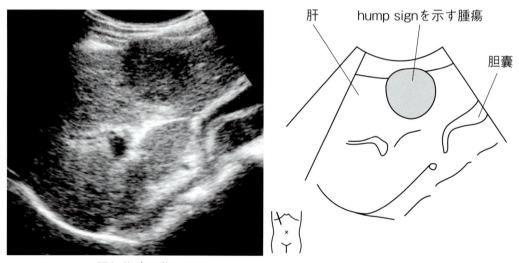

肝細胞癌の像

症例　肝細胞癌　hepatocellular carcinoma　−腫瘍内腫瘍を示す例−

a 右肋弓下走査で肝静脈レベルの肝をみたものである．右葉前上区域 S8 には境界明瞭，円形を示す腫瘍が認められる．腫瘍内部にはいわゆる腫瘍内腫瘍 tumor in tumor と形容される肝細胞癌に特徴的所見を有し，中肝静脈の圧排像が認められる．**b** 同部位をカラードプラで観察すると豊富な血流信号がみられる（矢印）．**c** 腫瘍中心部をパルスドプラでみると，拍動波がとらえられている（矢印）．

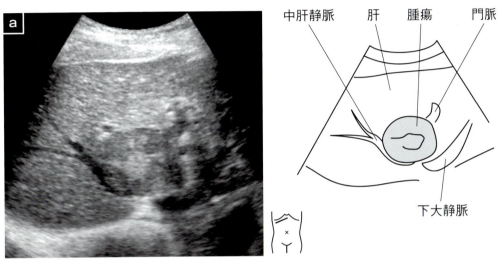

肝細胞癌の像

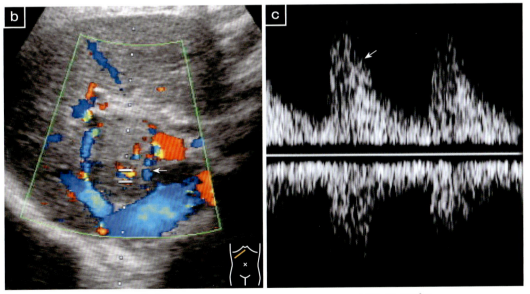

カラードプラ　　　　　パルスドプラ

症例　肝細胞癌　hepatocellular carcinoma　－リングサインを示す例－

a 右肋弓下走査で肝を描出したものである．右葉後上区域 S7 には低エコー帯 ring sign またはハロー halo を伴う境界明瞭，辺縁平滑な円形状の腫瘍が認められる．腫瘍内部のエコーレベルは，肝よりやや高い像を呈している．**b** CT像を示す．矢印が腫瘍である．腫瘍内には不均一な low density area が認められる．

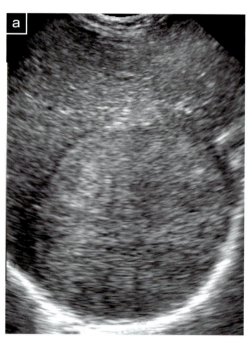
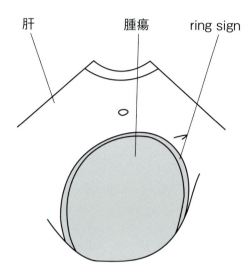

肝細胞癌の像

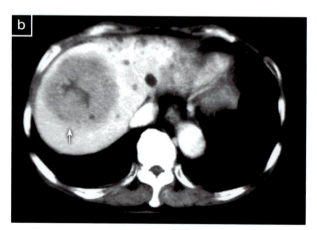

CT像（造影）

---

memo　　　　　　肝細胞癌　hepatocellular carcinoma：HCC

　肝細胞癌は肝に原発する上皮性悪性腫瘍で，肝細胞に似た腫瘍細胞からなる．肉眼的に結節型，塊状型，び漫型の3型に分類される．肝の表面に生じた腫瘍は半球状に突出することが多い．また，肝血管内に増殖進展する傾向が強く，しばしば門脈に腫瘍栓を形成する．肝硬変を合併していることが多い．

症例　肝細胞癌　hepatocellular carcinoma　−高エコーを示す例−

a 右季肋部縦走査で肝右葉（RL）をみたものである．後下区域 S6 には境界明瞭，辺縁平滑，エコーレベルの高い腫瘍が認められる．カラードプラでは，腫瘍辺縁部に血流信号を認めるものの中心部の血流は不明瞭である（矢印）．b 血管造影を示す．腫瘍の濃染が認められる（矢印）．脂肪成分の高い肝細胞癌であった．

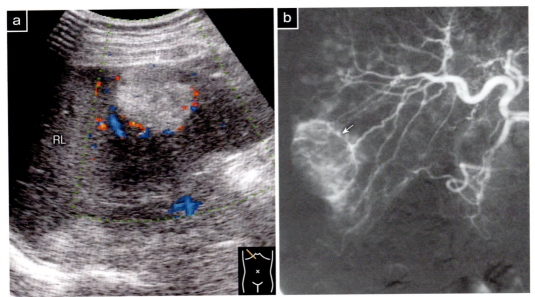

肝細胞癌の像　　　　　　　　　　　　　肝の血管造影像

症例　肝細胞癌　hepatocellular carcinoma　−エタノール治療後の例−

a 右肋間走査で肝（L）をみたものである．左葉内側区域 S4 には境界明瞭，辺縁平滑な円形腫瘍が認められる．腫瘍境界には帯状高エコー halo がみられる（矢印）．b 肝のCT前額断像を示す．矢印が腫瘍である．エタノール治療後の経過観察時の画像であり腫瘍濃染像は描出されない（矢印）．

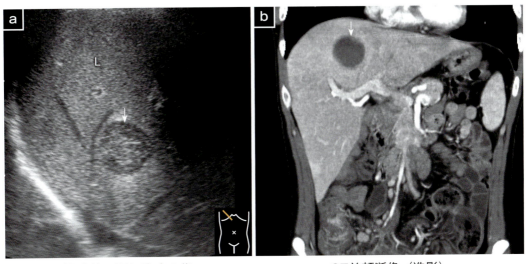

治療後の肝細胞癌の像　　　　　　　　　　CT前額断像（造影）

症例　門脈腫瘍塞栓　tumor thrombus of portal vein　―門脈塞栓例―

a 右肋弓下走査で肝右葉をみたものである．肝内にはび漫性腫瘍を示唆する不均一な内部エコーが認められる．**b** 肝門部門脈の長軸像である．門脈内には内部エコーの存在により不明瞭な内腔を呈している（矢印）．**c** CT像を示す．超音波と同様に門脈内には low dencity area が認められ（矢印），肝癌による門脈腫瘍塞栓と判明した．

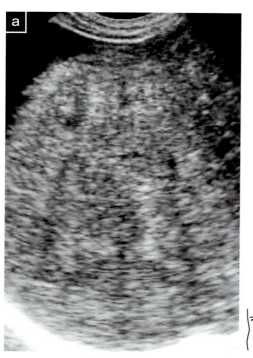

び漫性肝癌の像

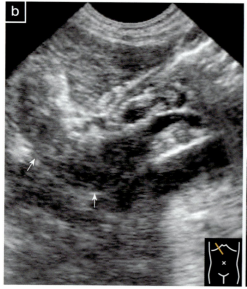

門脈腫瘍塞栓の像

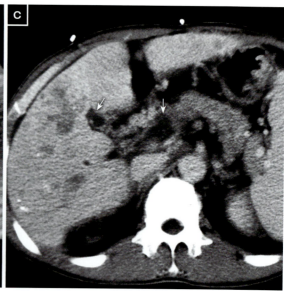

CT像（造影）

症例　門脈腫瘍塞栓　tumor thrombus of portal vein　－門脈左枝塞栓例－

心窩部斜走査で肝内門脈枝を描出したものである．門脈左枝臍部から水平枝には肝と同等の内部エコーが認められる．肝細胞癌による門脈腫瘍塞栓と診断された．

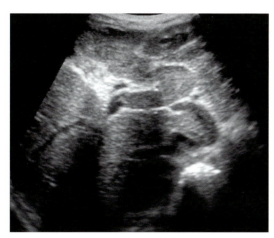
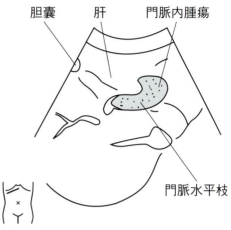

門脈腫瘍塞栓の像

症例　門脈腫瘍塞栓　tumor thrombus of portal vein　－上腸間膜静脈塞栓例－

右季肋部縦走査による上腸間膜静脈長軸像である．静脈内には限局した腫瘍塞栓が認められる．本例は胃癌原発による腫瘍塞栓であった．腫瘍塞栓は門脈内腔の広範囲にみられるものや，限局性みられるもの，肝静脈内にみられるものなどさまざまである．腫瘍塞栓と血栓との鑑別を要すが，腫瘍塞栓では原発巣の存在を確認することで鑑別は可能になる．

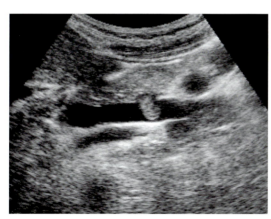
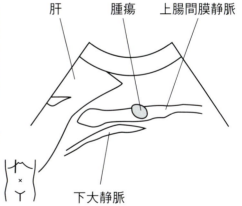

門脈腫瘍塞栓の像

memo　　門脈腫瘍塞栓　tumor thrombus of portal vein

門脈腫瘍塞栓は，悪性腫瘍から門脈内への直接浸潤によるもので肝細胞癌からのものが多い．悪性腫瘍の血行性転移はこの形式で起こる．増殖した腫瘍組織が血管を侵襲し，血管内へ遊離した細胞ないし組織の断片が流れに沿って運ばれ塞栓を配し，増殖し転移巣を形成する．肝細胞癌が門脈や肝静脈への腫瘍塞栓を来すことは日頃経験する．

症例　転移性肝癌　metastatic cancer of liver　－食道胃接合部癌からの転移例－

a リニア探触子を用い右肋弓下走査で肝左葉（LL）をみたものである．後方エコーの欠損（矢頭）を伴う塊状高エコー像が転移性肝癌である（矢印）．**b** CT像を示す．矢印が転移性肝癌である．消化管癌由来の肝転移例では，しばしば音響陰影を伴う高エコー像を認める場合があることから，胃や大腸などの注意深い観察が大切である．**c** 原発巣を，心窩部斜走査でみると，腹部食道には限局性肥厚を呈する腫瘍（矢印）と，近傍にはリンパ節腫大がみられ（矢頭），食道胃接合部癌による転移性肝癌と診断された．

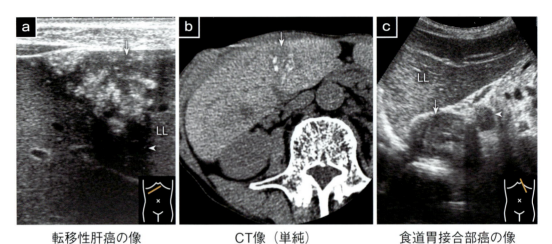

転移性肝癌の像　　　　CT像（単純）　　　　食道胃接合部癌の像

症例　転移性肝癌　metastatic cancer of liver　－胃癌からの転移例－

右肋弓下走査で肝右葉を描出したものである．辺縁低エコー帯 halo を伴った腫瘍の多発が肝の広範に認められる．胃癌による転移性肝癌であった．

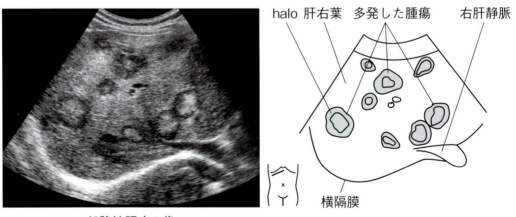

転移性肝癌の像

---

memo　　転移性肝癌　metastatic cancer of liver

転移性肝癌は，血行性，リンパ行性，直接浸潤などにより肝へ転移する．なかでも門脈を介し血行性に転移することが多い．組織学的には原発巣を反映し中心部壊死や石灰化変性，粘液産生による囊胞形成など多彩な像を示す．

症例　転移性肝癌　metastatic cancer of liver　—乳癌からの転移例—

　右肋弓下走査で肝右葉を描出したものである．前下区域 S5 には辺縁低エコー帯 halo を伴った腫瘍が認められる．肝膿瘍も同様なエコー像を示すことがあり，臨床症状も参考に判定するとよい．本例は乳癌からの転移性肝癌であった．

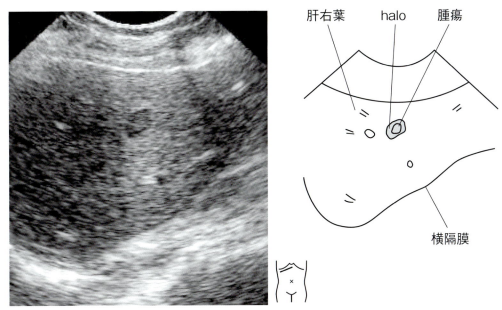

転移性肝癌の像

症例　転移性肝癌　metastatic cancer of liver　—胃癌からの転移例—

　右肋弓下走査で肝をみたものである．右葉には境界明瞭，円形の低エコー腫瘍が広範に認められる．胃癌からの転移性肝癌であった．

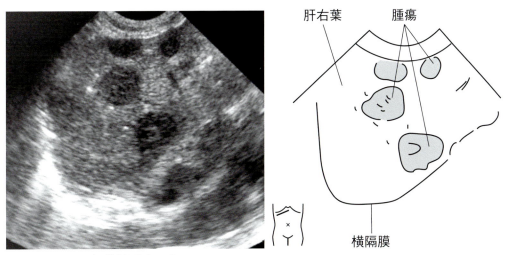

転移性肝癌の像

第Ⅱ章　臨床　1 消化器

症例　転移性肝癌　metastatic cancer of liver　－小腸肉腫からの肝転移例－

a 右肋弓下走査で肝右葉（RL）をみたものである．右葉には境界明瞭，辺縁平滑な充実性腫瘍の多発が認められる（矢印）．**b** 同部位の血流信号をみたものである．腫瘍内には血流信号がみられる（矢印）．本例は小腸肉腫 sarcoma の経過観察中に認められた症例である．

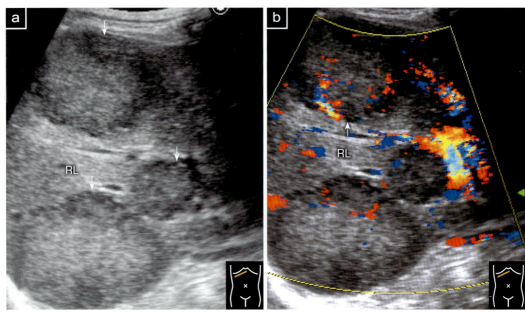

転移性肝癌の像　　　　　　　　　カラードプラ

症例　転移性肝癌　metastatic cancer of liver　－クラスターサインを示す肝転移例－

右季肋部縦走査で肝右葉を描出したものである．後下区域 S6 には多発する高エコー腫瘍の集簇が一塊を成し，クラスターサイン cluster sign を呈している．本サインは転移性肝癌にみられる一つの所見である．

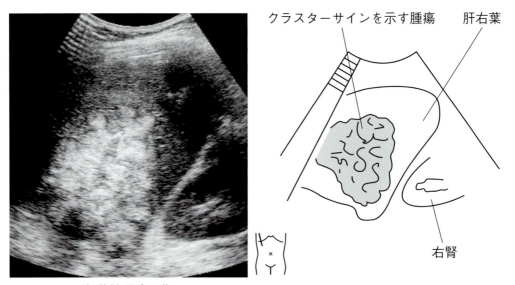

転移性肝癌の像

症例 転移性肝癌 metastatic cancer of liver　－中心壊死を伴う肝転移例－

a 右肋間走査で肝右葉をみたものである．肝内には辺縁低エコー帯 halo を伴った多発腫瘍が広範に認められる．腫瘍内の中心部には囊胞領域がみられ，中心壊死 necrotic area を呈している．肝膿瘍との類似像を示す所見であるが，画像に習熟することで膿瘍との鑑別は可能である．
b CT像を示す．超音波と同様に肝内には腫瘍の多発と中心壊死による低濃度域がみられる（矢印）．

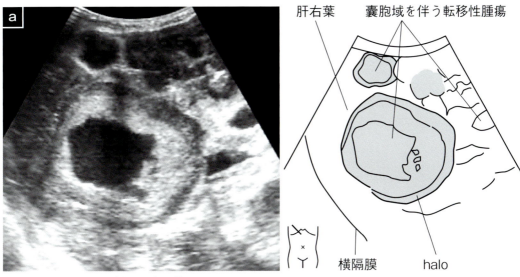

転移性肝癌の像

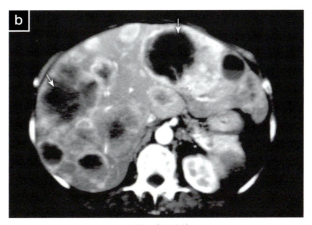

CT像（造影）

症例　肝膿瘍　liver abscess　－大きな肝膿瘍例－

a 心窩部横走査で肝左葉（LL）を描出したものである．左葉内には境界不明瞭，隔壁を伴う囊胞域が微細エコーを伴って認められる（矢印）．**b** CT像を示す．超音波像と同様に隔壁像を伴う低濃度域が認められる（矢印）．検査の結果，膿瘍であった．

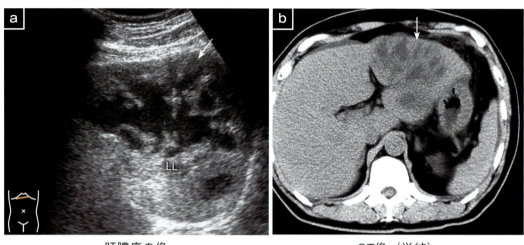

肝膿瘍の像　　　　　　　　　　　CT像（単純）

症例　肝膿瘍　liver abscess　－小さな肝膿瘍例－

右肋間走査で肝をみたものである．右葉前上区域 S8 には境界明瞭な囊胞域がみられ，内部には点状高エコーが認められる．発熱，右上腹部痛などの既往があり検査の結果，肝膿瘍と診断された．

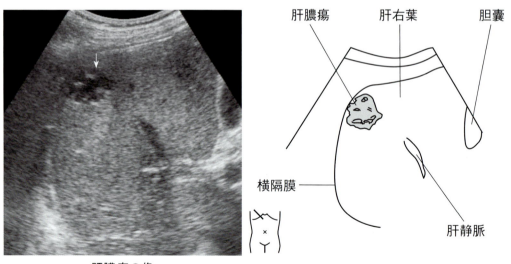

肝膿瘍の像

> **memo**　　　　　肝膿瘍　liver abscess
>
> 肝膿瘍は細菌，真菌，寄生虫などにより肝に感染を生じ膿瘍を形成するもので血管や胆管などを経て起こる．化膿性肝膿瘍では経胆道性が多く，経門脈性，経肝動脈性のものもある．赤痢アメーバでは，直腸，結腸の病変から経門脈性に肝膿瘍となる．また，胆囊炎など隣接臓器の炎症が直接肝に波及して起こることもある．

症例　肝膿瘍　liver abscess　−ガス産生例−

　右肋弓下走査で肝右葉をみたものである．後上区域 S7 には境界不明瞭，辺縁不整な囊胞域と内部にはガスと思われる高エコー像がみられる．検査の結果，ガス産生性の肝膿瘍と判明した．

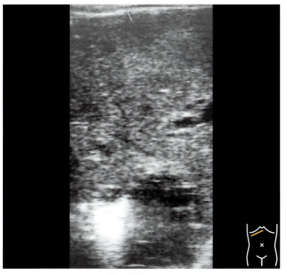

肝膿瘍の像

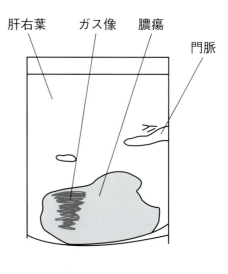

症例　肝膿瘍　liver abscess　−高エコー例−

　a 右肋弓下走査で肝右葉（RL）をみたものである．前上区域 S8 には境界明瞭，辺縁平滑，一部に囊胞域を伴う内部エコー不均一な高エコー像がみられ肝血管腫が示唆される（矢印）．発熱，腹痛の症状が改善されなかったため，**b** CTが施行され，肝膿瘍が疑われた（矢印）．超音波下における穿刺吸引の結果，膿が吸引され肝膿瘍と診断された．肝膿瘍の発症初期は高エコー像を示し，時間経過と共に囊胞域を示すと考えられた症例である．

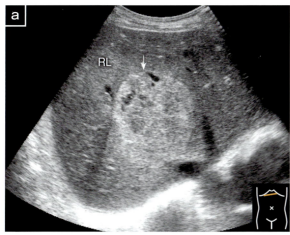

高エコーを呈した肝膿瘍の像

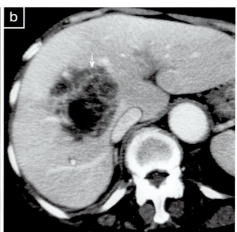

CT像（造影）

症例　肝損傷　liver injury　－内部エコー不均一例－

a 右肋間走査で肝を描出したものである．右葉（RL）の表面には少量の echo free space を伴い（矢頭），内部エコーは広範な輝度増強の不均一像を呈している（矢印）．交通事故の既往があることから肝損傷が疑われた．**b** CT像を示す．矢印が超音波検査で指摘された部分に一致し low dencity area がみられ，肝損傷と診断，保存的に治癒された．

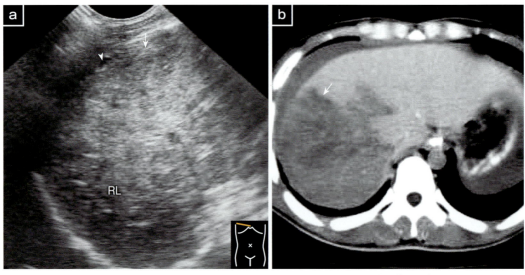

肝損傷の像　　　　　　　　　　　　　　CT像（単純）

症例　肝損傷　liver injury　－囊胞域を伴う例－

a 右肋間走査で肝右葉（RL）を描出したものである．前上区域 S8 には囊胞域を伴う内部エコー不均一な領域が認められる（矢印）．腹部打撲の既往があることから肝損傷が疑われた．**b** 同部位のカラードプラを示す．肝の損傷領域には血流信号は認められない（矢印）．

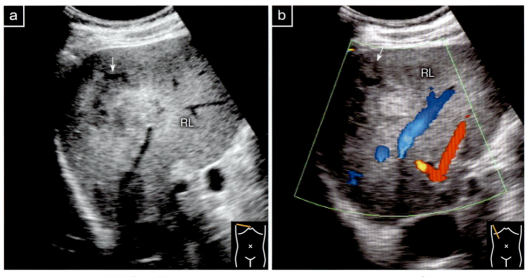

肝損傷の像　　　　　　　　　　　　　　カラードプラ

症例　肝損傷　liver injury　　－損傷経過例－

a 右肋弓下走査で肝（L）をみたものである．左葉内側区域 S4 には不均一な低エコー領域が認められる（矢印）．交通事故の既往があり，肝損傷と診断された．**b** 初回時より 4 週後の超音波像を示す．肝の内部エコーも初回時に比べ改善されている（矢印）．

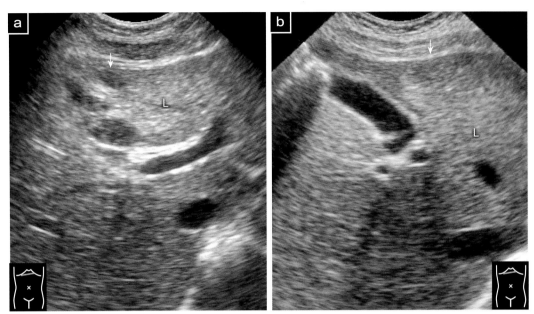

肝損傷の像　　　　　　　　　　　　　　　肝損傷の経過像

症例　肝血管肉腫破裂　rupture of hepatic angiosarcoma　　－腫瘍破裂例－

a 右肋弓下走査で肝右葉（RL）をみたものである．後下区域 S6 には不均一な低エコーを伴う（矢頭），エコーレベルの高い腫瘍が認められる（矢印）．腫瘍は肝表面側にみられ，肝外には echo free space（※）が認められることから肝腫瘍の破裂が示唆される．**b** CT像を示す．矢印が腫瘍，矢頭は出血像である．肝血管肉腫の破裂と判明した．本例は急性腹症で検査した例である．

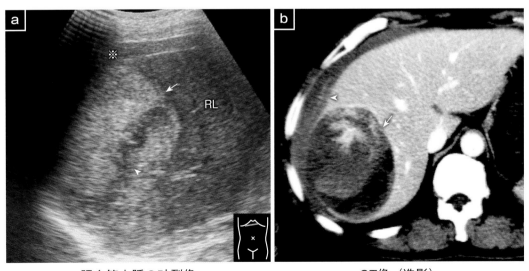

肝血管肉腫の破裂像　　　　　　　　　　　CT像（造影）

2. 胆嚢 gallbladder

1 解剖

胆嚢の解剖について示す．

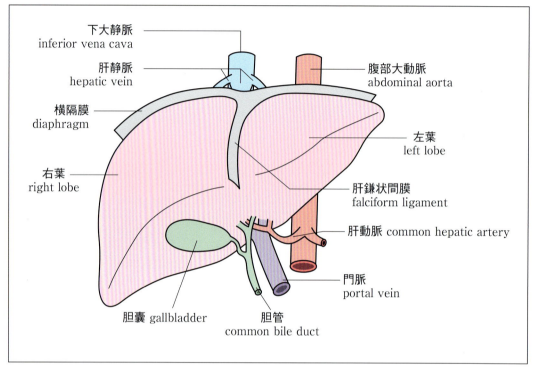

図1　胆嚢と肝の関係

[1] 胆嚢

胆嚢 gallbladder は，肝右葉下面の胆嚢窩に位置し，ナス（洋梨）状をした囊胞器官である．肝で生成された胆汁は，胆嚢に貯留されている間に塩分や水分が吸収され濃縮される．胆嚢に貯留された濃縮胆汁は，食事摂取後，十二指腸へ食物が通過時に内容物に応じた胆汁量が排出され，消化を助ける働きをしている．図1は胆嚢と肝の位置関係を示す．

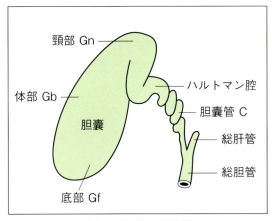

図2　胆嚢・胆嚢管

[2] 胆嚢・胆嚢管

胆嚢は取扱い規約により胆嚢底部から胆嚢管移行部までの長軸像を3等分し頸部 Gn，体部 Gb，底部 Gf に区分される．胆嚢頸部から胆嚢管 C に移行する部位は拡張しハルトマン腔 Hartman's pouch といわれ，胆石が嵌入することがある．ハルトマン腔を経て胆嚢管は3cm 程の長さを有し総肝管に合流する．胆嚢・胆嚢管の関係について示す（図2）．

[3] 胆嚢の大きさ

胆嚢の大きさは長径7cm，短径3cm 以下，胆嚢壁の厚さは3mm 以下とされる．胆嚢の長軸像を示す（矢印）．矢頭は胆嚢管である（図3）．

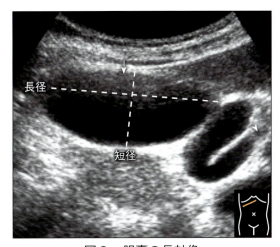

図3　胆嚢の長軸像

[4] 胆嚢壁

a 食後胆嚢における壁構造を矢印に示す．**b** 胆嚢壁構造の模式図である．胆嚢は内側から粘膜層，固有筋層，漿膜下層，漿膜からなるが，粘膜筋板および粘膜下層は欠如し，肝に付着する肝床部では漿膜を欠く．

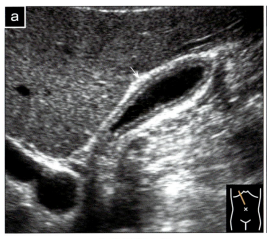

食後胆嚢の像

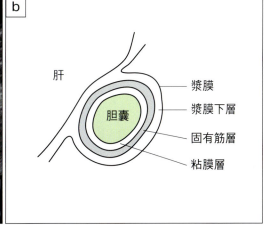

胆嚢壁構造の模式図

2 胆嚢の基本走査と正常像

超音波で胆嚢の基本走査を行うために知っておきたい胆嚢と周辺臓器について示す（図4）．図中の番号は胆嚢の走査部位である．得られる正常像を番号順に示す．

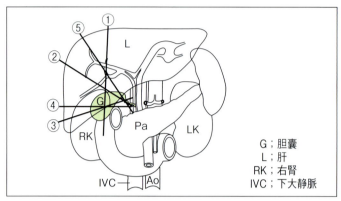

図4　胆嚢の走査部位と周辺臓器

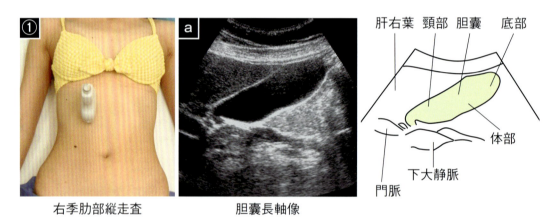

①右季肋部縦走査で，a 胆嚢の長軸像を描出したものである．吸気の状態で胆嚢が明瞭に描出されたら呼吸停止を指示し，胆嚢の描出から漸減・消失までを扇状走査で胆嚢内腔や壁の状態を観察する．

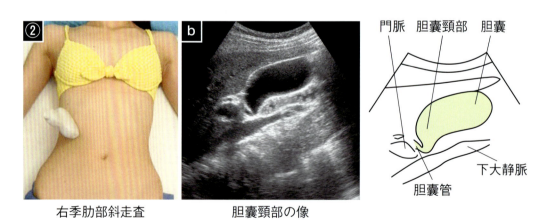

②右季肋部斜走査で，b 胆嚢頸部を描出したものである．胆嚢が明瞭に描出されたら呼吸停止を指示し，扇状走査や呼吸性変化を利用し胆嚢内腔や壁の状態を方向を変えて観察する．

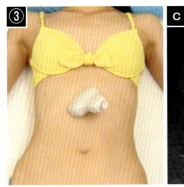
右肋弓下走査

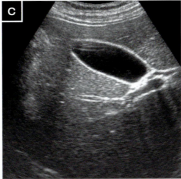
胆囊長軸像

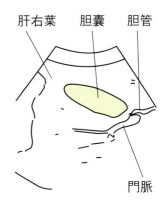

③右肋弓下走査で，c胆囊の長軸像を描出したものである．胆囊は小さな臓器であるが，見落としやすい臓器であるため走査方向を変えたり，ゲインの調整をするなどして内腔をくまなく観察する．

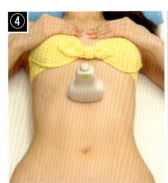
心窩部横走査

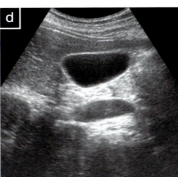
胆囊短軸像

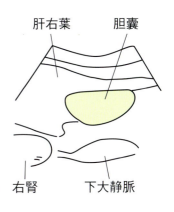

④心窩部横走査で，d胆囊の短軸像を描出したものである．この走査では胆囊内の小結石の存在を知るのによい．走査に際してはゲインを下げ胆囊壁が明瞭に描出されたら壁内の凹凸状の変化に注目し小結石の存在などを観察する．

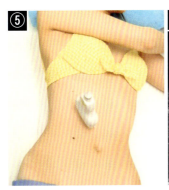
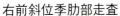
右前斜位季肋部走査

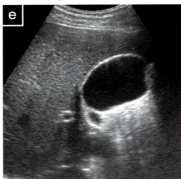
胆囊管の像

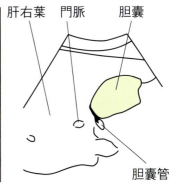

⑤右前斜位による季肋部走査で，e胆囊頸部から胆囊管を描出したものである．この走査でも他の走査と同様に内腔が明瞭に描出されたら呼吸停止を指示し，扇状走査により胆囊の描出・漸減・消失をゆっくりした走査で行う．被検者の体位は右前斜位がよい．

- 知っておきたい胆嚢疾患の類似像と正常胆嚢
  同一被写体における胆嚢疾患の類似像と正常胆嚢を示す．

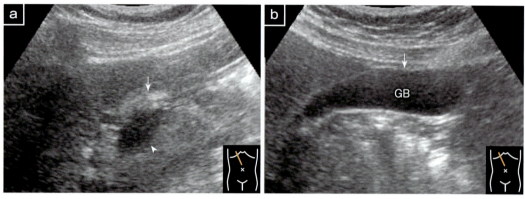

肝円索の像　　　　　　　　　正常胆嚢の像

a 肝円索（矢印）と正常肝（矢頭）のコントラストが肥厚した胆嚢と類似像を示す．**b** 同例の正常胆嚢（GB）である．

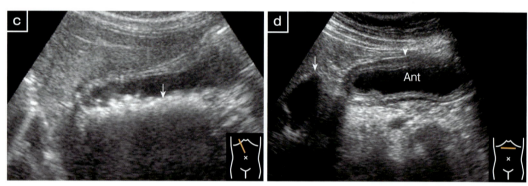

胃バリウム検査後の像　　　　　正常胆嚢の像

c 胃バリウム検査後では胆嚢結石の多発例と類似像を示す（矢印）．**d** 胃前庭部（Ant）の正常像は5層構造である（矢頭）．矢印は正常胆嚢（GB）である．

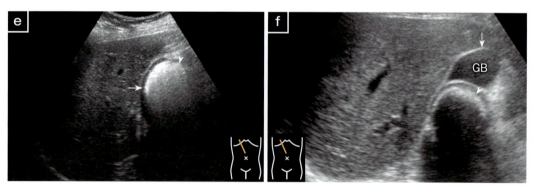

十二指腸球部のガスと正常胆嚢の像　　十二指腸球部のガスと正常胆嚢の像

e 十二指腸球部のガス像が巨大胆石と類似像を示すことがある（矢頭）．矢印は胆嚢を示す．**f** 胃透視後の十二指腸蠕動運動が胆嚢頸部嵌頓結石と類似像を示す（矢頭）．矢印が正常胆嚢である．

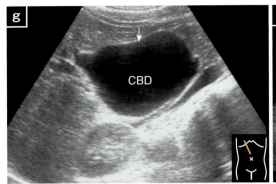
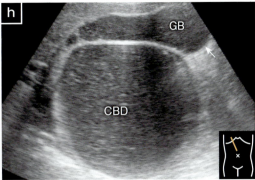

総胆管嚢腫の像　　　　　　　　　総胆管嚢腫に圧排された胆嚢の像

g 先天性総胆管嚢腫である（矢印）．胆嚢と類似像を示している．**h** 大きな総胆管嚢腫（CBD）により胆嚢（GB）が腹側へ圧排されている（矢印）．

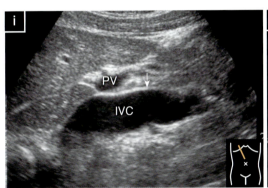
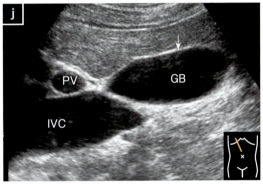

下大静脈の像　　　　　　　　　　正常胆嚢の像

i 拡張した下大静脈（IVC）の長軸像である（矢印）．走査方向によっては腫大した胆嚢と類似像を示すことがある．**j** 下大静脈（IVC）の足側には胆嚢（GB）が認められる（矢印）．PV；門脈．

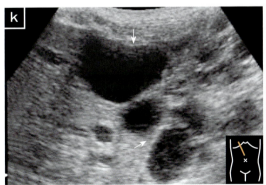
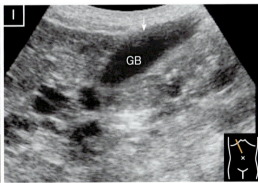

多発性肝嚢胞の像　　　　　　　　正常胆嚢の像

k 肝内には嚢胞の多発が認められる（矢印）．**l** 肝下面から腹壁に沿ってナス状を呈する像が胆嚢（GB）である（矢印）．肝嚢胞や右腎嚢胞の多発がみられる場合では胆嚢の同定が困難なこともあるが画像に習熟すれば迷うことなく同定できる．

3 超音波でみる胆嚢疾患のチェックポイント

胆嚢疾患のチェックポイントを番号順に示す．

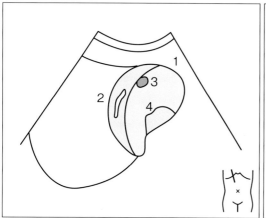
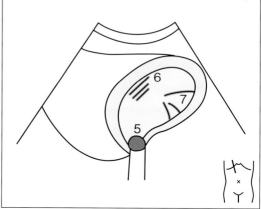

1．胆嚢腫大

絶食胆嚢，急性胆嚢炎，水腫状を示す慢性胆嚢炎，三管合流部より下位の結石，腫瘍などによる狭窄や閉塞により腫大を示す．

・胆嚢の位置，形状，大きさを知ることができる．

・胆嚢萎縮を示すものには，食後胆嚢，急性肝炎，慢性胆嚢炎などがある．

2．胆嚢壁肥厚

肥厚した胆嚢壁はエコーレベルの高い帯状像を示す．

・食後胆嚢，急性胆嚢炎，慢性胆嚢炎，急性肝炎，肝硬変，胆嚢腺筋腫症，胆嚢癌などにみられる．

3．胆嚢ポリープ

胆嚢内腔にエコーレベルの高い突出像を示す．

・コレステロールポリープ，胆嚢腺腫，胆嚢癌などにみられる．

・ポリープと癌との鑑別は，ポリープの大きさ（7 mm以上）と広基性のものやポリープ内に血流信号がみられる場合，癌が疑われる．

4．胆嚢癌・デブリ

胆嚢内腔に隆起性の腫瘍像を示す．

・小さな胆嚢癌ではポリープとの鑑別が困難である．

・ダンゴ状デブリ debris は胆嚢癌と類似像を示すため，体位変換やカラードプラで血流の存在について観察する．血流があれば腫瘍の可能性が高い．

5．胆嚢結石

音響陰影を伴う高エコー strong echo 像を示す．

・音響陰影を示さない結石（小結石や黒色石など）もある．

・胆嚢炎を伴う場合は，胆嚢壁の肥厚や腫大を伴う．

6．気腫性胆嚢炎

胆嚢肝床側の胆嚢壁に沿って胆嚢内ガスのアーチファクトが多重エコー像を示す．

・本症は重篤な胆嚢炎として知られているが，総胆管結石などで乳頭切開術の既往がある場合，胆嚢や胆管内にガス像がみられる．

7．多隔壁胆嚢

胆嚢内腔に隔壁の多発を示す．

・食後の検査では内部エコーを伴う腫瘍性病変との鑑別を要すことから経過観察が大切である．

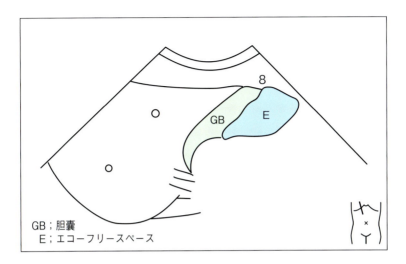

GB；胆嚢
E；エコーフリースペース

8. 胆嚢損傷
胆嚢破裂は辺縁不整な萎縮を示す．
- 胆嚢近傍やモリソン窩 Morison's pouch，ダグラス窩 Douglas pouch に液状物 echo free space を示す．
- 胆嚢腔が小さい場合，食事摂取の有無を確認する．
- 臨床症状も参考に判定する．
- 胆嚢破裂を伴わない損傷では胆嚢の腫大や壁肥厚を示す．

• 胆嚢疾患などによる胆嚢の変化

胆嚢疾患などによる胆嚢壁肥厚や胆嚢腫大の有無，胆嚢デブリについて表に示す．

表　胆嚢疾患などによる胆嚢の変化

疾患名	胆嚢壁肥厚	胆嚢腫大	胆嚢デブリ
急性胆嚢炎	＋＋	＋＋	＋
慢性胆嚢炎	＋	±	＋
急性肝炎	＋＋	－	±
肝硬変	＋	－	±
閉塞性黄疸（三管合流部以下）	±	＋＋	＋
摂食後	＋	－	－
絶食	－	＋	±

4 症例　胆嚢

胆嚢の症例を示す．

症例　胆嚢デブリ　debris of gallbladder

胆嚢デブリを伴うさまざまな超音波像を示す．

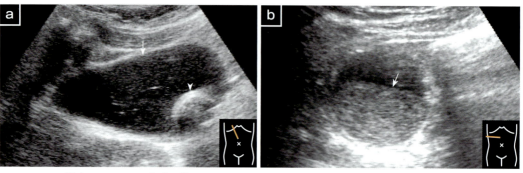

微細エコーのデブリ像　　　　　　　　　液面形成のデブリ像

a 微細点状高エコーのデブリである（矢印）．底部側には後方エコーの欠損を伴う高エコーが胆嚢結石である（矢頭）．**b** 液面形成 fluid-fluid level を示すデブリである（矢印）．

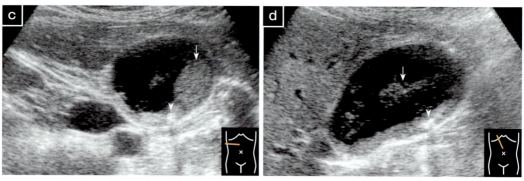

ダンゴ状のデブリ像　　　　　　　　　形状の変化したデブリ像

c ダンゴ状のデブリである（矢印）．小結石の存在もみられる（矢頭）．**d** 左図と同一症例である．検査中にダンゴ状デブリが変化したため（矢印），腫瘍性病変は否定できる．矢頭は小結石を示す．

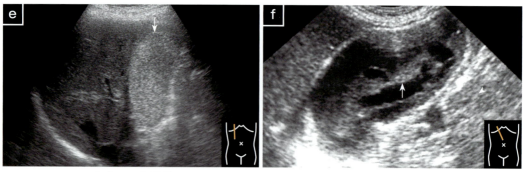

デブリの充満像　　　　　　　　　　　層状を呈するデブリ像

e エコーレベルの高いデブリが，胆嚢に充満している（矢印）．**f** 胆嚢デブリが層状を示している（矢印）．胆嚢出血によるものであった．

症例　胆嚢壁と内腔　gallbladder wall and lumen

胆嚢疾患などにより胆嚢壁と内腔について示す.

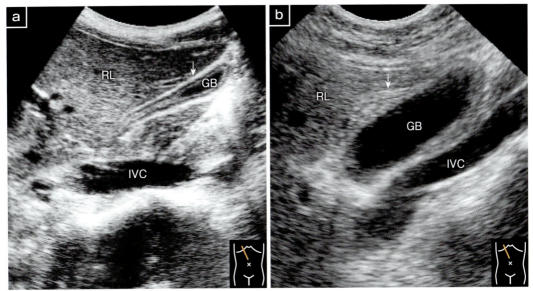

食後の胆嚢像　　　　　　　　　　　急性肝炎の胆嚢像

a 食後胆嚢である. 3層構造を示す胆嚢壁と内腔の狭小化がみられる（矢印）. **b** 急性肝炎による胆嚢である. 胆嚢壁の肥厚がみられる（矢印）. GB；胆嚢, RL；肝右葉, IVC；下大静脈.

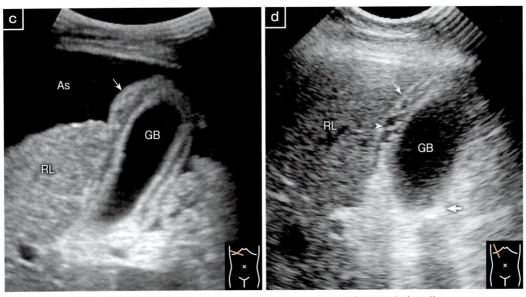

腹水を伴う胆嚢の像　　　　　　　　急性胆嚢炎の像

c 肝硬変により腹水（As）を伴う胆嚢（GB）である. 胆嚢壁の3層構造を認める（矢印）. **d** 急性胆嚢炎による胆嚢である（矢印）. 胆嚢壁内には低エコー域の存在も認められる（矢頭）. 胆嚢頸部側には後方エコーの欠損を伴う結石が高エコー像を示している（大矢印）. RL；肝右葉.

症例　胆嚢結石　gallstone

胆嚢結石のさまざまな像を示す．

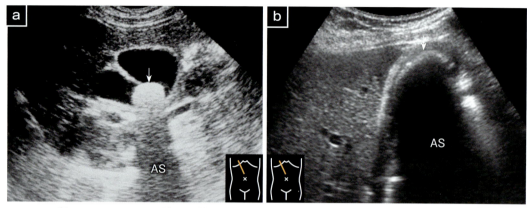

純コレステロール結石の像　　　　混成石の像

a 純コレステロール結石である．結石の全体像がみられる（矢印）．**b** 混成石である．大きな結石のため胆嚢腔がみられない．殻状 shell sign を呈している（矢印）．AS；音響陰影．

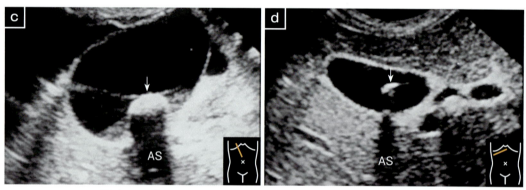

混合石の像　　　　浮遊結石の像

c 混合石である．結石の半分ほどが描出されている（矢印）．**d** 浮遊結石である．胆嚢内腔に浮遊している（矢印）．AS；音響陰影．

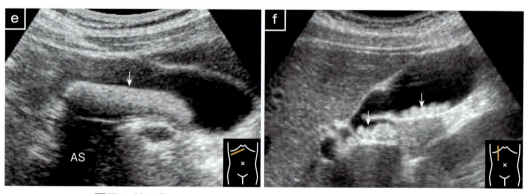

扁平な結石像　　　　黒色石の像

e 扁平な結石である．結石の全体像がみられる（矢印）．**f** 黒色石である．小結石が胆嚢底部および頸部にみられ（矢印）音響陰影は認められない．AS；音響陰影．

[1] 胆石の種類

胆石の種類には，コレステロール結石，色素結石，この2つに入らない，まれな結石の3種類に大別される．コレステロール結石は純コレステロール石，混合石および混成石に分けられる．色素結石にはビリルビンカルシウム石と黒色石がある．まれな結石には炭酸カルシウム石，脂肪酸カルシウム石がある．胆石でコレステロールを主成分としてできた結石はおもに胆嚢内にできる．コレステロールだけでできた胆石を純コレステロール結石，内側と外側の成分が異なる胆石を混成石，主成分のコレステロールにわずかなビリルビンが含まれる胆石が混合石である．図5は胆石の種類を示す．

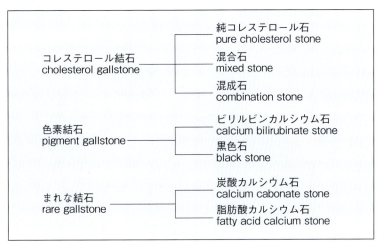

図5 胆石の種類

[2] 胆石の超音波分類

- 純コレステロール石（Ⅰ型）は，結石の全体像がみられ音響陰影 acoustic shadow（AS）内に弱い多重エコーを示す．
- 混成石（Ⅱ型a）は，半円形の高エコー像を示しASは強い．
- 混合石（Ⅱ型b）は，二重高エコーを示しASは強い．
- ビリルビンカルシウム石（Ⅲ型）は，結石の全体像がみられASが弱い．

胆石の超音波分類を図6に示す．

胆石の種類	総コレステトロール石	混成石・混合石		ビリルビンカルシウム石
タイプ	Ⅰ型	Ⅱ型 a	Ⅱ型 b	Ⅲ型
超音波像				
胆石の割面構造	放射状	層状		微細層状または無構造 ／ 層状
関連結石	混合石	ビリルビンカルシウム石		黒色石

図6 胆石の超音波分類（径10mm以上）
（土屋幸治・他：超音波による胆石の種類と診断，胆と膵．vol 7.1482-1491,1986.引用改変）

症例　胆囊結石　gallstone　－底部結石例－

a 右季肋部縦走査で胆囊をみたものである．肝下面には胆囊が描出されているが，結石の存在は認められない（矢印）．b 胆囊をさらに底部側へ走査すると音響陰影 acoustic shadow（AS）を伴う多発結石が認められる（矢印）．超音波検査は，内腔をくまなく観察することを教えてくれた症例である．

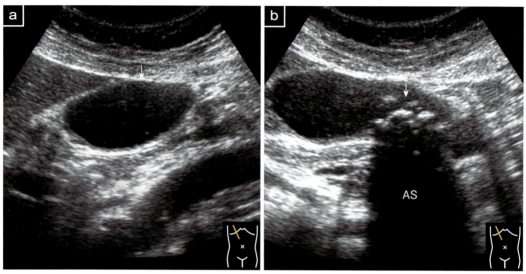

胆囊体部の像　　　　　　　　　　　胆囊底部の結石像

症例　胆囊結石　gallstone　－頸部結石例－

a 右季肋部縦走査で胆囊の長軸像をみたものである．壁肥厚（矢印）を伴う胆囊内にはデブリを認めるものの，結石の存在は指摘できない．b 2ヶ月後の胆囊である．腫大した胆囊には液面形成 fluid-fluid level を示すデブリ（矢頭）と，頸部側には結石が認められる（矢印）．c CT矢状断像を示す．矢印は胆囊頸部結石を示す．胆囊頸部結石の描出困難さを教えてくれた症例である．

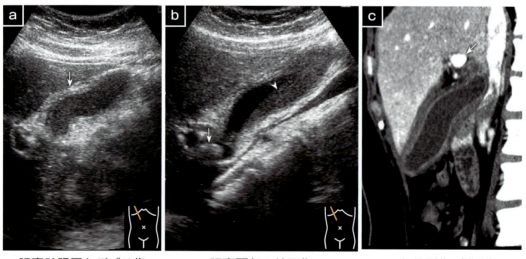

胆囊壁肥厚とデブリ像　　　胆囊頸部の結石像　　　CT矢状断像（造影）

症例　胆囊結石　gallstone　－正常胆囊から急性胆囊炎の経過例－

a 右肋間走査で胆囊をみたものである．屈曲する胆囊内（矢印）には結石は認められない．**b** 初回より約1年後の胆囊をみたものである．胆囊頸部には数個の結石（矢印）が音響陰影（矢頭）を伴ってみられるが，腫大や壁肥厚は認められない．**c** さらに約1年後の胆囊である．腫大した胆囊内にはデブリ debris の充満がみられ（※），頸部側には散在する結石（矢印）が音響陰影を伴って認められる（矢頭）．同部位を圧迫すると痛みを伴う sonographic Murphy's sign を認め，急性胆囊炎と診断された．超音波による経過観察の有用性を示してくれた症例である．

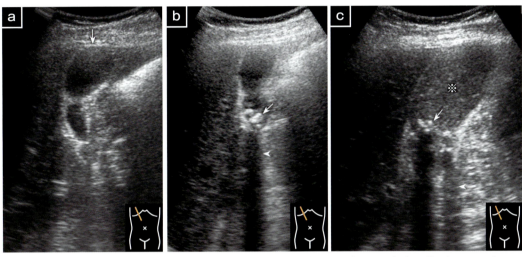

正常胆囊の像（2015.4）　　胆囊結石の像（2016.6）　　急性胆囊炎の像（2017.5）

症例　胆囊位置異常　malposition of gallbladder　－正中位例－

心窩部横走査で膵を描出したものである．膵体尾部の腹側には音響陰影 acoustic shadow を伴う小結石の多発が高エコー像を呈している．正中位側にみられた胆囊結石である．

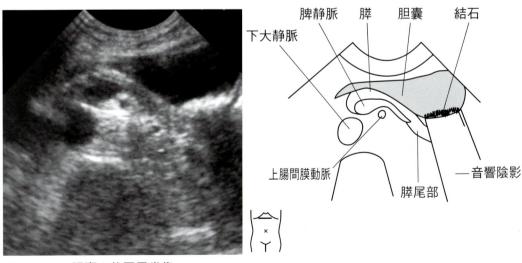

胆囊の位置異常像

症例　急性胆嚢炎　acute cholecystitis　—頸部嵌頓結石例1—

a 右季肋部縦走査で胆嚢の長軸像を描出したものである．腫大した胆嚢頸部側には大きな結石の嵌頓が認められる．胆嚢内にはダンゴ状を呈するデブリがエコーレベルの高い像を示している．
b 胆嚢頸部結石が存在する部位を短軸像でみたものである．音響陰影を伴う結石の嵌頓がみられる（矢印）．**c** 経皮経肝的胆嚢ドレナージ percutaneous transhepatic gallbladder drainage：PTGBD像を示す．矢印が頸部結石である．

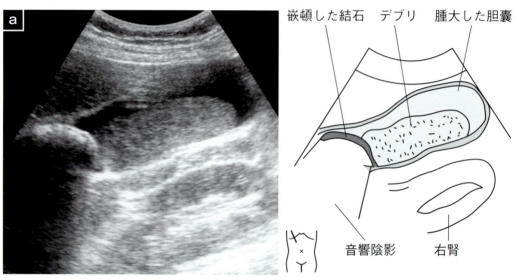

急性胆嚢炎の像

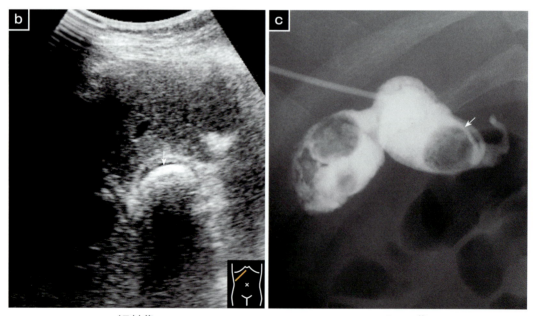

短軸像　　　　　　　　PTGBD像

症例　急性胆嚢炎　acute cholecystitis　－頸部嵌頓結石例2－

a 右季肋部縦走査で胆嚢の長軸像をみたものである．胆嚢壁肥厚を伴い腫大した胆嚢頸部側には音響陰影を伴う結石が（矢印），さらに胆嚢管側にも結石の存在がみられ（矢頭），注意深い観察を要する部位でもある．**b** 同走査で胆嚢頸部側に注目すると結石近傍には円形の低エコー領域がみられ，リンパ節腫大が示唆されたが，急性胆嚢炎に伴う膿瘍と診断された（矢印）．

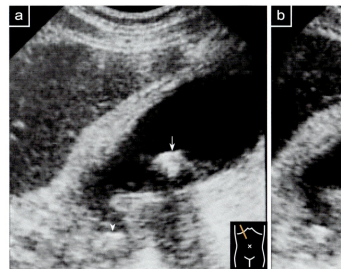
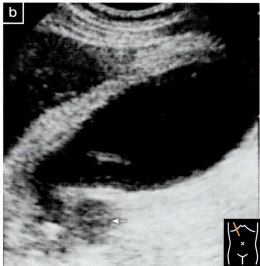

急性胆嚢炎の像　　　　　　　　　　　　胆嚢炎による膿瘍の像

症例　急性胆嚢炎　acute cholecystitis　－頸部嵌頓結石例3－

a 右季肋部縦走査で胆嚢を描出したものである．腫大した胆嚢頸部側には嵌頓結石が認められる（矢印）．**b** 胆嚢頸部結石の短軸像を示す．結石（矢印）の存在部位には胆嚢壁の肥厚が高エコー像を呈している（矢頭）．腫大した胆嚢を探触子で圧を加えると同部位に痛みを伴う sonographic Murphy's sign を認め，急性胆嚢炎と診断された．

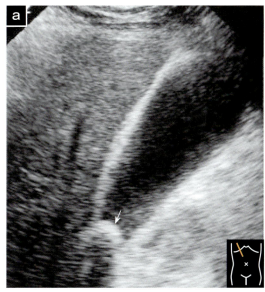
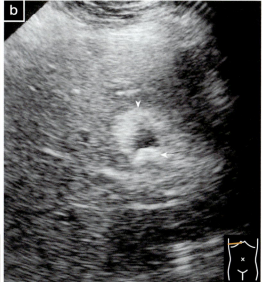

急性胆嚢炎の像　　　　　　　　　　　　短軸像

症例　急性胆囊炎　acute cholecystitis　－頸部嵌頓結石例 4－

a 右季肋部縦走査で胆囊の長軸像をみたものである．屈曲腫大した胆囊内にはデブリの充満が認められる．これら所見を呈する原因を追求すると頸部側には音響陰影を伴う結石が認められる．
b 摘出標本を示す．矢印が胆囊結石である．

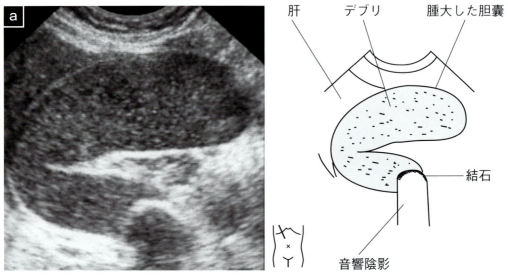

急性胆囊炎の像

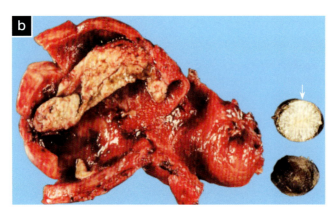

摘出標本

> **memo**　　　　急性胆囊炎　acute cholecystitis
>
> 　胆囊炎のほとんどが胆石を合併している．発生機序は胆石による刺激と胆汁酸による炎症に細菌感染が加わり炎症が増強するといわれる．胆囊炎は急性と慢性に分かれる．急性胆囊炎 acute cholecystitis には，1) 漿液性胆囊炎 serous cholecystitis, 2) 化膿性胆囊炎 purulent (suppurative) cholecystitis, 3) 壊疽性胆囊炎 gangrenous cholecystitis がある．急性胆囊炎の特殊型として急性気腫性胆囊炎 acute gaseous (emphysematous) cholecystitis がある．症状は一般の胆囊炎よりも強い．また，結石を伴わないで発症する急性無石胆囊炎は，長期絶食後に濃縮された胆汁が胆囊頸部または胆囊管を閉塞させ，胆汁うっ滞により胆囊壁の虚血が原因といわれている．

症例　急性気腫性胆嚢炎　acute gaseous cholecystitis

a 右季肋部縦走査で胆嚢（GB）をみたものである．本来，胆嚢は肝下面に囊胞像として描出されるが，本例は胆嚢内のガスにより高輝度エコーが胆嚢に沿って肝床側に認められる（矢印）．
b CT像を示す．矢印が胆嚢内ガス像である．

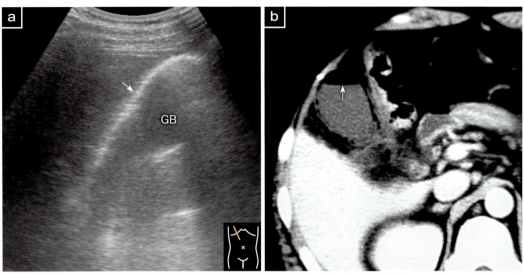

気腫性胆嚢炎の像　　　　　　　　　　CT像（造影）

症例　穿孔性胆嚢炎　perforative cholecystitis

右季肋部縦走査で胆嚢の長軸像をみたものである．肝床側には胆嚢壁の連続性を欠く部分がみられ，肝内には不整形な囊胞域が認められる．検査の結果，壊疽性胆嚢炎による穿孔と診断された．

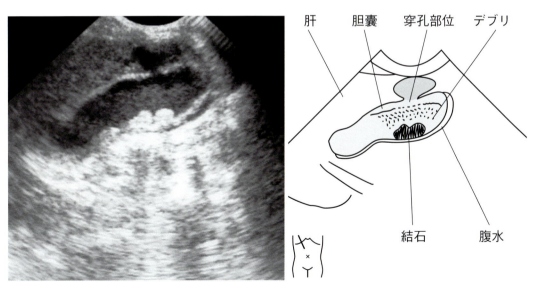

穿孔性胆嚢炎の像

症例　出血性急性胆嚢炎　hemorrhagic acute cholecystitis

右季肋部縦走査で胆嚢をみたものである．内部には不均一なデブリが認められる．胆嚢頸部嵌頓結石による胆汁うっ滞が考えられたが，頸部側には結石を示唆する高エコー像の存在は指摘できなかった．手術により出血性胆嚢炎と判明した．

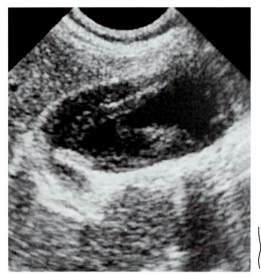
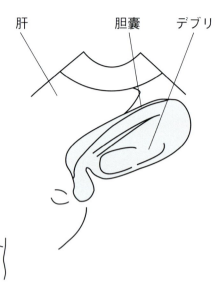

出血性胆嚢炎の像

症例　急性胆嚢炎　acute cholecystitis　―胆嚢軸捻転例―

a 右肋弓下走査で胆嚢を描出したものである．胆嚢底部の拡張部分（矢頭）と，頸部の萎縮した部分（矢印）には，軽度の壁肥厚が認められる．食後胆嚢にしては不自然な像を呈していることから，胆嚢捻転が疑われた．手術の結果，胆嚢軸捻転と判明．b 摘出標本を示す．胆嚢頸部は正常部分であり（矢印），体部から底部に色調変化が認められる（矢頭）．

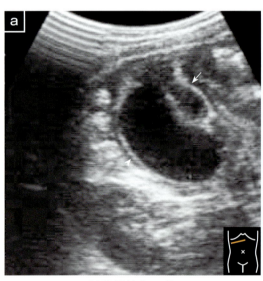
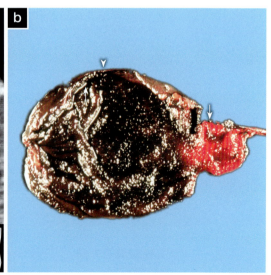

胆嚢軸捻転の像　　　　　　　　　摘出標本

症例　蛔虫胆嚢迷入症　ascaris invasion gallbladder

a 右季肋部横走査で胆嚢の短軸像をみたものである．内部にはチューブ状 inner tube sign を示唆する像が認められる（矢印）．**b** 内視鏡的逆行性胆管造影法（ERC）により蛔虫が胆嚢内に迷入したものと判明した．矢印が虫体である．本症は希有な症例であるが，知っておきたい症例と考え提示した．

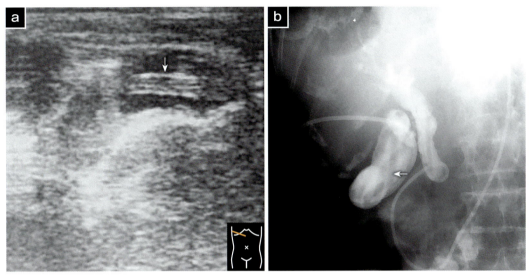

蛔虫胆嚢迷入症の像　　　　　　　　　ERC像

症例　胆嚢破裂　rupture of gallbladder

a 右肋間走査で胆嚢を描出したものである．朝食摂取がないのに胆嚢は萎縮した像を呈している（矢印）．肝右葉下面には echo free space の存在が認められたため（症例呈示はない），超音波下による穿刺吸引の結果，胆汁性腹水を認め緊急手術となった．**b** 胆嚢の摘出標本を示す．矢印が胆嚢破裂部位である．

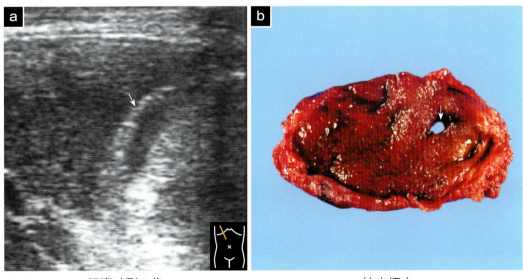

胆嚢破裂の像　　　　　　　　　　摘出標本

症例　慢性胆嚢炎　chronic cholecystitis　－胆嚢萎縮例－

右季肋部縦走査で胆嚢をみたものである．萎縮した胆嚢内には音響陰影を伴う結石が高エコー像，肥厚した胆嚢壁はエコーレベルの高い像を呈している．

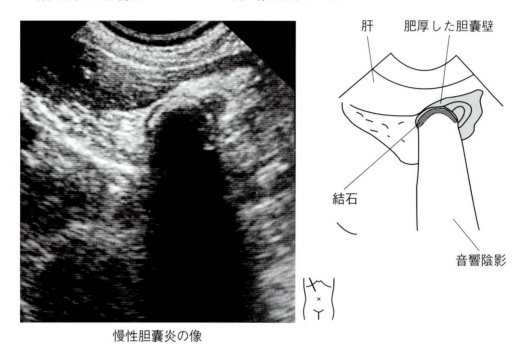

慢性胆嚢炎の像

症例　慢性胆嚢炎　chronic cholecystitis　－壁肥厚例－

右季肋部縦走査による胆嚢の長軸像である．胆嚢壁は肥厚し，頸部側にはデブリと結石が音響陰影を伴い高エコー像で認められる．頸部嵌頓結石による胆嚢炎が疑われたが，同部位に圧痛はなく，痛みの既往がないことから慢性胆嚢炎と診断された．

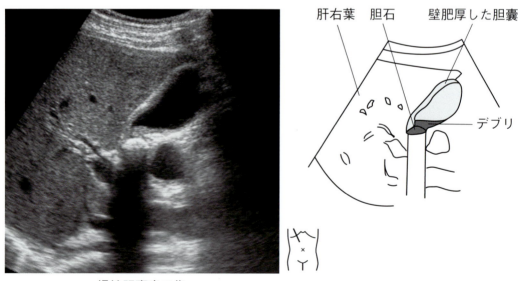

慢性胆嚢炎の像

症例　慢性胆嚢炎　chronic cholecystitis　－胆嚢水腫例－

　右肋弓下走査で胆嚢をみたものである．屈曲した胆嚢は腫大し，頸部側には音響陰影を伴う結石がみられるものの壁肥厚がなく，胆嚢水腫 gallbladder hydrops 状を呈している．本症は胆嚢管閉塞により出現するもので，胆石の嵌頓による場合に多くみられる．胆汁の内容は胆汁色素や脂質が次第に吸収され，粘膜から粘液が分泌されて，無色透明な白色胆汁となる．探触子で同部位を加圧すると痛みを訴える sonographic Murphy's sign は認められなかった．

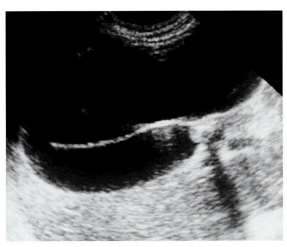
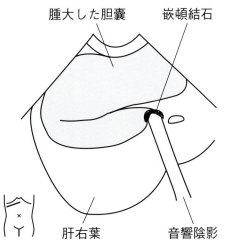

慢性胆嚢炎（胆嚢水腫）の像

症例　原発性硬化性胆管炎　primary sclerosing cholangitis：PSC

　右季肋部縦走査で胆嚢の長軸像をみたものである．胆嚢壁は肥厚し，内腔の狭小化が認められる．肝門部領域胆管の管腔構造は不明瞭な像を呈している．本症は，一般には胆嚢は侵されずに結石もみられないといわれるが，本例は胆石を認めないものの，胆嚢は食後胆嚢壁とは異なり硬化した萎縮像を呈している．

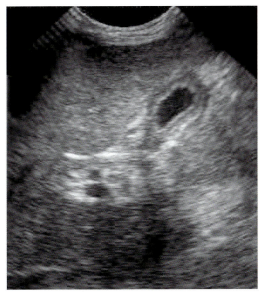
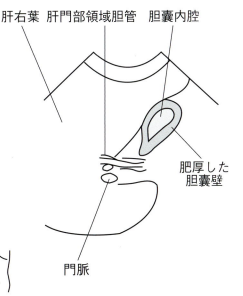

PSC の像

症例　多隔壁胆囊　multiseptate gallbladder

a 右季肋部縦走査で胆囊を描出したものである．内腔には腫瘍性病変を示唆する像を認めたためカラードプラで血流を観察したが認められなかった．食後であったため後日，空腹時に検査した画像を**b**に示す．胆囊内には多発する隔壁がみられ，一部に肥厚部位を認めたため（矢頭），再度，カラードプラで血流をみたが信号は得られなかった（矢印）．**c** MRI像を示す．胆囊内腔には隔壁構造がみられブドウの房状を呈している（矢印）．多隔壁胆囊は，本邦では小西らが1975年報告以来20例ほどで，多くが無症状で偶然発見されている．本例も腹部超音波検査で最初に発見されたもので，腫瘍との鑑別は困難であり定期的経過観察が必要と思われる．

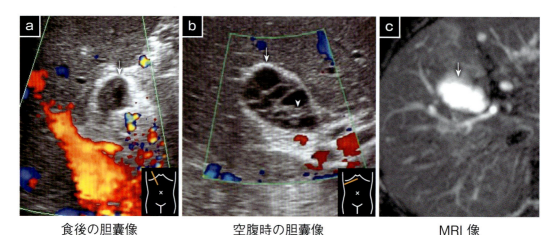

食後の胆囊像　　　　　　空腹時の胆囊像　　　　　　MRI像

静岡市　堀田内科医院　堀田宗文院長の御提供による

症例　石灰乳胆汁　milk of calcium bile

a 右季肋部縦走査で胆囊の長軸像をみたものである．肝床側，胆囊壁は輝度の高い線状高エコーを呈している（矢印）．気腫性胆囊のエコー像と類似像を示すが，臨床的には本症の場合，痛みを伴わないことや，体位変換による液面形成などの変化により結石との鑑別になる．**b** CT像を示す．矢印が石灰乳胆汁である．胆汁は高濃度の炭酸カルシウムを含有するもので，腹部単純X線の石灰化像が特徴的で，立位で鏡面像，臥位では形態が変化する．胆囊管閉塞に起因するといわれる．

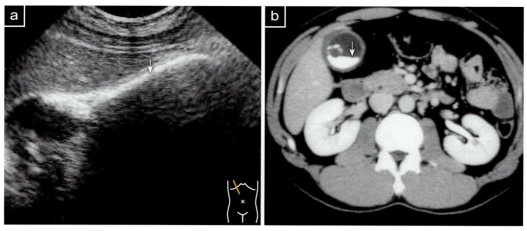

石灰乳胆汁の像　　　　　　　　　　CT像（造影）

症例　磁気様胆嚢　porcelain gallbladder

a 右季肋部横走査で胆嚢を描出したものである．胆嚢底部側には音響陰影（AS）を伴う円形の高輝度エコー（矢印）が認められる．磁器様胆嚢は胆嚢壁が石灰化を来たし，その外観や硬度があたかも陶器様となったものとされる．**b** CT像を示す．矢印が磁気様胆嚢（陶器様胆嚢ともいう）である．

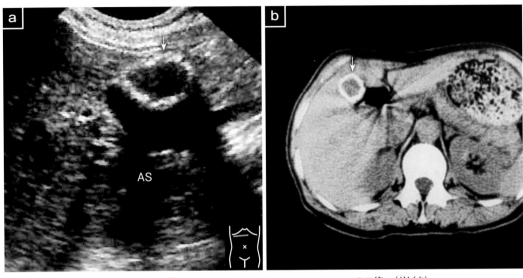

磁気様胆嚢の像　　　　　　　　　　　CT像（単純）

症例　胆嚢内ガス像　pneumobilia of gallbladder

右肋弓下走査で胆嚢を描出したものである．総胆管結石による内視鏡的乳頭切開術施行後の像である．胆嚢の肝床側には多重エコーを伴うガス像が高輝度像としてとらえられ，胆嚢壁の欠損様にもみられる．このような手術既往例では胆管や膵管内にも認められることがある．胆道内ガスエコーは胆管と十二指腸との交通により，正常な胆汁の流れを意味する．

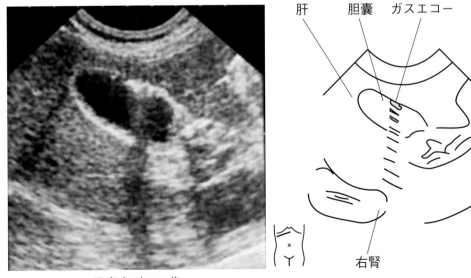

胆嚢内ガスの像

症例　胆嚢ポリープ　polyp of gallbladder　－リニア探触子によるポリープ描出例－

a コンベックス探触子を用い，拡大像で右季肋部縦走査で胆嚢の長軸像をみたものである．この像では胆嚢底部側のポリープの存在は指摘できない（?）．**b** 同例をリニア探触子を用い拡大像で胆嚢底部に注目し観察したものである．底部側には 3 mm 大のポリープの存在が指摘できる（矢印）．このように超音波で胆嚢検査をする場合，高分解能のコンベックスまたはリニア探触子を用い，拡大像で観察するのがよい．

コンベックス探触子による胆嚢の像　　　　リニア探触子による胆嚢ポリープの像

症例　胆嚢ポリープ　polyp of gallbladder　－ポリープ発生例－

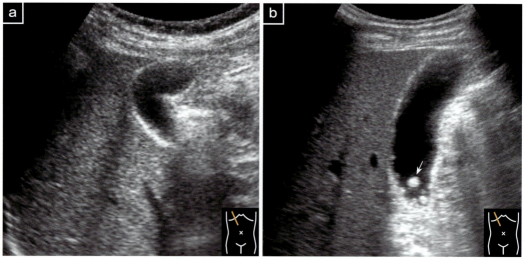

a 右季肋部縦走査で胆嚢の長軸像を描出したものである．軽度の屈曲を呈する胆嚢内には明らかなポリープの指摘はできない．**b** 初回時より 7 年後の胆嚢を長軸像でみたものである．胆嚢頸部や肝床側にもポリープの多発がみられる（矢印）．

胆嚢像（ポリープ不詳）　　　　胆嚢ポリープの像

症例　胆嚢ポリープ　polyp of gallbladder　－結石合併例－

　右季肋部横走査で胆嚢の短軸像をみたものである．肝床側には5mm大のポリープ，背部側には音響陰影を伴う結石が高エコー像でみられる．このようにポリープと結石が合併している場合，一方に目を奪われ，どちらかを見落とすことがあるので，胆嚢腔の全てを観察するよう日頃から訓練しておくとよい．

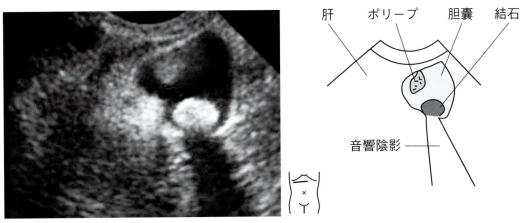

胆嚢ポリープと結石像

症例　胆嚢ポリープ　polyp of gallbladder　－ポリープ多発例－

　右季肋部横走査で胆嚢の短軸像を描出したものである．胆嚢内にはポリープの多発が認められる．経過観察による注意深い観察が必要である．カラードプラ検査も多用し，血流の有無を観察する．

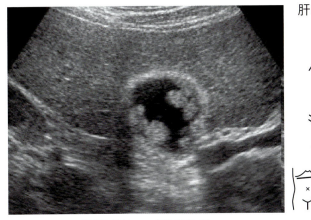

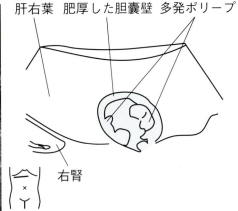

胆嚢ポリープ多発の像

memo　　　　　胆嚢ポリープ　polyp of gallbladder

　胆嚢ポリープの多くはコレステロールポリープ cholesterol polyp といわれるもので，胆嚢粘膜固有層でポリープ状に成長し，細い茎で粘膜に付着している．ポリープの表面は桑実様を示し多発することもある．また，胆嚢ポリープで経過観察中に大きくなり，検査した結果，癌であった例もあることから慎重な観察が必要である．ポリープの最大径と癌との関係では，最大径10mm以下ではコレステロールポリープが50%，癌が10%以下であるのに対し，最大径が15mmを越えるとコレステロールポリープが10%，癌が50%を越えるといわれる．

症例　胆嚢癌　cancer of gallbladder　－乳頭型例－

a 右季肋部縦走査で胆嚢をみると，背側には結石，デブリを認めたため，背側の壁情報を知るため，四つん這いの体位で胆嚢の長軸像を観察したものである．体位を大きく変えたことで結石，デブリが腹側へ移動し，背側の腫瘍性病変を示唆する像が描出されたため，**b** 同部位をカラードプラで観察すると広基性ポリープの壁内には血流信号が恒常的に認められ（矢印），胆嚢癌も否定できず手術が施行された．**c** 摘出標本を示す．矢印が胆嚢癌 adenocarcinoma であった．

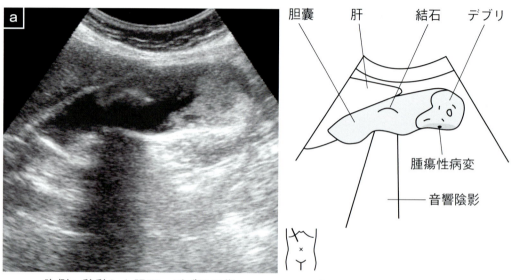

腹側へ移動した胆石・デブリの像　　四つん這い

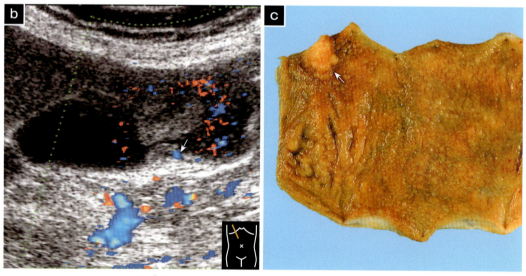

カラードプラ　　　　　　　　　摘出標本

症例　胆嚢癌　cancer of gallbladder　−乳頭型例−

a 右季肋部縦走査で胆嚢をみたものである．2 年前の検査では胆嚢に異常は指摘されなかった（矢印）．b 2 年後の検査では胆嚢の背側にポリープ状を呈する像がみられ，カラードプラで血流信号が得られた（矢印）．病理組織診断の結果，乳頭型胆嚢癌であった．

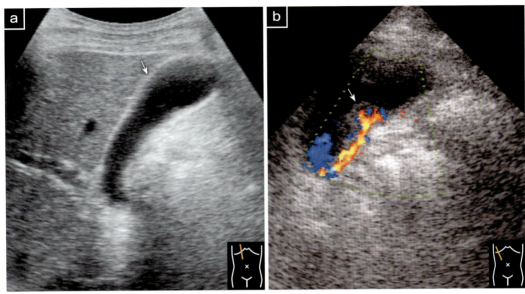

胆嚢の像（2 年前）　　　　　　　　　　乳頭型胆嚢癌の像（2 年後）

症例　胆嚢癌　cancer of gallbladder　−結節型例−

a 右季肋部縦走査で胆嚢の長軸像を描出したものである．胆嚢体部背側には結節状を呈する腫瘍性病変がみられる（矢印）．頸部側には音響陰影を伴う結石が描出されている（矢頭）．b 摘出標本を示す．矢印が結節型胆嚢癌である．

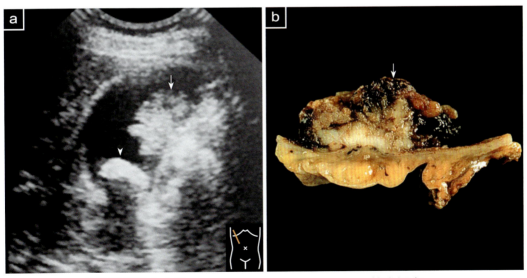

結節型胆嚢癌の像　　　　　　　　　　摘出標本

症例　胆嚢癌　cancer of gallbladder　－平坦型例－

a リニア探触子を用い右季肋部縦走査で胆嚢の長軸像をみたものである．頸部側には音響陰影を伴う結石が（矢頭），底部には高エコーを伴う限局性低エコー域が認められる（矢印）．胆嚢腺筋腫症（限局型）が疑われたが，手術の結果，病理組織診断は胆嚢癌であった．**b** 摘出標本を示す．矢印が胆嚢癌，矢頭は胆石である．平坦型胆嚢癌である．

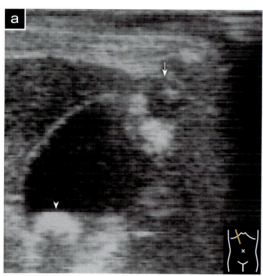

平坦型胆嚢癌の像

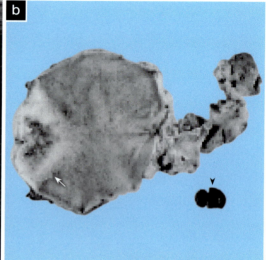

摘出標本

> **memo**　　　　胆嚢癌　cancer of gallbladder
>
> 　胆嚢癌は，特有の症状に乏しく症状があっても胆石症によるものと紛らわしい．胆嚢壁は漿膜を欠き菲薄であるが，一方ではリンパ管や血管に富み，周囲の臓器や血管と接しているため，浸潤や転移を生じやすい．胆嚢腫瘍の肉眼的形態分類の基本は（図7），粘膜面からみた病変の高低から，乳頭型，結節型，平坦型に分類される．割面を参考にした壁内浸潤様式からは，胆嚢が原型をとどめている場合を充満型，原型をとどめないで肝への浸潤が高度な場合を塊状型，潰瘍や低い顆粒状粘膜隆起を形成する癌を，その他の型としている．
>
>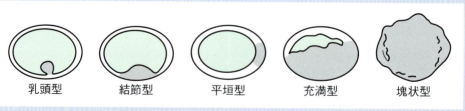
>
> 図7　胆嚢癌の肉眼分類（胆道癌取扱い規約，2013年1月〔第6版〕，金原出版引用改）

症例　胆嚢癌　cancer of gallbladder　－充満型例－

右季肋部縦走査で胆嚢の長軸像を描出したものである．底部側には音響陰影を伴う結石が，肝床側には腫瘍による胆嚢壁の欠損がみられる（矢印）．人間ドックで指摘された例である．

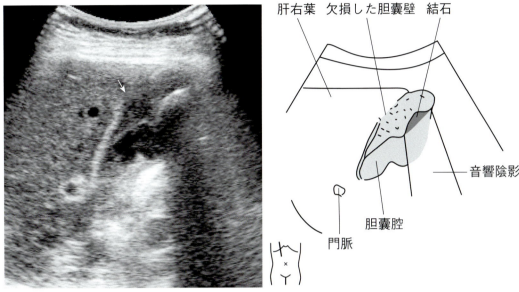

充満型胆嚢癌の像

症例　胆嚢癌　cancer of gallbladder

a 右季肋部縦走査で胆嚢をみたものである．萎縮した胆嚢内にはエコーレベルの高い像が認められ（矢印），デブリの充満または腫瘍との鑑別を要したが，胆嚢癌が疑われ手術が施行された．
b 摘出された胆嚢を水浸法でみたものである．矢印が胆嚢癌である．

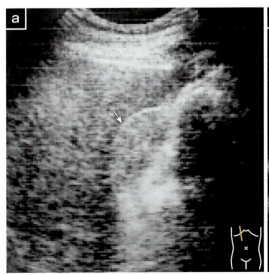

充満型胆嚢癌の像

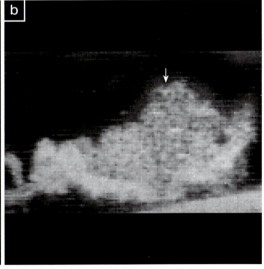

水浸法による胆嚢癌の像

★ 胆嚢腺筋腫症のチェックポイント
　胆嚢腺筋腫症のチェックポイントについて番号順に示す．

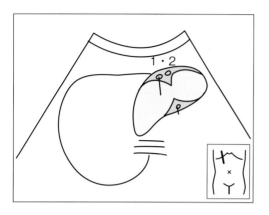

1. 壁在結石
肥厚した胆嚢壁内に小嚢胞 Rokitansky-Aschoff sinus（RAS）を認め，嚢胞内高エコー（壁在結石）の後方に彗星のような尾引エコー comet-like echo または comet-tail artifact を示す．

2. 分節型 胆嚢腺筋腫症
分節型 segmental type は，体部から底部にかけ壁肥厚とRASや comet-like echo を示す．

3. 限局型 胆嚢腺筋腫症
限局型 localized type は，胆嚢底部に限局した肥厚を認め RAS や comet-like echo を示す．
・胆嚢癌との鑑別を要すことがある．

4. び漫型 胆嚢腺筋腫症
び漫型 generalized type は，胆嚢全体に壁肥厚があり RAS や comet-like echo を示す．
・胆嚢炎・胆嚢癌との鑑別を要すことがある．

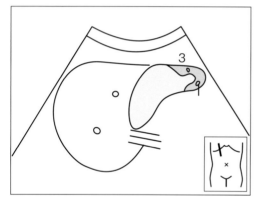

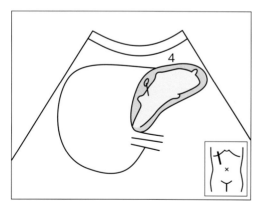

● 胆嚢腺筋腫症の症例

胆嚢腺筋腫症の症例を示す．

症例　胆嚢腺筋腫症　adenomyomatosis of gallbladder　－探触子の異なる例－

a コンベックス型探触子（3.75MHz）を用い，右季肋部縦走査で胆嚢をみたものである．胆嚢底部側の壁不明瞭さを認めたため（矢印），**b** 高分解能リニア型探触子（8MHz）を用い拡大像で同部位をみたものである．胆嚢と連続し，肝よりエコーレベルの高い腫瘤性病変が認められる．限局型胆嚢腺筋腫症であった．本例の場合，胆嚢癌との鑑別を要す．

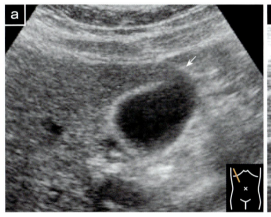
コンベックス型探触子による胆嚢腺筋腫症の像

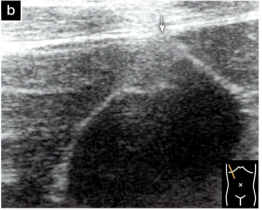
リニア探触子による胆嚢腺筋腫症の像

症例　胆嚢腺筋腫症　adenomyomatosis of gallbladder　－周波数の異なる例－

a コンベックス型探触子（3.75MHz）を用い右季肋部縦走査で胆嚢底部をみたものである．肝床側には不自然な内腔の張り出し像が示唆されるが不明瞭である（矢印）．**b** 高分解能コンベックス型探触子（6MHz）で同部位をみると明瞭に病変をとらえることができる（矢印）．

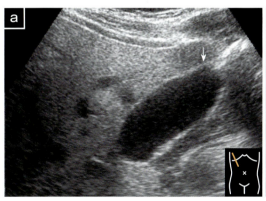
3.75MHzでみた胆嚢腺筋腫症の像

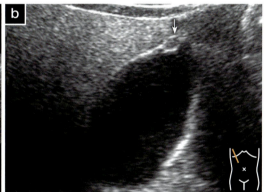
6MHzでみた胆嚢腺筋腫症の像

> *memo*　**胆嚢腺筋腫症　adenomyomatosis of gallbladder**
>
> 胆嚢腺筋腫症とは，胆嚢壁のびまん性あるいは限局性の肥厚を特徴とする病変で，胆嚢の粘膜上皮が胆嚢壁の筋肉層まで憩室様嵌入した Rokitansky-Ashoff 洞（RAS）が増生したものである．胆嚢腺筋症と胆嚢癌の合併は希有ではあるが，RAS 上皮が胆嚢癌の発生母地となる可能性があり診断や治療に際しては充分な注意が必要である．

症例　胆嚢腺筋腫症　adenomyomatosis of gallbladder　－限局型例－

右季肋部縦走査で胆嚢の長軸像を描出したものである．屈曲部分の胆嚢壁には comet-like echo が，底部側にはエコーレベルの低い内部エコーの存在により胆嚢内腔は不明瞭な像を呈している．限局型胆嚢腺筋腫症と診断された．

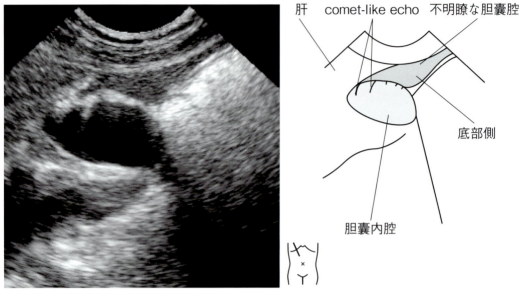

限局型胆嚢腺筋腫症の像

症例　胆嚢腺筋腫症　adenomyomatosis of gallbladder　－分節型例－

a 胆嚢腺筋腫症の術中胆嚢エコー像を示したものである．限局性肥厚部分には血流信号がみられ（左矢印），パルスドプラ puls Doppler でみると拍動波が検出された（右矢印）．**b** 手術の結果，分節型胆嚢腺筋腫症であった．矢印は胆嚢の限局性肥厚部位を示す．

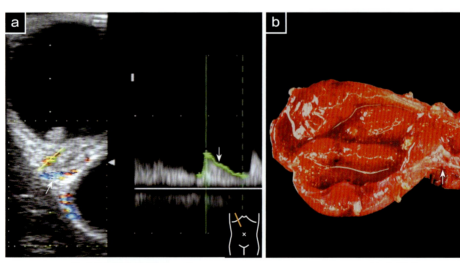

術中胆嚢腺筋腫症の像　　　　　　　　摘出標本

症例　胆嚢腺筋腫症　adenomyomatosis of gallbladder

さまざまな胆嚢腺筋腫症の像を示す．

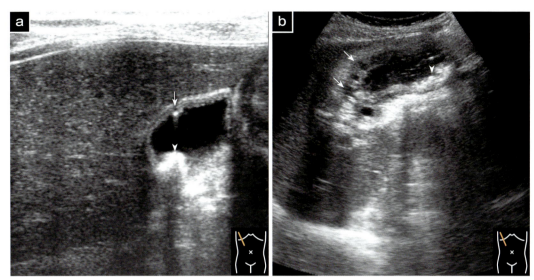

RASと壁在結石の像　　　　　　　び漫型胆嚢腺筋腫症の像

a 胆嚢腺筋腫症である．肝床側，胆嚢壁内には小嚢胞 Rokitansky-Aschoff sinus（RAS）と点状高エコーからは comet-like echo がみられ，壁在結石が示唆される（矢印）．矢頭は胆嚢結石である．**b** び漫型胆嚢腺筋腫症である．胆嚢壁は全周性に肥厚し内部には RAS の散在が認められる（矢印）．矢頭は小結石を示す．

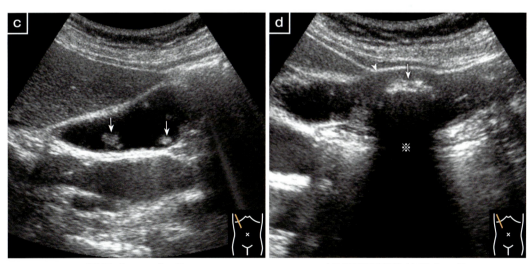

胆嚢ポリープの像　　　　　　　限局型胆嚢腺筋腫症の像

c 大小ポリープの多発が頸部・体部にみられるが（矢印），底部は不明瞭である．**d** 同例の底部側に注目し走査したものである．結石（矢印）からは音響陰影がみられ（※），結石周囲には胆嚢壁の肥厚が低エコー像を呈している（矢頭）．悪性との鑑別を要する症例である．ポリープと胆石を伴う限局性胆嚢腺筋腫症である．

3. 胆管 bile duct

1 解剖

胆管の解剖について示す．

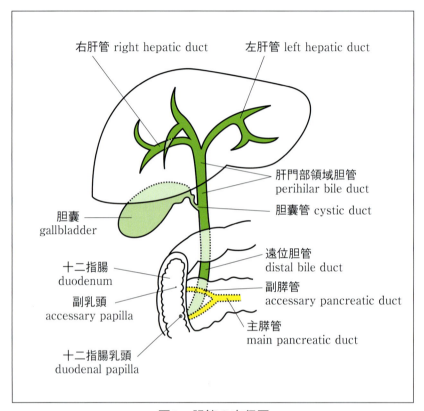

図1　胆管の走行図

[1] 胆管

肝細胞で産生された胆汁は胆管を経て，左肝管 left hepatic duct，右肝管 right hepatic duct に集められる．左右肝管は肝門部領域胆管 perihilar bile duct を通過後，胆囊管 cystic duct と合流し遠位胆管 distal bile duct になる．遠位胆管は，長さ約8cm，径5～8mm で下端は膵管と合流し，膵胆管膨大部（ファーター膨大部）Vater's ampulla となり十二指腸乳頭に開く．遠位胆管末端部と膨大部はそれぞれ平滑筋で輪状となり，遠位胆管括約筋または膨大部括約筋（オッディー括約筋）sphincter of Oddi と呼ばれる．胆管の走行図を示す（図1）．

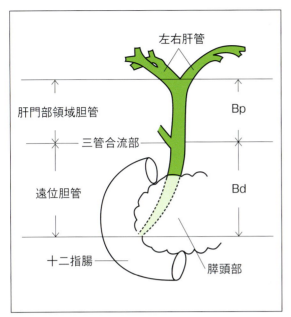

図2　肝外胆道系の区分

[2] 胆管の区分

肝門部から三管合流部までが肝門部領域胆管（Bp），これより十二指腸側の胆管が遠位胆管（Bd）に区分される．肝外胆道系の区分を示す（図2）．

[3] 肝門部胆管と周囲血管

肝門部胆管と周囲血管を横断面でみたものである（図3）．胆管（BD）と固有肝動脈（PHA），門脈（PV）の位置関係がミッキーマウスに似ていることからミッキーマウスサイン Mickey mouse figure（sign）と呼ばれ，三者の位置関係を知る指標になる．このことから遠位胆管の描出は右斜め方向から超音波ビームを投入し門脈を同定した後，遠位胆管を門脈の腹側（上側）に描出する手法である．GB；胆嚢．

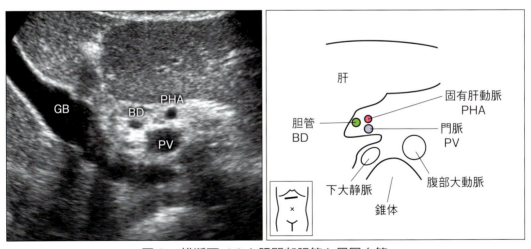

図3　横断面でみた肝門部胆管と周囲血管

2 胆管の基本走査と正常像

超音波で胆管の基本走査を行うために知っておきたい胆管と周辺臓器について示す（図4）．図中の番号は胆管の走査部位である．得られる正常像を番号順に示す．

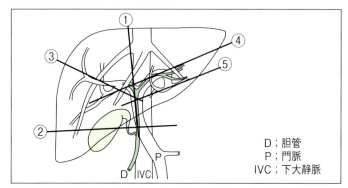

図4 胆管の走査部位と周辺臓器

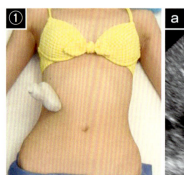
右季肋部斜走査

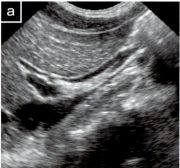
肝外胆管像

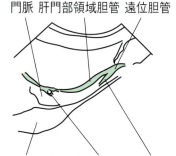

①右季肋部斜走査で，a 肝門部領域胆管から遠位胆管の長軸像を描出したものである．吸気の状態で肝を肋弓下に下げた状態で門脈を同定し，門脈と併走する肝外胆管を二連銃 shotgun sign として描出する．筆者は背臥位の走査に加え，右前斜位の体位で遠位胆管の描出をしている．

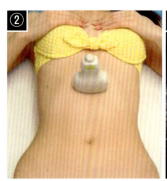
心窩部横走査

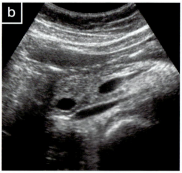
肝外胆管短軸像

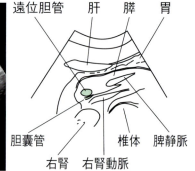

②心窩部横走査で，b 遠位胆管の短軸像を描出したものである．遠位胆管長軸像を同定後に探触子を 90 度回転させることで短軸像をとらえることができる．十二指腸ガスにより長軸像の同定が困難な場合，膵頭部を目安に圧を加えながら観察するとよい．

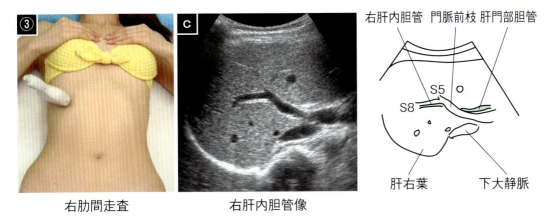

右肋間走査　　　　　右肝内胆管像

③右肋間走査で，c 門脈本幹から前枝の分枝（S 5, 8）を描出したものである．右肝内胆管の走行は門脈を同定することで併走する胆管をとらえることができる．肝門部領域胆管は門脈の上方にみられやがて門脈と交差し胆管は門脈の下方を併走する．

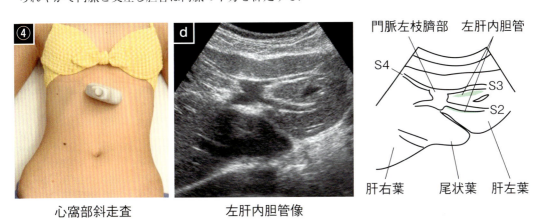

心窩部斜走査　　　　　左肝内胆管像

④心窩部斜走査で，d 門脈左枝臍部から分枝する（S 2, 3, 4）を描出したものである．左肝内胆管の走行は門脈枝を同定することで描出可能であるが，胆管拡張がない場合には管腔としては描出されない．閉塞性黄疸などで拡張した胆管は門脈と併走してみえる所見，パラレルチャンネルサイン parallel channel sign を呈する．

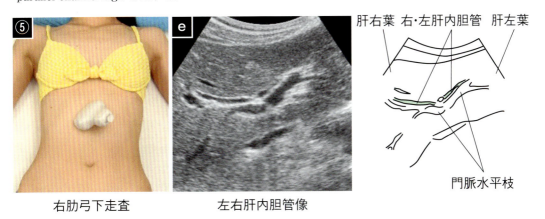

右肋弓下走査　　　　　左右肝内胆管像

⑤右肋弓下走査で，e 門脈水平枝を描出したものである．左右の肝内胆管は門脈の上方を伴走する．

3 超音波でみる胆管疾患のチェックポイント

肝内・肝外胆管疾患のチェックポイントを番号順に示す．

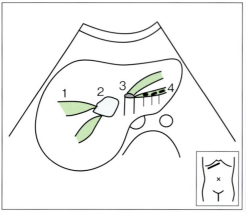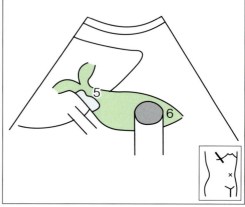

1. **肝内胆管拡張**
   拡張した肝内胆管が管腔像を示し，肝内胆管と門脈とがパラレルチャンネルサイン parallel channel sign を示す．
   ・門脈と拡張した肝動脈が疑似のパラレルチャンネルサイン pseudo parallel channel sign を示すことがあり胆管との鑑別にカラードプラが有用である．
   ・胆嚢頸部または胆嚢管の結石嵌頓が炎症を惹起し胆管拡張を示すMirizzi症候群がある．

2. **肝内胆管癌**
   境界不明瞭な低エコー像がヤツガシラ状を示し，拡張した胆管が腫瘍へ集束するような先細り像 tapering がみられる．
   ・胆嚢腫大は認められない．
   ・低脂肪域と腫瘍との鑑別が困難な場合がある．

3. **肝内結石**
   音響陰影を伴う高エコー像を示し，末梢胆管の拡張を示す．
   ・肝内石灰化と類似像を示すが，肝内結石では石灰化より高エコー像が不明瞭である．

4. **胆道気腫**
   肝内に線状・点状の高エコー像を示す．
   ・乳頭形成術後にみられる所見である．
   ・門脈ガス血症と類似像を示すが，画像に習熟すれば両者の鑑別は容易である．

5. **肝門部領域胆管癌**
   拡張した胆管が途絶し低エコー像を示す．
   ・胆管癌の超音波像を念頭に走査するとよい（P.129 参照）．
   ・三管合流部より遠位胆管の狭窄・閉塞では胆嚢腫大がみられる．

6. **遠位（総）胆管結石**
   音響陰影を伴う高エコー像と，肝側胆管の拡張を示す．
   ・三管合流部より遠位胆管の狭窄・閉塞では胆嚢腫大がみられる．
   ・消化管ガスの影響を受け，結石が描出されないことがある．

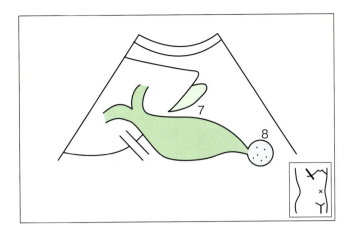

7. 先天性胆道拡張症
　肝内や肝外に拡張した胆管の管腔像を示す．
・肝内・肝外胆管の拡張程度がわかる．
・下大静脈，門脈，肝静脈，肝動脈と拡張した胆管との鑑別を要すが，カラードプラを活用すればよい．

8. 遠位胆管癌・膵頭部癌・乳頭部癌
　拡張した遠位胆管の末端部に低エコー腫瘍を示す．
・拡張した胆管内にデブリがみられることがある．
・遠位胆管癌では胆嚢腫大 Courvoisier sign を示す．
・胆管癌の超音波像を念頭に走査するとよい（図5を参照）．

> *memo*　**胆管癌の超音波像　echo pattern of bile duct cancer**
>
> 　胆管の悪性腫瘍（癌）が疑われた場合，図5に示す肝内・肝外胆管における悪性腫瘍の模式図を念頭に，拡張した胆管と腫瘍との関係を描出するとよい．詳細は胆道癌取り扱い規約第6版参照．
>
>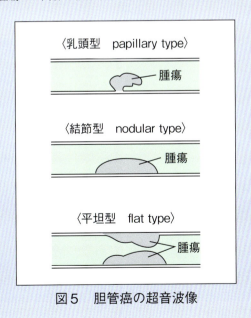
>
> 図5　胆管癌の超音波像

4 症例　肝内・肝外胆管

肝内・肝外胆管の症例を示す．

症例　肝内結石　intrahepatic calculi (stone)　―拡張胆管例1―

右肋間走査で肝右葉をみたものである．拡張した肝内胆管には音響陰影を伴う結石が高エコー像を呈している．

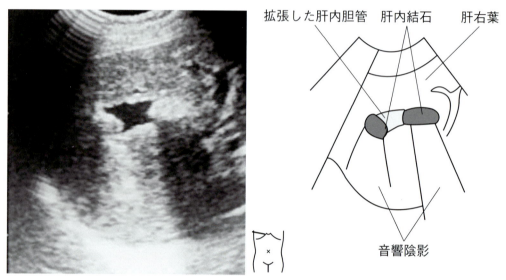

肝内結石の像

症例　肝内結石　intrahepatic calculi　―拡張胆管例2―

a 心窩部横走査で肝左葉をみたものである．胆管外側下枝 B3 は拡張し（矢頭），内部には音響陰影を伴う結石が高エコー像を呈している（矢印）．**b** 内視鏡的逆行性胆管膵管造影法 endoscopic retrograde cholangiopancreatography（ERCP）による像を示す．矢印が左肝内結石である．

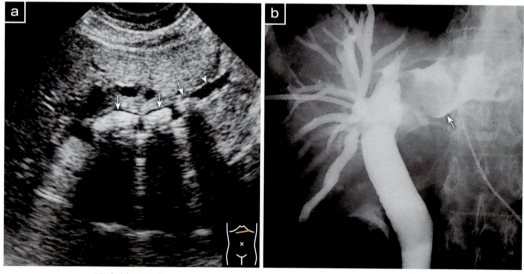

肝内結石の像　　　　　　　　　　ERCP像

症例　肝内結石　intrahepatic calculi　−拡張胆管不明瞭例−

心窩部縦走査で肝左葉をみたものである．結石は胆管外側枝に数個みられ，結石による音響陰影は弱く探触子の走査が速いと見落としやすい例である．石灰化に比べ肝内結石はエコーレベルが低く描出される．

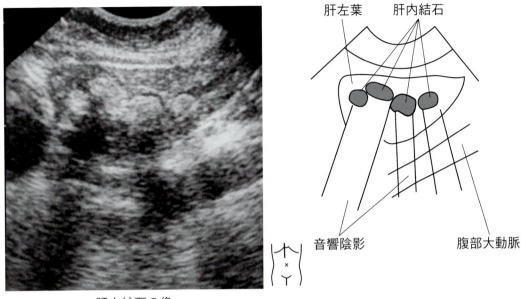

肝内結石の像

症例　肝内結石　intrahepatic calculi　−肝左葉萎縮例−

心窩部横走査で肝左葉を描出したものである．萎縮した左葉は不明瞭で，限局性に拡張した胆管内には高エコー像が認められ肝内結石が示唆される．検査の結果，左肝内胆管結石であった．

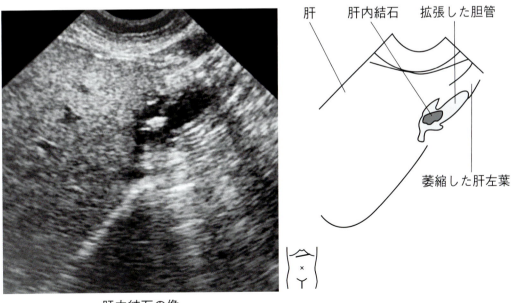

肝内結石の像

症例　肝内胆管癌　intrahepatic cholangiocarcinoma　－不明瞭な腫瘍例1－

a 右肋間走査で肝右葉をみたものである．肝内胆管の拡張がみられ（矢頭），胆管途絶部位には境界不明瞭な腫瘍性病変が認められる（矢印）．肝内胆管癌では腫瘍性病変が不鮮明であり，胆管の閉塞または狭窄が疑われる場合，拡張胆管の途絶部分の慎重な走査と観察が大切である．
b CT像を示す．矢印が拡張した胆管である．

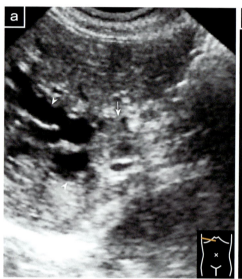

肝内胆管癌の像

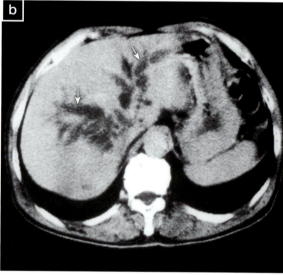

CT像（単純）

症例　肝内胆管癌　intrahepatic cholangiocarcinoma　－不明瞭な腫瘍例2－

a 心窩部横走査で肝左葉をみたものである．外側上区域 S2 には肝内胆管の限局性拡張がみられる（矢頭）．拡張胆管の途絶部分には境界不明瞭，エコーレベルの高い 20mm 大の腫瘍が認められる（矢印）．b CT 像である．拡張胆管（矢頭）の途絶部位には不整形な低濃度領域がみられ胆管癌と診断された（矢印）．

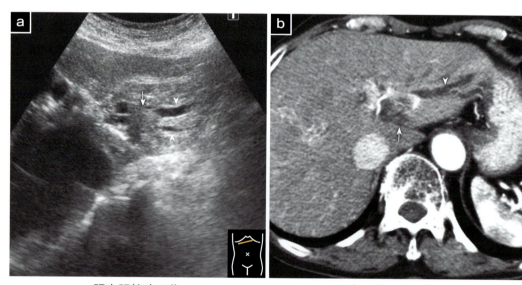

肝内胆管癌の像　　　　　　　　　　CT像（造影）

症例　原発性硬化性胆管炎　primary sclerosing cholangitis ; PSC

a 心窩部横走査で肝左葉（LL）をみたものである．左肝内胆管には内部エコーがみられ管腔が不明瞭である（矢印）．**b** 肋間走査で肝門部領域胆管をみたものである．肝外胆管にも内部エコーがみられるが，一部にはわずかな内腔も認められる（矢印）．本症は胆道の線維化と慢性炎症を特徴とし，病期の進行により胆道の狭窄，閉塞を来たし，肝内胆汁うっ滞を生ずる疾患で，胆汁性肝硬変に進展するといわれる．

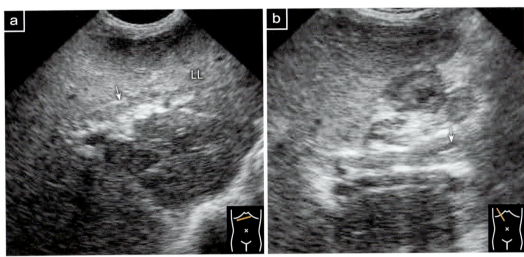

PSC の肝内胆管の像　　　　　　　　　　　PSC の肝外胆管の像

症例　胆道気腫　pneumobilia

a 右季肋部縦走査で肝外胆管をみたものである．拡張した胆管内にはステントが管腔構造を持つ2つの線状高エコーで描出されている（矢印）．**b** 心窩部横走査で肝左葉の胆管拡張程度をみたものである．外側下区域の胆管内にはガス像が多重エコーを伴う高エコーで認められるものの（矢印），肝内胆管の拡張は改善されている．本例は膵頭部癌による閉塞性黄疸で内視鏡的ステント留置を施行された例で，ステントの位置確認をしたものである．

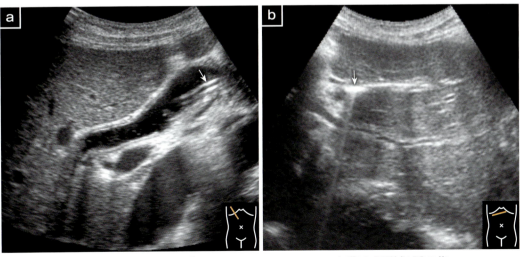

肝外胆管内ステントの像　　　　　　　　　　左葉の胆道気腫の像

★ 閉塞性黄疸の走査とチェックポイント

閉塞性黄疸の走査手順とチェックポイントを番号順に示す．

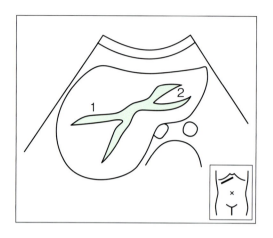

1・2. 肝内胆管拡張

心窩部横走査で肝内に門脈以外の管腔像がみられた場合，右肋弓下走査で左右肝内胆管拡張の存在を明らかにする．
・胆管と血管の鑑別にカラードプラを用いる．

3. 胆嚢腫大

胆嚢腫大があれば三管合流部より遠位胆管（十二指腸側）の閉塞を，腫大がなければ，三管合流部より肝門部領域胆管（上部胆管）の閉塞を考える．

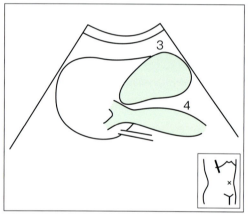

4. 肝外胆管拡張

胆嚢腫大があれば遠位胆管拡張の存在を明らかにし，拡張があれば胆管を十二指腸側まで追跡し，腫瘍や結石など閉塞原因を追及する．
・門脈などの血管と拡張胆管との鑑別にはカラードプラを用いる．

5. 膵管拡張

膵管拡張があれば膵頭部癌，乳頭部癌などを考慮し総括的に閉塞性黄疸の原因を追求する．

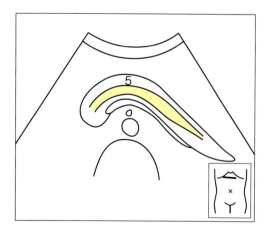

- 閉塞性黄疸の症例

  閉塞性黄疸の症例を示す．

症例　閉塞性黄疸

膵頭部癌で閉塞性黄疸を呈した例による走査手順を示す．

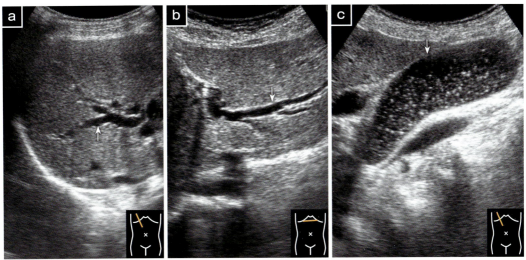

右肝内胆管拡張像　　　左肝内胆管拡張像　　　腫大した胆嚢像

a 右肋間走査で肝右葉を，**b** 心窩部横走査で肝左葉をみたものである．両葉には肝内胆管の拡張が認められる（矢印）．**c** 胆嚢をみたものである．胆嚢は腫大しデブリを認めることから三管合流部より遠位側（十二指腸側）の閉塞を考える．

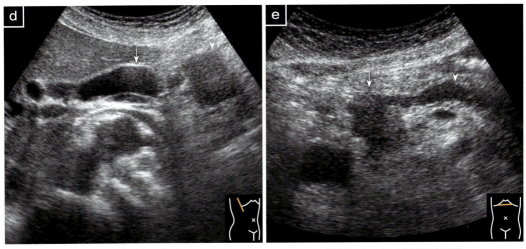

総胆管拡張像　　　　　膵腫瘍による膵管拡張像

d 右季肋部斜走査で遠位胆管をみたものである．拡張が認められたため（矢印），十二指腸側に注目すると低エコー腫瘍が認められる（矢頭）．**e** 心窩部横走査で膵管をみたものである．拡張した膵管（矢頭）の頭部側には低エコー腫瘍を認め（矢印），膵頭部癌による閉塞性黄疸と判定できる．閉塞性黄疸の検査は，ポイントになる画像を描出することで質的評価が可能になる．

症例　遠位胆管結石　stone of distal bile duct　－小結石例－

a 右季肋部斜走査による遠位胆管の長軸像である．軽度拡張した胆管の十二指腸側には数個の小結石が認められる．**b** 同部位を短軸像でみたものである．矢印が拡張した遠位胆管結石，矢頭は胆嚢結石である．**c** CT前額断像を示す．矢印が遠位胆管結石，矢頭が胆嚢結石である．Pa；膵，SMA；上腸間膜動脈，Ao；腹部大動脈．

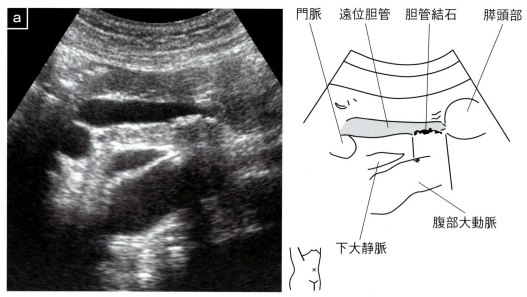

遠位胆管結石の像

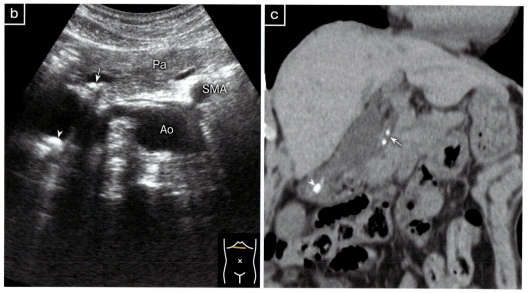

短軸でみた結石の像　　　　　　　　　　CT前額断像（単純）

症例　遠位胆管結石　stone of distal bile duct　－結石不描出例－

a 右季肋部縦走査による胆嚢の長軸像である．腫大した胆嚢内には音響陰影を伴った結石がみられる（矢印）．**b** 右季肋部斜走査で遠位胆管の長軸像を描出したものである．軽度拡張した肝門部領域胆管（矢印）・胆嚢管（矢頭）・遠位胆管（※）を認めるが結石の存在は指摘できない．**c** 右肋弓下走査で左右肝内胆管をみると軽度拡張がみられ，分岐部には境界不明瞭な低エコー領域がみられる．**d** 内視鏡を示す．矢印が遠位胆管結石である．**e** 3日後の肝エコー像を示す．肝内の低エコー領域は脂肪肝による低脂肪域と判明した（矢印）．

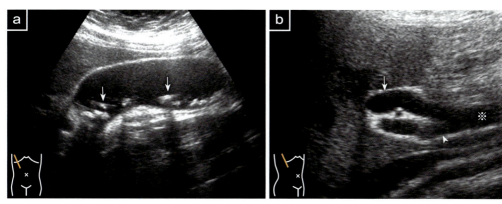

胆嚢結石の像　　　　　　　　　遠位胆管の長軸像

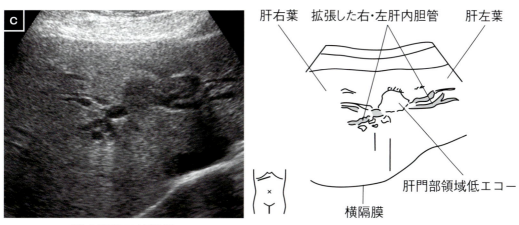

肝内胆管の拡張像

肝右葉　拡張した右・左肝内胆管　肝左葉
肝門部領域低エコー
横隔膜

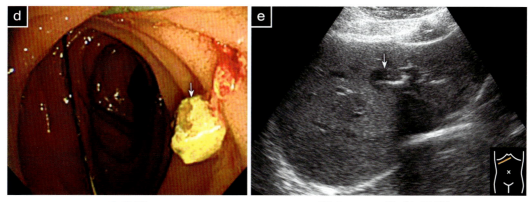

内視鏡　　　　　　　　　　　　肝のエコー像（3日後）

症例　遠位胆管結石　stone of distal bile duct　－嵌頓例－

a 右季肋部斜走査による遠位胆管の長軸像である．拡張した胆管の内部には浮遊した結石（矢印）および十二指腸側には嵌頓結石が認められる（矢頭）．**b** 後日施行されたDIC-CT 冠状断像を示す．胆管内には2箇所に結石が認められる（矢印）．

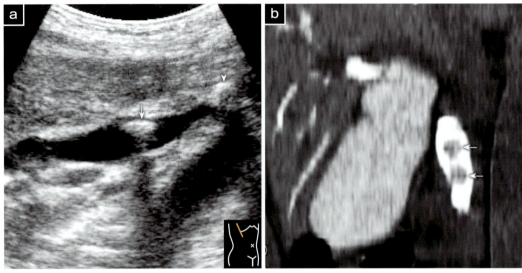

遠位胆管結石の像　　　　　　　　　　　DIC-CT 冠状断像（造影）

症例　遠位胆管結石　stone of distal bile duct　－大きな結石例－

a 右季肋部斜走査による遠位胆管の長軸像である．拡張した胆管の内部には音響陰影を伴った結石が高エコー像を呈している（矢印）．**b** 同胆管結石を短軸像でみたものである．腫大した胆嚢と胆管結石の位置関係を示す走査像である．矢印が胆管結石である．GB；胆嚢．

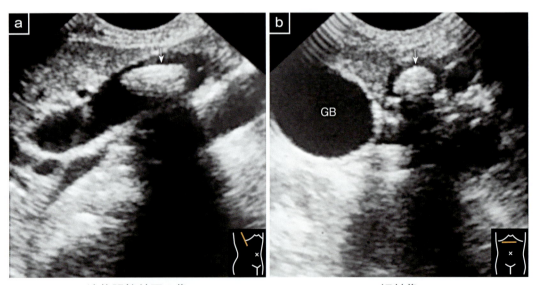

遠位胆管結石の像　　　　　　　　　　　短軸像

症例　遠位胆管結石　stone of distal bile duct　－結石不明瞭例－

a 右季肋部斜走査による遠位胆管の長軸像である．門脈（矢頭）と胆管（矢印）が二丁拳銃 shot gun sign を示している．拡張した胆管内には不明瞭な結石が数個認められる（※印）．**b** 内視鏡的逆行性胆管造影（ERC）像を示す．矢印が結石である．

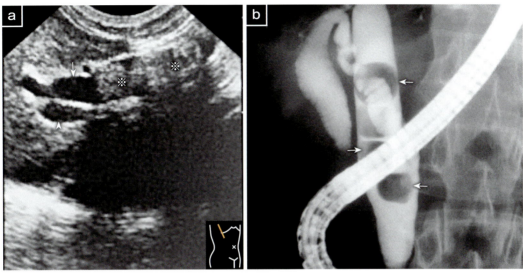

遠位胆管結石の像　　　　　　　　　　　　ERC 像

症例　胆嚢摘出術後　strong echo of post cholecystectomy

右肋間走査で肝門部をみたものである．肝門部領域近傍には高エコー像がみられる．走査によっては胆管結石と類似像を示すことから，臨床経過も参考に検査することが大切である．

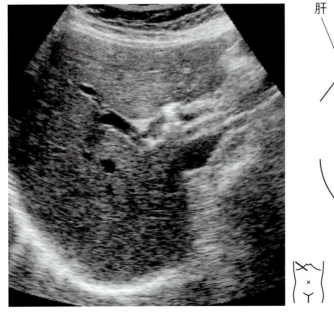
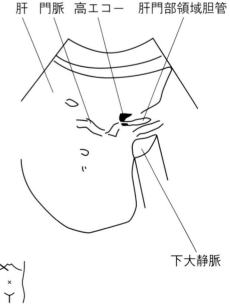

胆嚢摘出術後の像

症例　肝外胆管癌　extrahepatic bile duct cancer　—肝門部領域胆管閉塞例—

右季肋部斜走査で肝外胆管の長軸像をみたものである．拡張した胆管の途絶部分には低エコー腫瘍が認められる．肝外胆管癌の発生部位は，三管合流部を目安に肝門部では肝門部領域胆管癌，三管合流部より十二指腸側では遠位胆管癌に区分されている．本例は肝門部領域胆管癌である．

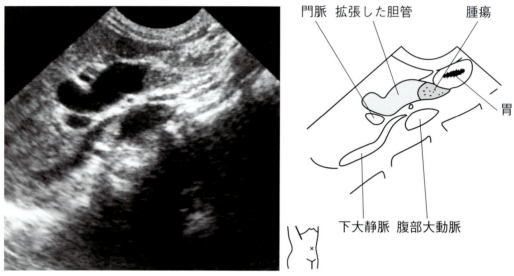

肝外胆管癌の像

症例　肝外胆管癌　extrahepatic bile duct cancer　—三管合流部近傍閉塞例—

a 右季肋部斜走査で肝門部領域胆管の長軸像を腫大した胆嚢（GB）を介し描出したものである．拡張した胆管の途絶部位にはエコーレベルの高い腫瘍が認められるが，腫瘍からの音響陰影は認められない（矢印）．**b** 経皮経肝胆道ドレナージ percutaneous transhepatic cholangial drainage：PTCD 像を示す．矢印が肝外胆管の閉塞部位である．

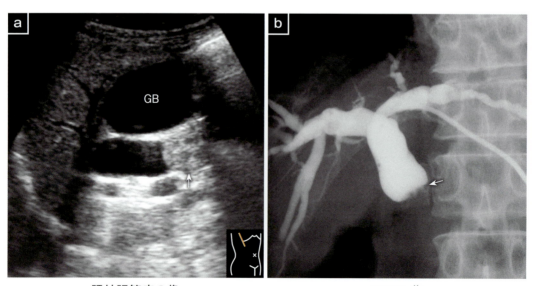

肝外胆管癌の像　　　　　　　　　　　PTCD 像

症例　肝外胆管癌　extrahepatic bile duct cancer　−遠位胆管閉塞例1−

a 右季肋部斜走査で肝外胆管の長軸像をみたものである．胆管の途絶部位をみると，境界不明瞭な低エコー腫瘍が内側に向かって占拠する様子が観察される（矢印）．胆管の壁外には不規則な高エコー像を伴う不均一な腫瘍がみられる（矢頭）．**b** 病変部分の肝外胆管を短軸像でみたものである．腫瘍に占拠された胆管内腔の一部がみられる（矢印）．

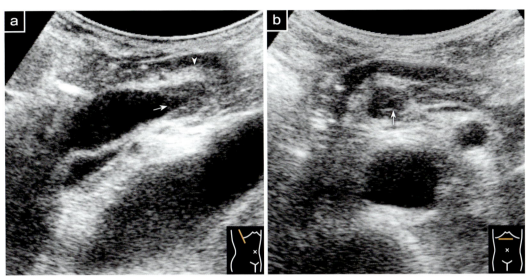

肝外胆管癌の像　　　　　　　　　　　短軸像

症例　肝外胆管癌　extrahepatic bile duct cancer　−遠位胆管閉塞例2−

a 右季肋部斜走査で右肝外胆管の長軸像を描出したものである．腫大した胆嚢（GB）を介し肝外胆管の閉塞部位を観察すると，遠位胆管の途絶部位には境界不明瞭な低エコー腫瘍がみられ，胆管腔は不明瞭である（矢印）．**b** PTCD像を示す．矢印が閉塞部位である．遠位胆管壁は不整像を呈している（矢頭）．

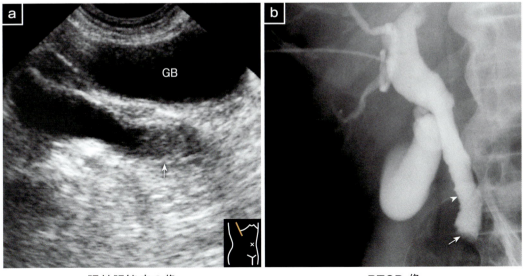

肝外胆管癌の像　　　　　　　　　　　PTCD像

症例　十二指腸乳頭部癌　duodenum papilla cancer

a 右前斜位による右季肋部斜走査で肝外胆管の長軸像を描出したものである．拡張した胆管の十二指腸側には境界不明瞭，辺縁不整な低エコー腫瘍が認められる．**b** 同部位の短軸像を示す．乳頭部腫瘍（矢印）の近傍には極低エコーを呈する腫瘍を認め十二指腸粘膜下腫瘍（矢頭）が示唆される．**c** リニア探触子を用い拡大像で極低エコーの腫瘍内血流をパワードプラで観察すると血流信号が得られた（矢印）．**d** CT像を示す．乳頭部もしくは十二指腸水平部に 30mm 大の腫瘍がみられ，乳頭部癌（矢印）を含む腫瘍性病変（矢頭）が示唆された．**e** 内視鏡である．十二指腸主乳頭は腫大し乳頭状の隆起がみられ（矢印），露出型乳頭癌が疑われた．矢頭は対側にみられる粘膜下腫瘍である．GB；胆嚢

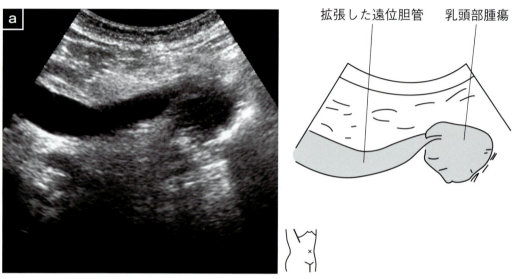

乳頭部癌の像

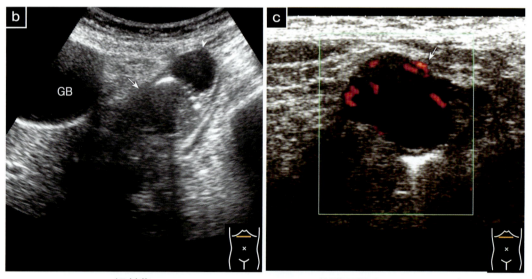

短軸像　　　　　　　　　　粘膜下腫瘍のカラードプラ

f MRCP 像である．胆道・膵管のび漫性拡張がみられ，閉塞部位は乳頭部であるが，十二指腸には乳頭部と水平部の2つに腫瘍が疑われた（矢印）．**g** 遠位胆管（DBD）・膵管（PD）と腫瘍との関係を横走査でみたものである．矢印が乳頭部癌，矢頭は粘膜下腫瘍を示す．乳頭部癌は，胆管と膵管が十二指腸に開口する乳頭部に発生する．乳頭部癌の症状は，黄疸，発熱，腹痛が多いといわれているが，本例は貧血による症状のみであった．

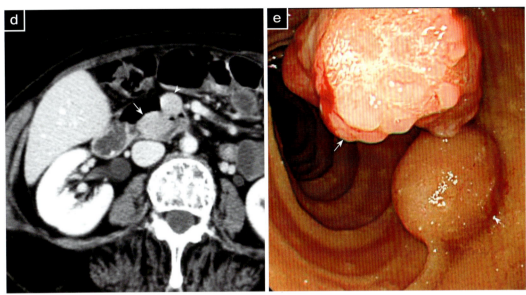

CT像（造影）　　　　　　　十二指腸内視鏡

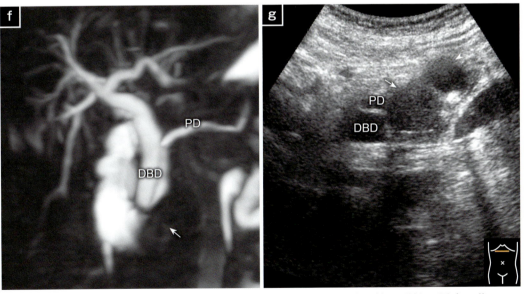

MRCP 像　　　　　　　肝門部領域胆管・膵管と腫瘍の像

症例　先天性胆道拡張症　congenital biliary dilatation　—囊腫状拡張例 1—

a 右季肋部斜走査による胆嚢の長軸像である．囊胞状に拡張した肝外胆管（CHD）は，胆嚢（GB）を腹側へ圧排し，微細エコーを伴って認められる．**b** CT 冠状断像を示す．矢印が囊胞状に拡張した肝外胆管，矢頭は胆嚢である．戸谷分類 Ia 型，総胆管囊腫状の拡張例である．

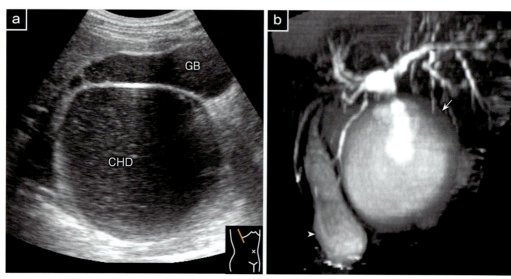

先天性胆道拡張症の像　　　　　　　　　CT 冠状断像（造影）

症例　先天性胆道拡張症　congenital biliary dilatation　—囊腫状拡張例 2—

右季肋部斜走査で胆嚢レベルの長軸像をみたものである．囊胞状に拡張した肝外胆管は胆嚢を腹側へ圧排し，胆管内には液面形成 fluid-fluid level を伴う輝度の高いデブリ（スラッジ）が認められる．本例は戸谷分類 Ia 型で総胆管囊腫状の拡張例である．

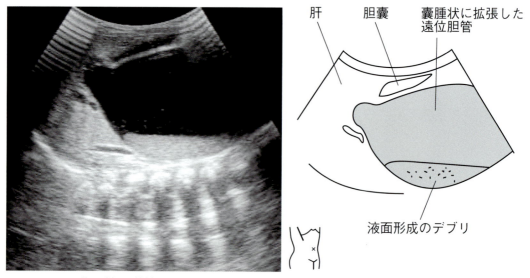

先天性胆道拡張症の像

memo

先天性胆道拡張症　congenital biliary dilatation

　先天性胆道拡張症は Alonso-Lei 分類が一般的であったが，現在では肝内胆管の拡張状態を考慮した戸谷分類が広く用いられている（図6）．以下に示す．
　Ⅰ　型　総胆管嚢腫状拡張・・・・先天性総胆管拡張症で膵胆管合流異常を伴う．
　Ⅱ　型　総胆管壁が憩室状に突出したもの・・・・胆管憩室
　Ⅲ　型　総胆管末端部が十二指腸壁内で嚢腫状に拡張したもの・・・・胆管瘤
　Ⅳ-A型　肝内・肝外ともに拡張がみられる・・・・膵胆管合流異常を伴う．
　Ⅳ-B型　総胆管と十二指腸壁内で嚢腫状に拡張したもの．
　Ⅴ　型　肝内胆管が限局性に拡張したもの．
・Ⅳ-B型とⅤ型の模式図は表示していない．

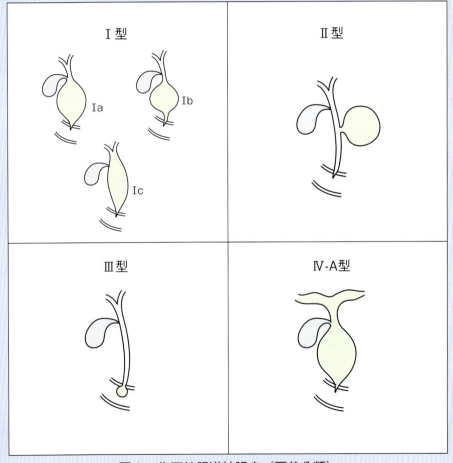

図6　先天性胆道拡張症（戸谷分類）

4. 膵 pancreas

1 解剖

膵の解剖について示す．

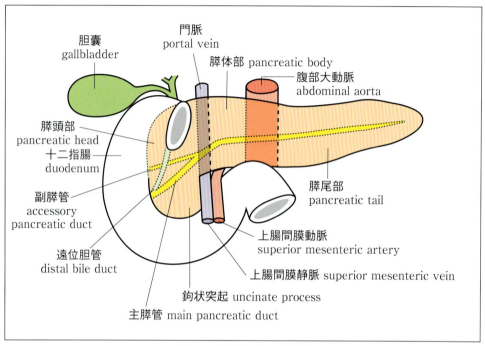

図1　前面からみた膵

[1] 膵

膵 pancreas は，胃の背側に位置し，十二指腸下行部から脾門部にかけ横走する長さ 15 cm，重さ 70 g ほどの臓器である．膵は頭部 head，体部 body，尾部 tail の3部分に区分される．頭部と体部の境界は門脈・上腸間膜静脈の左縁，体部は腹部大動脈の左縁，これより左側が尾部になる．膵頭部は十二指腸に囲まれるように存在し，上腸間膜静脈の背面に張り出した部分が鉤状突起 uncinate process，または膵鉤部 uncus になる．主膵管（Wirsung 管）は，膵のほぼ中央を走行し，遠位胆管と合流した後，大十二指腸乳頭へ開口する．副膵管（Santorini 管）は，膵頭部で主膵管から分かれ，大十二指腸乳頭より前上方の小十二指腸乳頭へ開口する．正常な主膵管径は 2 mm 以下である．前面から見た膵を示す（図1）．

膵の役割は，外分泌機能と内分泌機能を有する臓器である．外分泌機能は，アミラーゼやリパーゼといった消化酵素を作り，膵管から消化管へ分泌される．内分泌機能ではインスリンやグルカゴンなどのホルモンを血中に分泌している．この中でインスリンは，血糖を下げる重要なホルモンであり，癌や膵炎になるとインスリンの産生量が減少し，糖尿病を併発することがある．膵液は1日に 800～1000 ml が分泌されるといわれる．

[2] 膵周辺の血管走行

膵周辺にはさまざまな血管が走行する．これら血管を超音波で同定することで膵の描出が可能になる．

- 心窩部横走査で膵の長軸像を描出する目安の血管は，腹部大動脈の腹側に描出される上腸間膜動脈の短軸像と腹側を横走する脾静脈である．
- 膵上縁の指標は，腹腔動脈から分枝する脾動脈，総肝動脈である．
- 膵頭部の目安血管は，胃結腸静脈幹 gastrocolic venous trunk：GCT である．GCTは，右胃大網静脈，前上膵十二指腸静脈，右上結腸静脈が合流後，上腸間膜静脈に流入するまでの静脈をいう．もう一つは胃十二指腸動脈がよく知られている．図2に膵周辺の血管走行を示す．

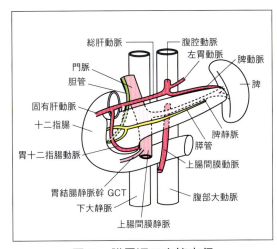

図2　膵周辺の血管走行

[3] 正常膵のエコー像

正常な剖検膵を水浸法で観察したものである．膵実質エコーは低エコー像を示し，内部エコーがみられる（矢印）．肥満度の高い人では脂肪沈着により膵実質のエコーレベルは高い像を示す．水浸法でみた正常膵を示す（図3）．

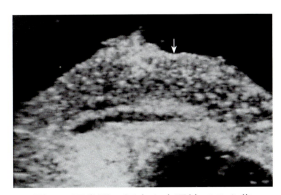

図3　正常膵の標本を水浸法でみた像

[4] 膵の大きさの評価

1. 頭部 25 mm
2. 体部 20 mm
3. 尾部 15 mmを目安にする．これ以上あれば腫大を疑う．膵全体の腫大は急性膵炎，膵の全体癌，自己免疫性膵炎を，限局性腫大では，腫瘍，腫瘤形成性膵炎を疑う．萎縮がある場合，慢性膵炎，加齢性変化などを考える．
4. 膵管径は 2 mm以下で，2 mmを超えれば要注意とする．個体差があるので一つの目安にするとよい．膵の計測部位を図4に示す．

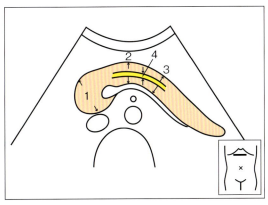

図4　膵の計測部位

2 膵の基本走査と正常像

超音波で膵の基本走査を行うために知っておきたい膵と周辺臓器について示す（図5）．図中の番号は膵の走査部位である．得られる正常像について番号順に示す．

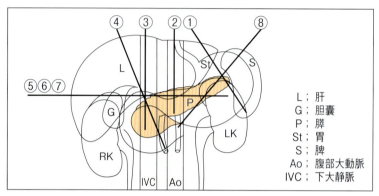

図5　膵の走査部位と周辺臓器

L；肝
G；胆嚢
P；膵
St；胃
S；脾
Ao；腹部大動脈
IVC；下大静脈

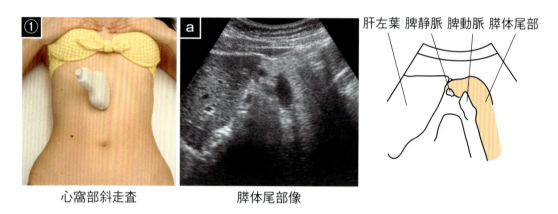

心窩部斜走査　　　膵体尾部像

①心窩部斜走査で，a 膵尾部を描出したものである．吸気の状態で肝左葉を介し膵体部を音響窓window（down the tail view）として脾静脈の走行を目安に観察する．

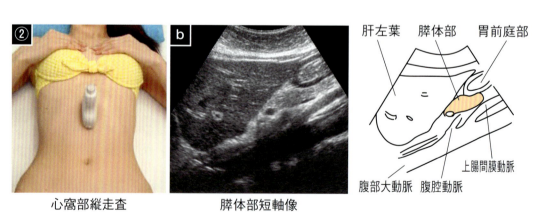

心窩部縦走査　　　膵体部短軸像

②心窩部縦走査で，b 膵体部短軸像を描出したものである．膵は胃に接しエコーレベルの低い像として描出されるが，肥満度の高い人では高エコー像として描出される．

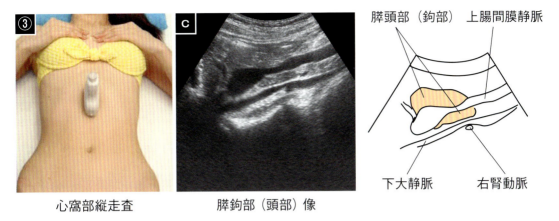

③心窩部縦走査で，**c** 下大静脈レベルの膵頭部短軸像を描出したものである．上腸間膜静脈を挟んだ低エコー像としてとらえられる．背側には下大静脈が描出されている．

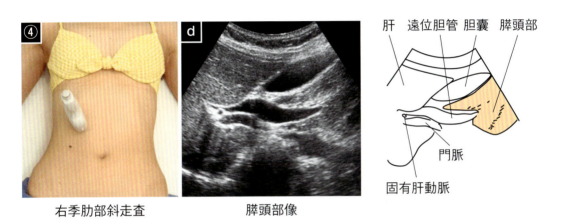

④右季肋部斜走査で，**d** 遠位胆管（総胆管）の長軸像を描出したものである．十二指腸側には膵頭部が低エコー像として認められる．探触子で加圧しながら消化管ガスを除外し観察するとよい．

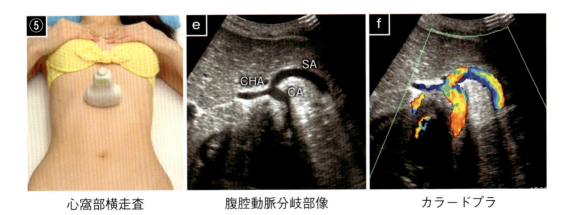

⑤心窩部横走査で，**e** 膵上縁の目安となる腹腔動脈（CA）の分枝，総肝動脈（CHA）・脾動脈（SA）を描出したものである．**f** 同部位のカラードプラである．各血管の太さや血栓，腹腔動脈周辺のリンパ節（No 8, 9, 11, 16）腫大の観察によい．

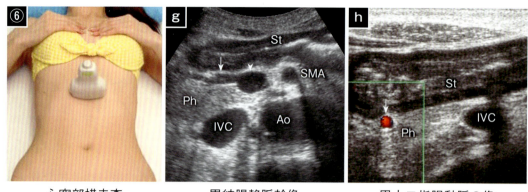

心窩部横走査　　　　　胃結腸静脈幹像　　　　　胃十二指腸動脈の像

⑥心窩部横走査で，膵頭部同定の目安として，**g** 胃結腸静脈幹（GCT）を描出したものである（矢印）．GCT は上腸間膜静脈（矢頭）へ流入するため膵頭部描出の目安になる．他に膵頭部描出の目安として，**h** 胃十二指腸動脈がある（矢印）．Ph；膵頭部，St；胃，SMA；上腸間膜動脈，Ao；腹部大動脈，IVC；下大静脈．

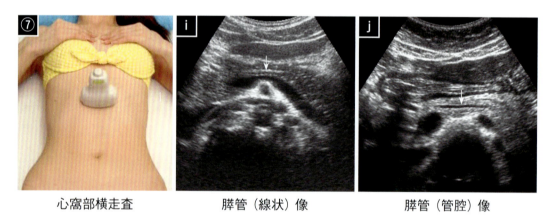

心窩部横走査　　　　　膵管（線状）像　　　　　膵管（管腔）像

⑦心窩部横走査で，**i** 膵管の長軸像を描出したものである．正常膵管は，膵実質内を横走する線状高エコー（矢印）や，**j** 管腔像（矢印）として描出される．観察中に径の変化がみられることがある．

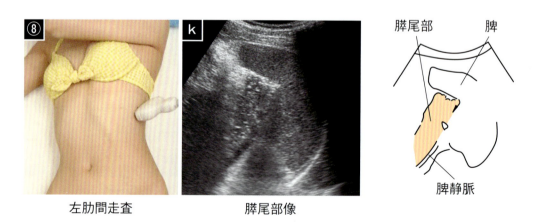

左肋間走査　　　　　膵尾部像

⑧左肋間走査で，**k** 脾を介し膵尾部を描出したものである．脾門部近傍の副脾と膵尾腫瘍との読みに注意する．

- 正常膵のいろいろ

 正常膵でも膵実質のエコーレベルが低いものや，高いものなど，さまざまなエコー像がみられる．これらについて膵長軸像で示す．

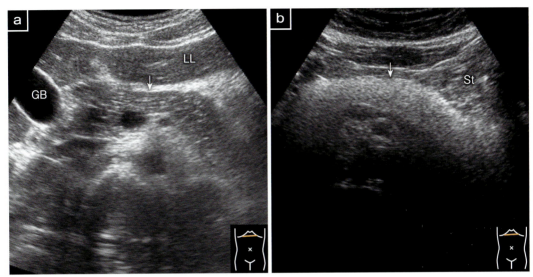

通常膵のエコーレベル像　　　　　　　　エコーレベルの高い膵の像

a 通常膵のエコーレベルである．膵は肝左葉（LL）に接し，肝と同様のエコーレベルを示している（矢印）．**b** エコーレベルの高い膵である．脂肪肝と同様に高エコー像を示している（矢印）．GB；胆嚢，St；胃．

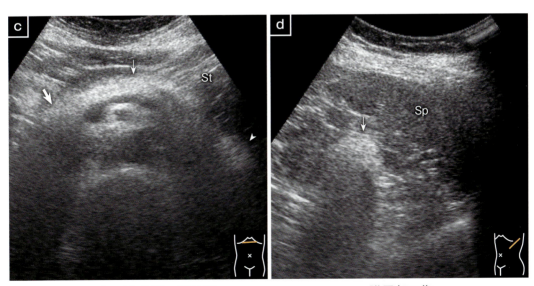

エコーレベルの高い膵の像　　　　　　　膵尾部の像

c エコーレベルの高い膵である．大矢印は膵頭部，矢印は体部，矢頭は尾部である．**d** 同一例で脾を介し，膵尾部をみたものである．体部同様にエコーレベルの高い像を呈している（矢印）．St；胃，Sp；脾．

3 超音波でみる膵疾患のチェックポイント

膵疾患のチェックポイントを番号順に示す．

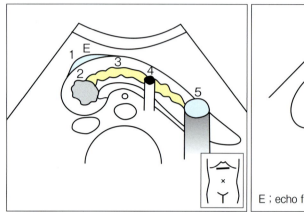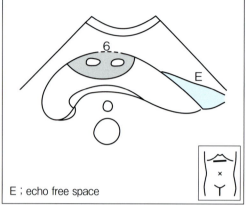

E；echo free space

1．**急性膵炎**
 膵腫大がみられ不均一な内部エコーや境界（輪郭）不明瞭な像を示し，同部位に圧痛がみられる．
・膵周囲（後腹膜腔）や腹腔内に浸出液がみられる．
・膵腫大により脾静脈が不明瞭になる．病理学的には浮腫性，出血性，壊死性に分類される．

2．**膵癌（充実性腫瘍）**
 境界不明瞭な充実性低エコー像を示す．
・膵癌では末梢側の膵管拡張を伴うことが多い．

3．**膵管拡張**
 膵実質内に管腔像を示す．
・直径 2 mm 以上は要注意，3 mm 以上あれば原因を明らかにするとされている．
・脾動脈，総肝動脈，胃後壁も膵管と類似像を示すことから，鑑別にカラードプラを用いるとよい．
・膵管径が検査中に変化することがある．
・数珠状拡張は膵癌，不整拡張は慢性膵炎によくみられる．

4．**膵石**
 音響陰影を伴う高エコー像を示す．
・膵管拡張を伴うことが多い．
・膵石は慢性膵炎の確診所見である．
・膵周辺のリンパ節石灰化や脾動脈石灰化も類似像を示すことから鑑別を要す．

5．**膵囊胞（囊胞性腫瘍）**
 境界明瞭，辺縁平滑，後方エコーの増強を伴い無エコー像を示す．
・囊胞は上皮を持つ真性囊胞と線維性被膜を有する仮性囊胞とに分類される．
・仮性囊胞は炎症や外傷によるもので，膵炎の経過中に出現する．出血や壊死物質を含むと内部エコーがみられる．

6．**膵損傷**
 腫大した膵内に不整形な低エコー像を示す．
・膵周辺（後腹膜腔）や腹腔内出血（腹水）に伴う echo free space に注目する．
・膵と胃腸管内容物との鑑別に注意する．

・膵腫瘍の質的評価

膵に嚢胞性腫瘍や充実性腫瘍を認めた場合，質的評価のチェックポイントを番号順に示す．

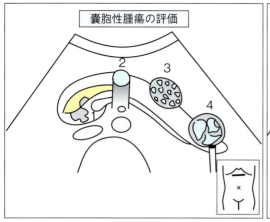
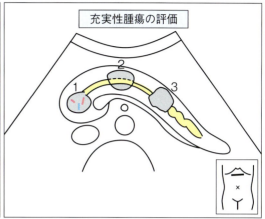

1．膵管内乳頭粘液性腫瘍 intraductal papillary mucinous neoplasm：IPMN

膵管拡張を伴い，膵管内に充実部分を示す主膵管型，多房性嚢胞を呈する分枝型，著明な膵管拡張を伴い多房性嚢胞を示す混合型がある．

2．膵嚢胞

境界（輪郭）明瞭，後方エコーの増強を伴い無エコー像を示す．

・さまざまな大きさの嚢胞が存在する．

3．漿液性嚢胞腫瘍 serous cystic neoplasm：SCN

小嚢胞からなる多房性嚢胞が高エコーの充実性腫瘍像を示す．

・血流信号がみられ，膵管との交通はなく，女性の膵頭体部に好発する．

4．粘液性嚢胞腫瘍 mucinous cystic neoplasm：MCN

大きな嚢胞からなる単房性または多房性嚢胞で，厚い線維性被膜があり血流に乏しく，膵管との交通はみられない．

・女性の膵体尾部に好発する．

1．膵神経内分泌腫瘍（膵島細胞腫）

境界明瞭な円形の低エコー像を示す．

・尾側膵管の拡張は少なく血流に富む．

2．腫瘤形成性膵炎

境界不明瞭な低エコー腫瘤を呈し，腫瘤内に膵管が穿通するpenetrating duct sign を示す．

・尾側膵管の拡張は軽度である．

3．浸潤性膵管癌

境界明瞭な低エコー腫瘍像を示し，尾側膵管の数珠状拡張を伴う．

・発生部位より頭部癌，体部癌，尾部癌（膵管拡張は伴わない）に分類される．

4 症例　膵

膵の症例を示す．

症例　急性膵炎　acute pancreatitis　−頭部腫大例 1 −

a 心窩部横走査で膵の長軸像をみたものである．膵頭部の腫大（矢印）と，膵体部には不均一な内部エコーが認められる．膵体尾部腹壁側には腹水 echo free space が（矢頭），b 脾（Sp）周辺にも echo free space がみられる（矢印）．

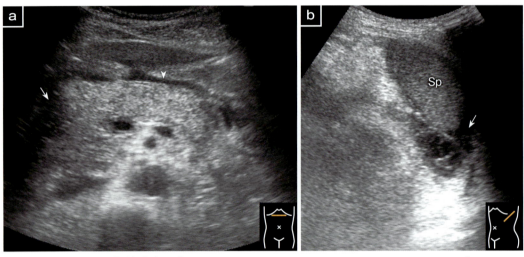

急性膵炎の像　　　　　　　　　　　　　echo free space の像

症例　急性膵炎　acute pancreatitis　−頭部腫大例 2 −

a 心窩部横走査で膵の長軸像をみたものである．膵頭部の腫大（矢印）と，少量の腹水が認められる（矢頭）．b モリソン窩（矢印）および右腎被膜内（後腹膜腔内）にも echo free space が認められる（矢頭）．RL；肝右葉，RK；右腎．

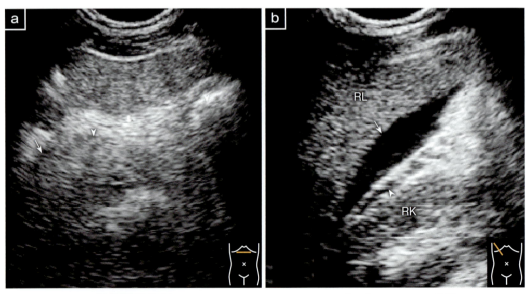

急性膵炎の像　　　　　　　　　　　　　echo free space の像

症例　急性膵炎　acute pancreatitis　－体部腫大例－

a 心窩部横走査による膵の長軸像である．膵は全体に腫大し内部エコー不均一（矢印），腹側には腹水 echo free space がみられる（矢頭）．b 左側腹部を縦走査したものである．左腎（LK）周辺にも echo free space が認められる．矢印は腹腔内，矢頭は後腹膜腔内の echo free space を示す．

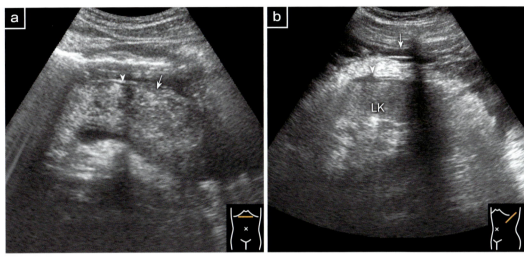

急性膵炎の像　　　　　　　　　　　echo free space の像

症例　急性膵炎　acute pancreatitis　－慢性膵炎増悪例－

a 心窩部横走査で膵の長軸像をとらえたものである．膵尾部には膵石（矢頭）と輪郭不明瞭な囊胞域が認められる（矢印）．b 膵尾部と脾（Sp）を同一面でとらえたものである．脾内には膵尾部仮性囊胞の穿破により形成されたと思われる脾膿瘍が認められる（矢印）．本例は慢性膵炎の急性増悪による仮性囊胞であった．矢頭は膵尾部の仮性囊胞を示す．

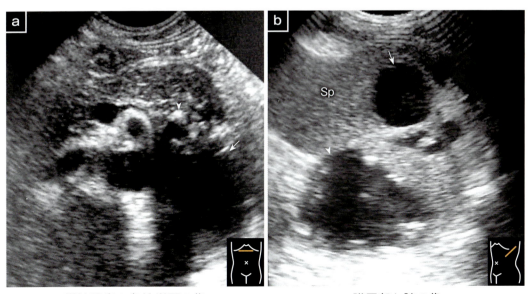

慢性膵炎の急性増悪の像　　　　　　膵尾部と脾の像

症例　自己免疫性膵炎　autoimmune pancreatitis：AIP

a 心窩部横走査で膵の長軸像をみたものである．膵のエコーレベルは極めて低く，軽度の腫大が認められる（矢印）．**b** 右季肋部縦走査による膵体部短軸像を示す（矢印）．本症は膵全体癌の鑑別が必要である．**c** CT像である．軽度腫大した膵を認める（矢印）．この膵炎は，膵腫大，膵管のびまん性狭細，血清 IgG 4 高値，ステロイドが有効などを特徴とする慢性膵炎で，膵の炎症により膵内胆管が圧迫され胆汁うっ滞により黄疸を初発症状とする場合が多いといわれている．

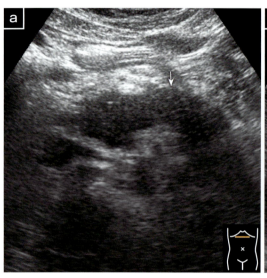

自己免疫性膵炎の像　　　　　　　短軸像

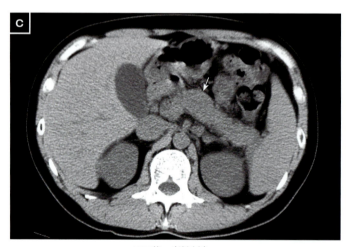

CT像（単純）

memo　急性膵炎　acute pancreatitis

　急性膵炎における発症原因の多くは胆道疾患によるものと，アルコール性によるものがある．急性膵炎を病理組織的にみると，1）間質性膵炎（浮腫性で軽症型），2）脂肪壊死型（中等症型），3）実質壊死型膵炎（重症型で壊死部には感染による膿瘍形成）に分類される．

症例　輪状膵　annular pancreas

a 心窩部横走査で膵頭部から体部の長軸像を描出したものである．腫大した頭部のエコーレベルは低く，内部にリング状を示す高輝度像が認められる（矢印）．アーチファクトを否定するため膵頭部を再度観察した像を，**b** に示す．腫大し低エコー像を呈する膵頭部には高エコー像が恒常的に描出された（矢印）．**c** 超音波内視鏡による膵頭部像を示す．リング状に描出される部分が十二指腸下行部で，これを取り巻く充実性部分が輪状膵である（矢頭）．**d** バリウムによる十二指腸造影像を示す．矢印が輪状膵による狭窄部分である．急性腹症例である．

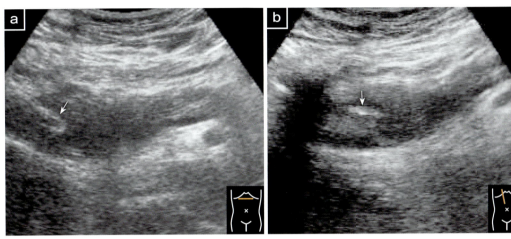

膵の長軸像　　　　　　　　　輪状膵の像

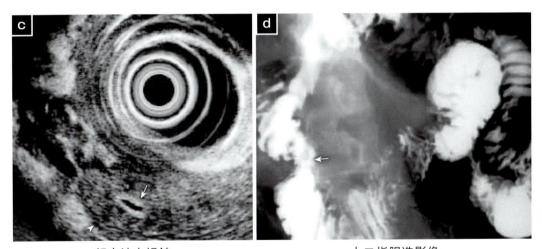

超音波内視鏡　　　　　　　　十二指腸造影像

---

memo　　　　　　　**輪状膵　annular pancreas**

輪状膵は，膵組織が十二指腸を環状に取り巻く奇形で，新生児期に発症する場合には十二指腸閉鎖の症状を呈することが多く，生後から嘔吐を伴う．成人では慢性の十二指腸狭窄とこれに随伴する症状を伴い上腹部の鈍痛や潰瘍症状，胆囊炎や膵炎の症状がみられる．症状がないまま経過することもある．

症例　腫瘤形成性膵炎　tumor forming pancreatitis

心窩部横走査による膵の長軸像である．体部には限局した低エコー域とその内部には軽度拡張した膵管の穿通 penetrating duct sign が認められる．本症の場合，悪性との鑑別が困難なことが多いが，このサインは良性を示唆するもので経過観察となった．

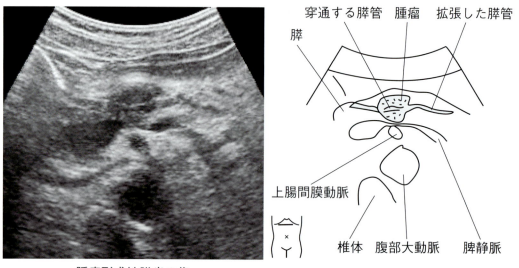

腫瘤形成性膵炎の像

症例　慢性膵炎　chronic pancreatitis　－膵石多発例1－

a 心窩部横走査による膵の長軸像である．膵頭体部には膵石の多発が高エコー像でみられる（矢印）．膵実質部分は膵石の存在により不明瞭であるが尾側膵管の拡張がみられる（矢頭）．**b** 膵石破砕前の腹部単純X線像である．膵管の走行に沿って膵石の多発がみられる（矢印）．

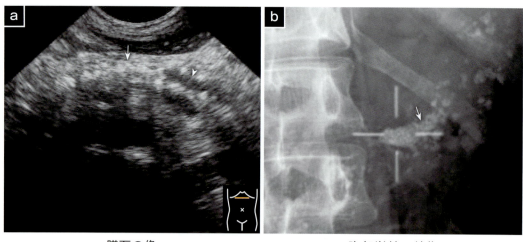

膵石の像　　　　　　　　　　腹部単純X線像

症例　慢性膵炎　chronic pancreatitis　−頭部・尾部膵石例−

a 心窩部横走査で膵の長軸像をみたものである．膵頭部側には拡張した主膵管内に膵石が高エコー像でみられる（矢印）．b 膵尾部の長軸像である．尾側にも膵石が高エコー像で描出されている（矢印）．

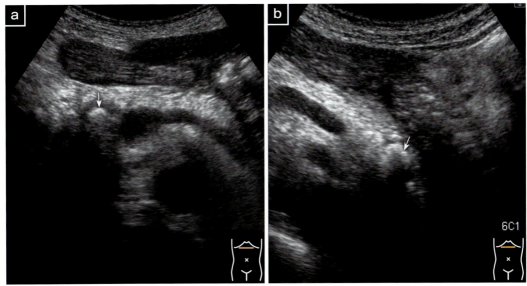

膵頭部膵石の像　　　　　　　　　　　　　　膵尾部膵石の像

症例　リンパ節石灰化　calcification of lymph node

a 心窩部横走査像である．肝左葉に接し音響陰影を伴う高輝度エコーが認められる（矢印）．b 同部位の短軸像を示す．肝左葉と腹部大動脈の間の高輝度エコーが石灰化（矢印）である．これより足側（画面右）には膵体部短軸像が描出されている（矢頭）．膵には膵石を示唆する高エコーの存在は指摘できない．リンパ節の石灰化と診断された．LL；肝左葉，Ao；腹部大動脈．

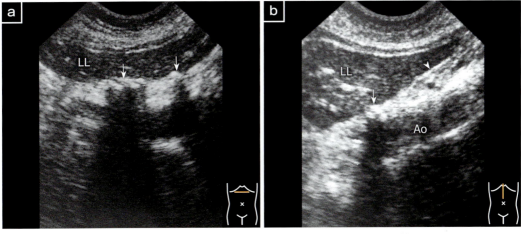

リンパ節石灰化の像　　　　　　　　　　　　短軸像

症例　膵囊胞　pancreatic cyst　―頭部囊胞例―

a 心窩部横走査で膵の長軸像をみたものである．膵頭部側には後方エコーの増強 posterior echo enhancement（矢頭）を伴う囊胞が認められる（矢印）．**b** CT像を示す．矢印が囊胞である．

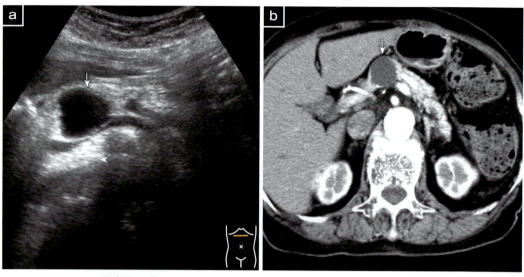

膵囊胞の像　　　　　　　　　　　　　　CT像（造影）

症例　膵囊胞　pancreatic cyst　―頭体部囊胞例―

a 心窩部横走査による膵の長軸像である．頭部には 60 mm（矢印），体部に 6 mm大の囊胞（矢頭）が認められる．頭部の囊胞内には隔壁や，乳頭状の張り出し像は認められない．**b** CT像を示す．矢印が頭部側の囊胞である．

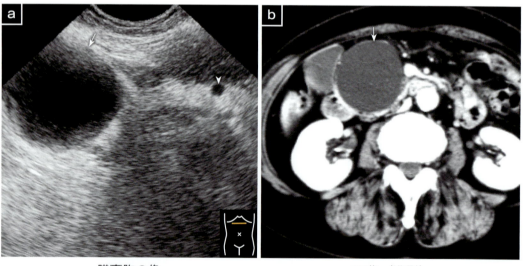

膵囊胞の像　　　　　　　　　　　　　　CT像（造影）

症例　膵囊胞　pancreatic cyst　－尾部囊胞例 1 －

a 心窩部横走査で膵の長軸像をみたものである．膵頭部から尾部側の脾静脈（SV）の腹側には，肝とほぼ同等のエコー像を呈した膵実質が認められる．実質内には脾静脈と併走する膵管を認めるものの（矢印），囊胞の指摘はできない．**b** 左側腹部縦走査で脾（Sp）を介し膵尾部をみたものである．輪郭明瞭な囊胞が認められる（矢印）．**c** CT像を示す．矢印が囊胞である．
St；胃．

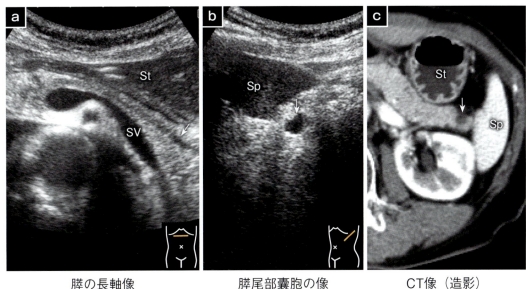

膵の長軸像　　　膵尾部囊胞の像　　　CT像（造影）

症例　膵囊胞　pancreatic cyst　－尾部囊胞例 2 －

a 左肋間走査で脾（Sp）を介して膵尾部をみたものである．脾門部には輪郭明瞭，不整形な囊胞が認められる（矢印）．囊胞からの後方エコーの増強を認めるが（矢頭），囊胞内に内部エコーはみられない．**b** CT像を示す．矢印が囊胞である．

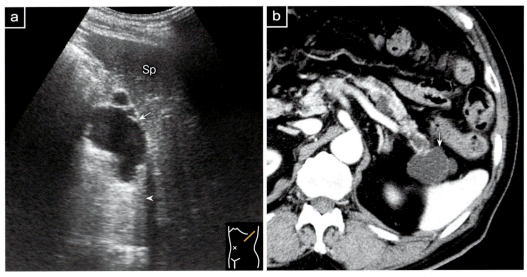

膵尾部囊胞の像　　　CT像（造影）

症例　膵管内乳頭粘液性腫瘍　intraductal papillary mucinous neoplasm：IPMN

a 心窩部横走査で膵頭部をみたものである．腫大した膵頭部内には大小囊胞の多発が認められる（矢印）．矢頭は軽度拡張した膵管である．**b** 同部位をカラードプラで観察したが，内部には明らかな血流信号は指摘できない．**c** CT像を示す．矢印がエコーで指摘された分枝型IPMNである．

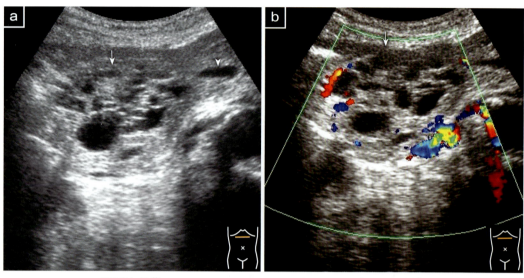

IPMN の像　　　　　　　　　カラードプラ

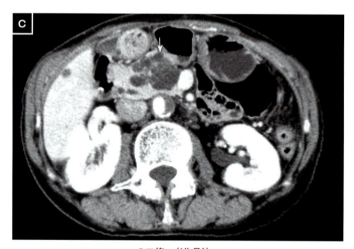

CT像（造影）

> **memo**　膵管内乳頭粘液性腫瘍　intraductal papillary mucinous neoplasm：IPMN
>
> 　IPMNは大きく分けて3つのタイプがある．主膵管型 IPMN は，主膵管が 5mm 以上拡張し，膵管内に充実性成分がみられる．主膵管径が 10mm 以上あればハイリスク群と考えられている．分枝型IPMNは，多房性囊胞がブドウの房状を示し，軽度の膵管拡張を示す．混合型 IPMN は，分枝型と主膵管型が併存したものである．

症例　膵管内乳頭粘液性腺癌　intraductal papillary mucinous carcinoma：IPMC

a 心窩部横走査で膵をみたものである．著明に拡張した膵管内には乳頭状に張り出したエコーレベルの高い腫瘍が認められる（矢印）．b 内視鏡的逆行性胆管膵管造影 endoscopic retrograde cholangiopancreatography（ERCP）像を示す．矢印が膵管内の腫瘍である．c 摘出標本を示す．矢印が腫瘍である．病理組織診断は粘液産生性腫瘍で膵管内乳頭粘液性腺癌であった．

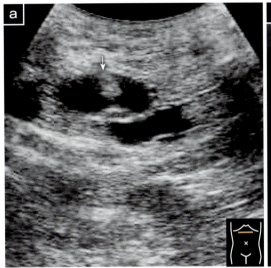

膵管内乳頭粘液性腺癌の像

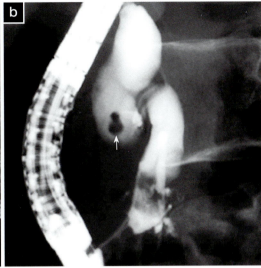

ERCP 像

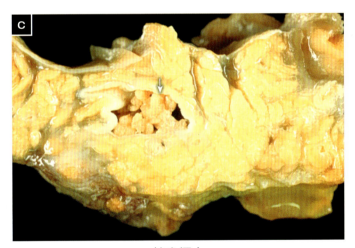

摘出標本

症例　粘液性囊胞腫瘍　mucinous cystic neoplasm：MCN　－囊胞内乳頭腫例－

a 心窩部横走査で膵の長軸像をみたものである．体部には隔壁と充実部分を伴う囊胞性腫瘍が認められる（矢印）．**b** ERCP（内視鏡的逆行性胆管膵管造影）像を示す．主膵管との交通がみられる（矢印）．膵液細胞診がクラス1であったことから，膵分節切除術が施行された．**c** 摘出標本を示す．矢印が拡張した膵管と内腔に突出した腫瘍を示す．

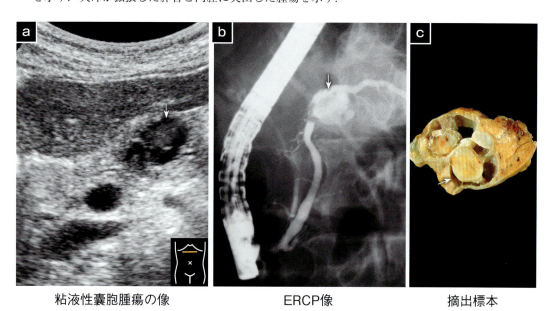

粘液性囊胞腫瘍の像　　　　　　　　ERCP像　　　　　　　　摘出標本

症例　粘液性囊胞腫瘍　mucinous cystic neoplasm：MCN　－多隔壁を伴う例－

　心窩部横走査で膵体尾部をみたものである．多隔壁を伴う囊胞域が認められる．検査の結果，粘液性囊胞腫瘍であった．本症は，大きな囊胞からなる単房性または多房性囊胞で厚い線維性被膜をもつ．血流に乏しく，膵管との交通はみられない．女性の膵体尾部に好発するといわれる．

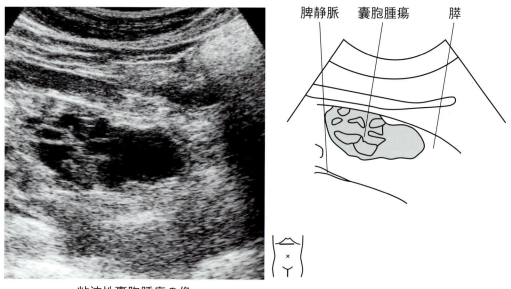

粘液性囊胞腫瘍の像

症例　漿液性囊胞腫瘍　serous cystic neoplasm：SCN

a 心窩部横走査で膵尾部をみたものである．胃前庭部（St）背側にはやや境界不明瞭なエコーレベルの高い腫瘍が認められる（矢印）．b CT像を示す．矢印が腫瘍である．Pa；膵，SV；脾静脈．

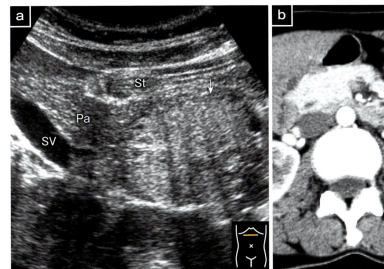

漿液性囊胞腫瘍の像　　　　　　　　　　　　　CT像（造影）

症例　充実性偽乳頭腫瘍　solid-pseudopapillary neoplasm：SPN

a 心窩部横走査で膵の長軸像をみたものである．膵体尾部の背側には境界明瞭，辺縁平滑，内部エコー不均一なエコーレベルの低い円形の腫瘤が認められる（矢印）．b 摘出標本を示す．矢印が腫瘍である．病理組織診断は solid-pseudopapillary neoplasm であった．本症は，若い女性に好発する比較的まれな膵上皮性腫瘍である．

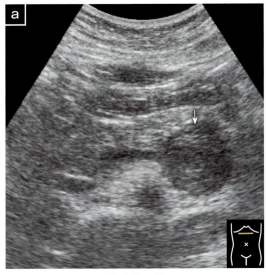

膵腫瘍の像　　　　　　　　　　　　　　　　摘出標本

症例　膵神経内分泌腫瘍　pancreatic neuroendocrine tumor　－血流豊富例－

a 心窩部横走査で膵の長軸像をみたものである．膵頭部には輪郭明瞭，辺縁平滑，内部エコー均一な低エコー腫瘍が認められる（矢印）．**b** 腫瘍の血流状態をカラードプラでみたものである．豊富な血流信号が認められる（矢印）．**c** CT像を示す．腫瘍は造影され高濃度像を呈している（矢印）．**d** 摘出標本を示す．矢印が腫瘍である．病理組織診断は，膵神経内分泌腫瘍（膵島細胞腫瘍）であった．

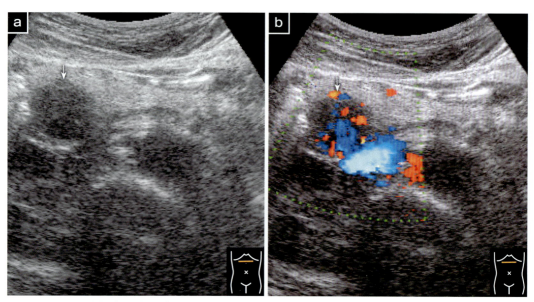

膵神経内分泌腫瘍の像　　　　　　　　　カラードプラ

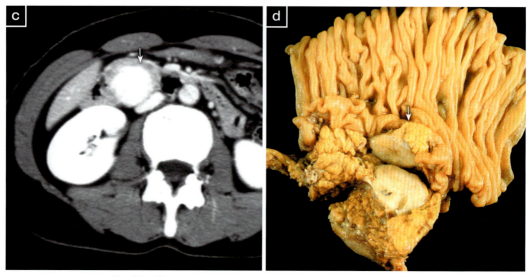

CT像（造影）　　　　　　　　　　　摘出標本

症例　膵神経内分泌腫瘍　pancreatic neuroendocrine tumor　−膵管拡張例−

a 心窩部横走査で膵の長軸像をみたものである．拡張膵管の途絶部分には5mm程の低エコー腫瘍が認められる．**b** ERCP（内視鏡的逆行性胆管膵管造影）像を示す．矢印が腫瘍である．病理組織診断は膵神経内分泌腫瘍であった．拡張膵管を認めた場合には，十二指腸側への原因追跡が大切である．人間ドックで指摘された症例である．

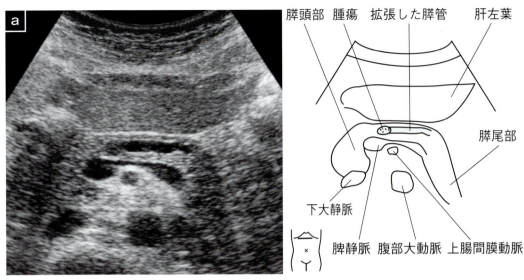

膵神経内分泌腫瘍の像

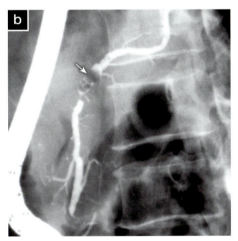

ERCP像

memo　膵神経内分泌腫瘍　pancreatic neuroendocrine tumor

膵のランゲルハンス島から発生する膵内分泌腫瘍はホルモンを過剰に産生する機能性と産生しない非機能性に分かれる．機能性腫瘍では過剰に産生されるホルモンにより腫瘍に名前がつく．インスリンを過剰に産生するインスリノーマ，グルカゴンを過剰に産生するグルカゴノーマ，ガストリンを過剰に産生するガストリノーマと呼ばれる．膵の内分泌組織を構成する細胞が異常化してできた腫瘍である．

症例　転移性膵癌　metastatic pancreatic cancer　－転移例－

a 心窩部横走査で膵の長軸像をみたものである．膵頭部の腹側には膵実質とほぼ同等のエコーレベルを有する不整形な腫瘍の張り出しが認められる（矢印）．b 膵体尾部に注目すると，膵実質内にも輪郭不明瞭，形状不整な腫瘍が認められる（矢印）．本例は，腎細胞癌の経過観察中に指摘されたもので膵への転移と判明した．

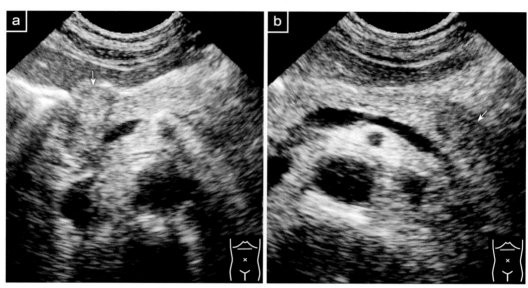

膵頭・体尾部転移の像

症例　膵癌　pancreatic carcinoma　－膵管平滑拡張例－

心窩部横走査で膵の長軸像をみたものである．膵頭部には境界明瞭，辺縁不整，内部エコー不均一な低エコーレベルの腫瘍が認められる．腫瘍による尾側膵管の平滑な拡張がみられる．

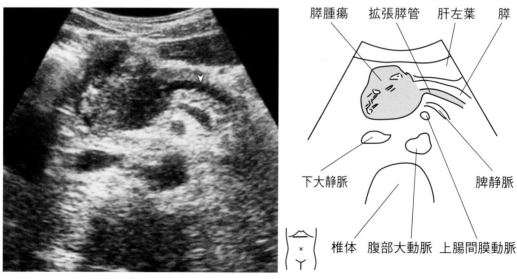

膵頭部癌の像

症例 膵癌 pancreatic carcinoma －膵管の数珠状拡張例－

a 心窩部横走査で膵の長軸像を描出したものである．膵頭部には境界不明瞭，辺縁不整な低エコー腫瘍が認められる（矢印）．腫瘍により尾側膵管の数珠状拡張がみられる（矢頭）．b CT像を示す．矢印が腫瘍，矢頭は拡張した膵管である．

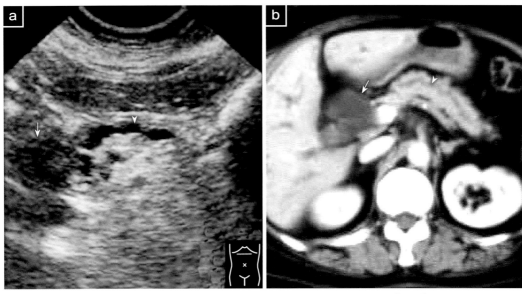

膵頭部癌の像　　　　　　　　　　CT像（造影）

症例 膵癌 pancreatic carcinoma －体尾部例－

心窩部横走査で膵の長軸像をみたものである．体尾部には境界不明瞭，辺縁不整な低エコー腫瘍が認められる．腫瘍に接し腹側には脂肪織の輝度増強がみられる（矢印）．検診で指摘された症例である．

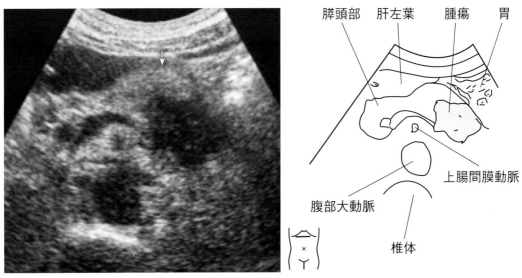

膵体尾部癌の像

症例　膵癌　pancreatic carcinoma　−膵尾部例−

a 左肋間走査で脾（SP）を介し膵尾部をみたものである．境界明瞭，辺縁不整な低エコー腫瘍が認められる（矢印）．b 脾を介し左側腹部縦走査で，腫瘍の血流状態をカラードプラでみたものである．動脈の一部には狭窄を示唆する領域がみられる（矢印）．c CT像を示す．矢印が腫瘍である．LK；左腎．

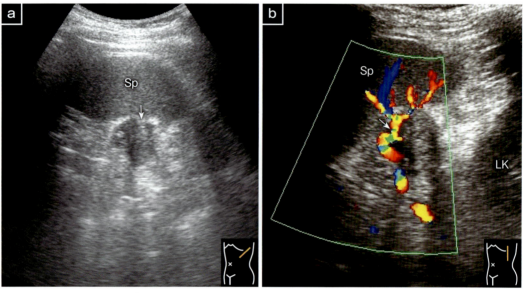

膵尾部癌の像　　　　　　　　カラードプラ

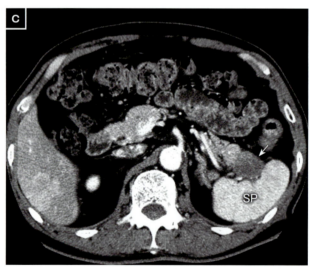

CT像（造影）

症例　膵癌　pancreatic carcinoma　－血管浸潤例－

a 心窩部横走査で膵の長軸像をみたものである．体尾部には境界不明瞭，辺縁不整な低エコー腫瘍が認められる（矢印）．b 膵上縁の目安とされる腹腔動脈（CA）からの分枝血管，総肝動脈（CHA）・脾動脈（SA）をみると総肝動脈の膨大拡張した領域には内部エコーが認められる（矢印）．c 同部位をカラードプラで観察すると血流信号の欠損がみられ（矢印），血管への浸潤が示唆される．d CT像を示す．矢印が膵体尾部癌，矢頭が総肝動脈欠損部位である．

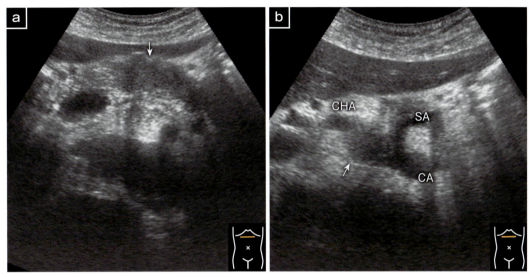

膵癌の像　　　　　　　　　　　　腹腔動脈分枝の像

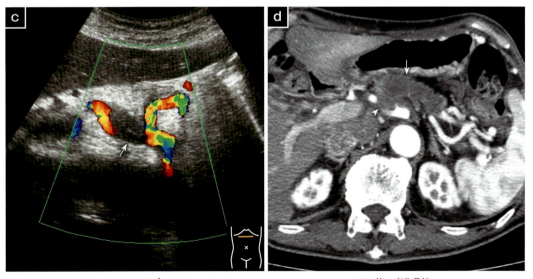

カラードプラ　　　　　　　　　　CT像（造影）

症例　膵肉腫　pancreatic sarcoma　－腫瘍経過例－

a 心窩部横走査で膵の長軸像を描出したものである．体部には9mm大の囊胞性腫瘤がみられる（矢印）．**b** 2年後の膵を長軸像でみたものである．囊胞性腫瘤は20mm大に増大している（矢印）．**c** CT像を示す．腫瘍は造影され高濃度像を呈している（矢印）．**d** 超音波内視鏡を示す．経腹的検査では囊胞と思われたが，内部エコー均一な充実性低エコー像である（矢印）．**e** 摘出標本を示す．矢印が腫瘍である．病理組織診断は紡錘細胞肉腫 spindle cell sarcoma であった．超音波は経過観察にも有用である．

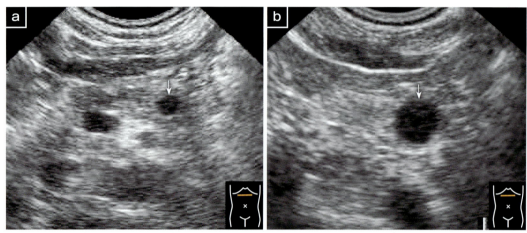

膵腫瘍の像（初回）　　　　　　膵腫瘍の像（2年後）

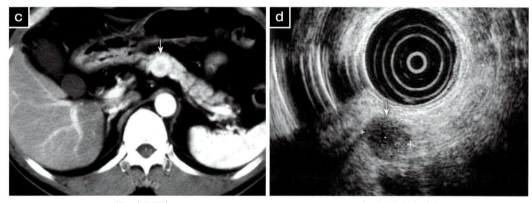

CT像（造影）　　　　　　超音波内視鏡

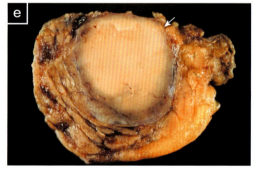

摘出標本

症例　膵損傷　pancreatic injury　－手術例－

a 交通事故で上腹部打撲による症例である．心窩部横走査で膵（Pa）の長軸像をみたものである．膵体尾部には境界不明瞭な低エコー領域と（矢印），腹側には少量の echo free space が認められる（矢頭）．手術の結果，膵体尾部損傷で膵管の完全断裂と判明した．b 摘出標本を水浸法でみたものである．矢印が損傷部位を示す．

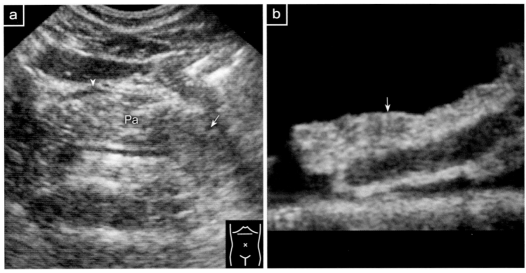

膵損傷の像　　　　　　　　　　　　　水浸法でみた摘出膵の像

症例　膵損傷　pancreatic injury　－保存的治癒例－

a 心窩部横走査で膵頭部を描出したものである．腫大した膵頭部には不均一な内部エコーを呈している（矢印）．膵後部近傍には少量の echo free space が認められる（矢頭）．b CT像を示す．矢印が膵頭部損傷部位である．本例は保存的に治癒された．Pa；膵，St；胃，RK；右腎．

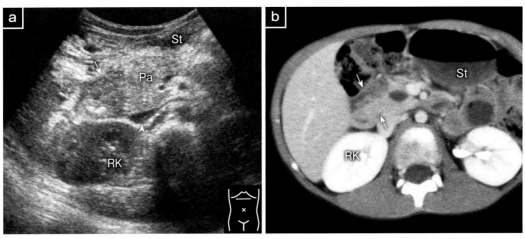

膵損傷の像　　　　　　　　　　　　　CT像（造影）

5. 脾 spleen

1 解 剖

脾の解剖について示す．

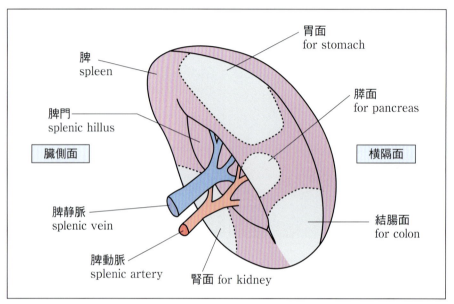

図1　前面からみた脾

[1] 脾

脾 spleen は，臓側面と横隔面の2面に区別できる．臓側面の脾は前方に向き，種々臓器に接する．脾門 splenic hillus の前面には胃底に接する胃面，左腎に接する腎面，下方には横行結腸・左側結腸曲に接する結腸面，それに膵が接する膵面がある．脾は脾動脈 splenic artery から血液を受け，静脈は脾門近くでいくつかの静脈と合流し脾静脈 splenic vein になる．脾の中央には血管や神経が出入りする．横隔面の脾は，腹腔の左上方，肋弓内にあり凸状で腹膜に覆われる．前面からみた脾を示す（図1）．

[2] 体表からみた脾と機能

脾は正常では左肋骨弓のなかにあり体表からは触れない．脾の横隔面 diaphragmatic surface は後上方に向き横隔膜面に突隆し，腹膜に覆われている．臓側面 visceral surface は，前方に向き，いくつかの臓器に接し中央には血管，神経が出入りする．図2は脾の体表投影図を示す．

- 副脾は，脾から離れた位置にみられ，被膜に包まれ脾組織の小塊である．大きさは2mmから30mmほどで通例1個，ときには数個存在する．出現位置は，脾門部，胃脾間膜，脾腎ヒダ，脾動脈沿い，大網，腸間膜，結腸間膜にもみられる．まれに肝，卵巣，卵管，精巣にもみられる．
- 脾の機能は，血液量や造血の調整，血球の破壊，抗体やオプソニンの産生などの機能を有する．オプソニンとは，血漿や他の体液中に存在するもので，細胞や微生物と結合して免疫食菌作用への感受性を高める物質の総称をいう．

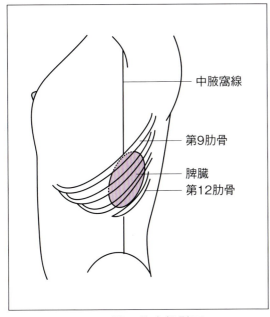

図2　脾の体表投影図

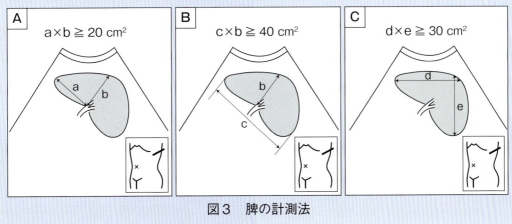

memo　脾の計測法　measurement method of spleen

脾腫の判定にスプリーンインデックス spleen index がある．脾の最大断面像を描出し，直交する2方向を計測し積を求めるもので，図3に示すA，B，Cの方法が知られている．

A　$a \times b \geqq 20\ cm^2$
B　$c \times b \geqq 40\ cm^2$
C　$d \times e \geqq 30\ cm^2$

図3　脾の計測法

2 脾の基本走査と正常像

超音波で脾の基本走査を行うために知っておきたい脾と周辺臓器について示す(図4).図中の番号は脾の走査部位である.得られる正常像を番号順に示す.

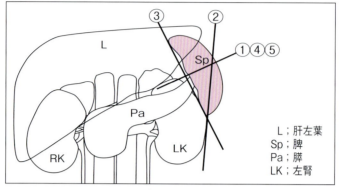

図4 脾の走査部位と周辺臓器

L；肝左葉
Sp；脾
Pa；膵
LK；左腎

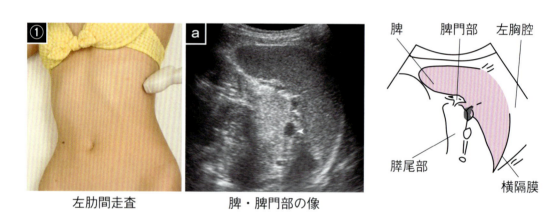

左肋間走査　　脾・脾門部の像

①左肋間走査で,**a**脾を描出したものである.脾の描出は,吸気または呼気の状態で脾が肺の影響を受けない最大断面像が描出されたら呼吸停止を指示し,脾の描出から漸減・消失までを扇状走査で観察する.探触子を移動させ,胸腔についても観察する.脾門部には膵尾部がみられるので注目したい.矢頭は脾門部血管を示す.

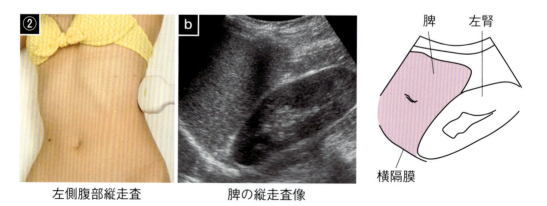

左側腹部縦走査　　脾の縦走査像

②左側腹部縦走査で,**b**脾を描出したものである.脾の下面には左腎が認められる.

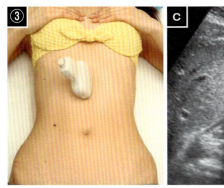
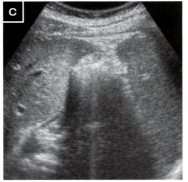
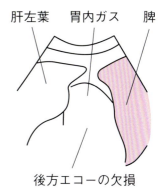

心窩部斜走査　　　　　左肋弓下走査像

③心窩部斜走査で，c 脾を描出したものである．肝左葉と脾の間には胃内ガスが後方エコーの欠損を伴い高エコー像で認められる．この走査では通常，脾の腫大がなければ脾の同定は困難であり，正常な場合，脾を意識的に走査しないと得られない画像である．

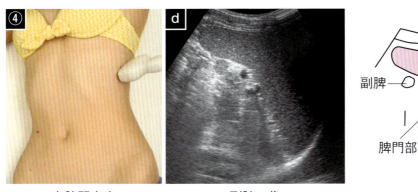

左肋間走査　　　　　副脾の像

④左肋間走査で，d 脾を描出したものである．臓側面には副脾がみられる．副脾の存在部位によってはリンパ節腫大や膵尾部腫瘍との鑑別を要することがある．正常脾の走査で知っておきたい例である．

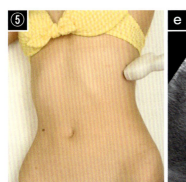
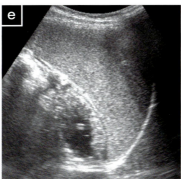
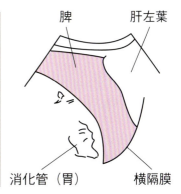

左肋間走査　　　　　肝・脾コントラスト像

⑤左肋間走査で，e 脾を描出したものである．脾と肝のコントラスト像を示す．脾の横隔面側にはエコーレベルの低い肝左葉が描出されている．脂肪肝では肝のエコーレベルは高く脾が低い像を示すが，本例は逆のケースである．正常脾の走査で知っておきたい例である．

第Ⅱ章　臨床　1 消化器　177

3 超音波でみる脾疾患のチェックポイント

脾疾患のチェックポイントを番号順に示す．

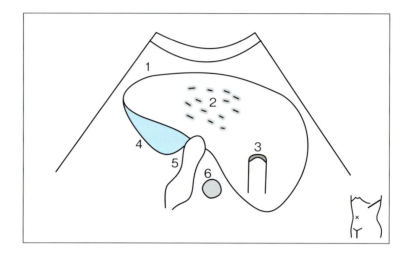

1. **脾腫**
    脾の腫大を示す．
    ・脾の計測法に基づき積が 20 cm² 以上を脾腫としている（P. 175 図 3 A の方法による）．
    ・脾腫をきたす疾患には，肝硬変，慢性肝炎など門脈圧亢進症や白血病などがある．

2. **ガムナガンディー結節**
    腫大した脾内に点状高エコーの散在を示す．
    ・特発性門脈圧亢進症や肝硬変などでみられることがある．

3. **脾石灰化**
    脾内に音響陰影を伴う石灰化が高エコー像を示す．
    ・脾動脈による石灰化もみられる．

4. **腹水**
    脾の臓側面に無エコー域 echo free space を示す．
    ・後腹膜腔内か腹腔内かの鑑別を要すことがある．
    ・後腹膜腔内の echo free space は，急性膵炎，尿管結石などでみられる．

5. **脾門部血管拡張**
    脾門部の血管拡張や蛇行する血管像がみられ脾腫を伴う．
    ・カラードプラで観察すると血流信号がみられる．
    ・脾腎短絡や食道静脈瘤の存在，脾静脈や門脈の逆流についてカラードプラで観察する．

6. **リンパ節腫大**
    脾近傍の腹腔内に円形の低エコー像を示す．
    ・副脾は脾と同等のエコーレベルを有するが，リンパ節腫大との鑑別を要すことがある．
    ・リンパ節腫大（No.10）を認めた場合，胃癌や大腸癌など原発巣の検索を行う．

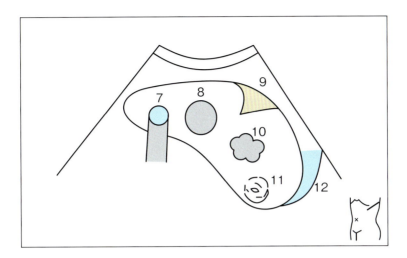

7. 脾囊胞
円形の無エコー域を示し，後方エコーの増強を伴う．
・嚢胞内に内部エコーがみられれば膿瘍が疑われる．

8. 脾血管腫
脾内部にエコーレベルの高い円形の腫瘤像を示す．
・大きな血管腫では多彩な像を示す．

9. 脾梗塞
脾内に，くさび状または地図状を示す不均一な低エコー領域を示す．
・早期梗塞例では典型例を示さないこともあるので，経時的観察が必要である．
・梗塞部位ではカラードプラによる血流信号を欠く．

10. 脾悪性リンパ腫・転移性腫瘍・脾過誤腫
輪郭不明瞭な低エコーレベルの充実性腫瘍を示す．
・脾の占拠性病変には肝と同じようなものが存在する．

11. 脾損傷
脾内には不均一な限局性低エコー像を示す．
・損傷程度によるが，脾下面（臓側面）や，左胸腔内に血腫が echo free space を示す．

12. 左胸水
左横隔膜を越え頭側に echo free space を示す．
・若年者では胸腔像が低エコーを示すことがあるので読み過ぎに注意する．

4　症例　脾

脾の症例を示す．

症例　脾腫　splenomegaly　－白血病による例－

　左肋間走査で脾を描出したものである．腫大した脾の内部には不均一な領域がみられるが臨床的意義は不詳である．脾の計測法（図中点線部分）でみると，約 $7 \times 5\,cm = 35cm^2$ で，正常範囲の $20cm^2$ を越えていることから脾腫と診断できる．本例は白血病の症例である．

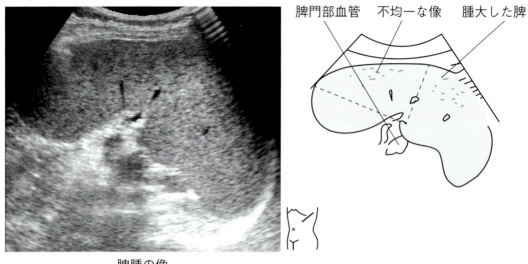

脾腫の像

症例　脾腫　splenomegaly　－血液疾患例－

　a 左肋間走査で脾（Sp）をみたものである．著明な脾腫が認められる（矢印）．脾の内部エコーは均一で脾門部の血管拡張はみられない（矢頭）．**b** 左季肋部縦走査で脾と左腎を同一面でみたものである．腫大した脾（矢印）の背側には萎縮した左腎が認められる（矢頭）．

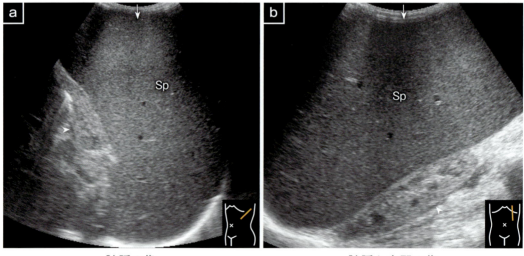

脾腫の像　　　　　　　　　　脾腫と左腎の像

症例　ガムナガンディー結節　Gamna-Gandy nodule

　左肋間走査で脾を描出したものである．腫大した脾内部には点状高エコーの散在がみられるが，音響陰影は認められない．本症は，脾内の小出血によるヘモジデリン沈着の結果，生じたもので特発性門脈圧亢進症や肝硬変などでみられる．本例は，肝硬変例である．

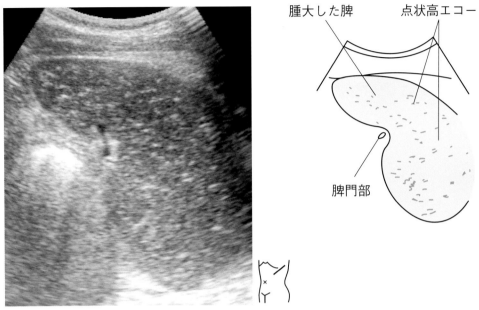

ガムナガンディー結節の像

症例　脾石灰化　calcification of spleen

　左肋間走査で脾をみたものである．脾の臓側面には音響陰影を伴う石灰化が高エコー像で認められる．石灰化を伴う臨床的意義は不明であるが，見落とし易い部位である．

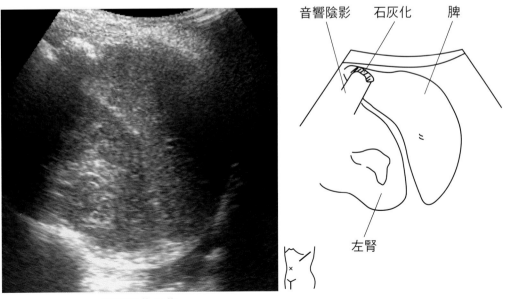

脾石灰化の像

症例　脾嚢胞・石灰化　cyst and calcification of spleen

a 左肋間走査で脾をみたものである．脾内には周辺部分に石灰化を伴う嚢胞が後方エコーの増強を伴って認められる．**b** CT前額断像を示す．矢印が石灰化を伴った嚢胞である．CTの所見では，angioma や lymphangioma が示唆された．

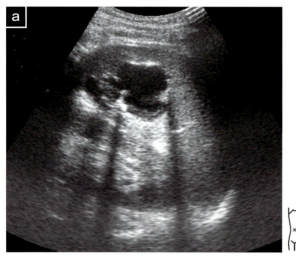

脾嚢胞・石灰化の像

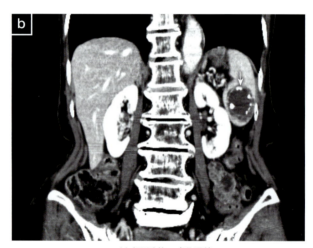

CT 前額断像（造影）

---

memo　　　**脾嚢胞・脾石灰化　cyst and calcification of spleen**

脾の嚢胞や石灰化は，肝や腎に比べるときわめて少ない．脾嚢胞や石灰化がみられた場合，有症状，出血，破裂の可能性があるものや悪性が疑われるものは治療の対象になるが，無症状のものは経過観察とされている．

症例　脾嚢胞　cyst of spleen

左肋間走査で脾を描出したものである．脾内には後方エコーの増強を伴う嚢胞が認められる．嚢胞内には内部エコーはみられない．脾嚢胞には，嚢胞壁が内皮細胞で覆われている真性嚢胞，外傷などの既往で生じる仮性嚢胞がある．本例は真性嚢胞である．

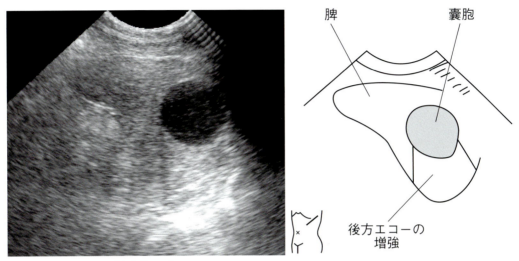

脾嚢胞の像

症例　脾膿瘍　abscess of spleen

a 左肋間走査で脾（Sp）をみたものである．脾内部には不均一な内部エコーを伴う嚢胞が認められる（矢印）．左背部痛，発熱の症状がみられたため脾膿瘍が示唆された．b CT像を示す．結核性による脾膿瘍であった（矢印）．本症は，敗血症や周囲臓器からの炎症波及，脾梗塞，外傷，免疫不全などにより生じる疾患で，左背部痛，発熱の症状がみられる．

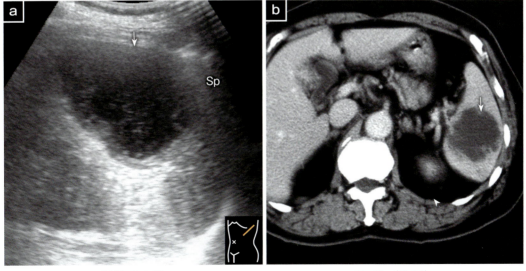

脾膿瘍の像　　　　　　　　　　　CT像（造影）

症例　脾血管腫　hemangioma of spleen　－高エコー例－

左肋間走査で脾をみたものである．脾の横隔膜側にはエコーレベルの高い8 mm大の腫瘤が認められる．脾の腫瘤性病変も肝と同様の種類がみられる．

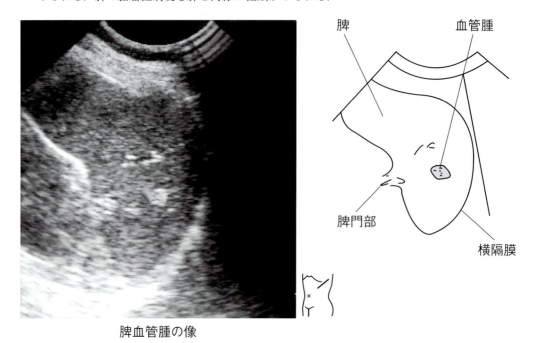

脾血管腫の像

症例　脾血管腫　hemangioma of spleen　－低エコー例－

a 左肋間走査で脾（Sp）を描出したものである．脾門部側には境界明瞭な低エコー域の張り出しがみられる（矢印）．b CT像を示す．矢印が脾の血管腫である．血管腫には単発性，多発性があるが，組織学的には海綿状血管腫が多い．

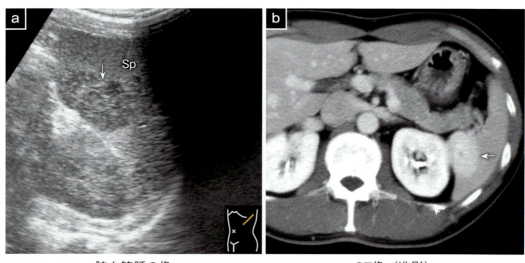

脾血管腫の像　　　　　　　　　　　　　CT像（造影）

症例　脾過誤腫　hamartoma of spleen

a 左肋間走査で脾（Sp）をみたものである．脾の腹壁側には少量の echo fre space が認められる（矢頭）．脾体部には境界やや不明瞭，辺縁不整，内部に小囊胞を伴った充実性腫瘤が認められる（矢印）．**b** 摘出標本を示す（矢印）．本例は，腫瘍の破裂によるもので，病理組織診断は過誤腫 hamartoma であった．過誤腫は，組織奇形のひとつで，組織成分の混合の異常，組織の先天性迷入，本来は退縮すべき組織の遺残が腫瘍を形成したものといわれている．

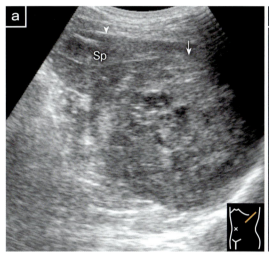

脾過誤腫の像

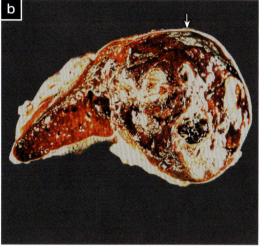

摘出標本

症例　脾悪性リンパ腫　malignant lymphoma of spleen

a 左肋間走査で脾（Sp）をみたものである．腫大した脾内には境界明瞭，辺縁不整，内部エコー不均一な低エコー腫瘍が認められる（矢印）．検査の結果，悪性リンパ腫（非 Hodgikin リンパ腫）であった．**b** CT像を示す．矢印が腫瘍である．本症はリンパ節を侵す病変で，脾や腹部大動脈周囲および腸間膜リンパ節の腫大を来す疾患であるが，本例も鼠径部にリンパ節腫大が認められた．

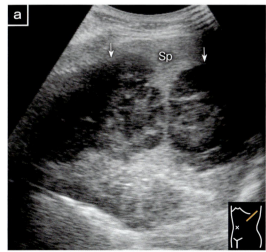

脾悪性リンパ腫の像

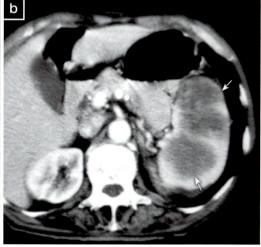

CT像（造影）

症例　転移性脾腫瘍　metastatic tumor of spleen　－大腸原発例1－

a 左肋間走査で脾（Sp）を描出したものである．脾内部には低エコーを伴う帯状高エコーが認められる（矢印）．カラードプラでは腫瘍内血流の信号が豊富でないことから，脾血管腫が示唆された．**b** 上行結腸には偽腎臓 pseudokidney sign が認められる（矢印）．**c** CT像を示す．矢印が脾腫瘍である．**d** 大腸内視鏡（上行結腸）を示す．矢印が腫瘍である．手術により，上行結腸癌による転移性脾腫瘍と判明したが，肝への転移は認められなかった．

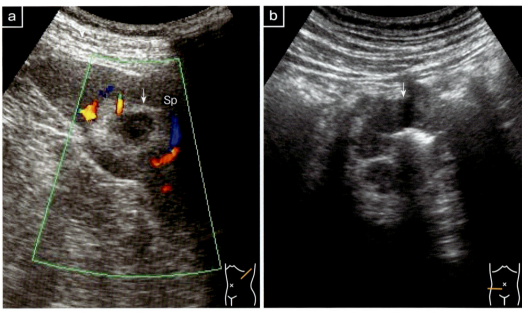

転移性脾腫瘍の像　　　　　　　　　上行結腸癌の像

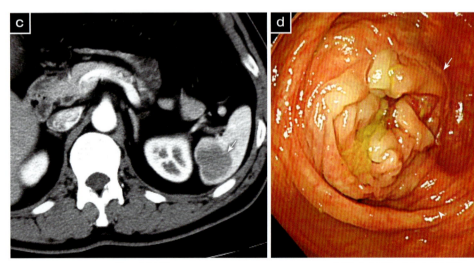

CT像（造影）　　　　　　　　　大腸内視鏡（上行結腸）

症例　転移性脾腫瘍　metastatic tumor of spleen　−大腸原発例2−

a 左肋間走査で脾（Sp）を描出したものである．脾内部には境界不明瞭，辺縁不整の囊胞域を伴う内部エコー不均一な腫瘍が脾門部側へ張り出し像を呈している（矢印）．**b** 右肋弓下走査で肝をみたものである．肝右葉から左葉には辺縁低エコー帯 halo を伴う腫瘍の多発が認められる（矢印）．**c** 上行結腸を検索したところ腸重積を示唆する重積腸管が認められ（矢印），**d** 先進部には腫瘍性病変が認められる（矢印）．**e** CT像を示す．矢印が転移性脾腫瘍である．

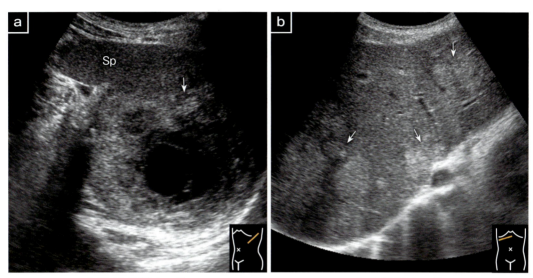

転移性脾腫瘍の像　　　　　　　　　　　転移性肝癌の像

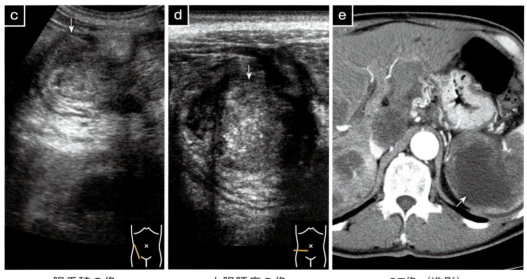

腸重積の像　　　　大腸腫瘍の像　　　　CT像（造影）

症例　脾梗塞　infarction of spleen　－不明瞭な梗塞部位例－

a 左肋間走査で脾（Sp）を描出したものである．カラードプラで観察すると腫大した脾内部には血流信号の乏しい領域が認められる（矢印）．**b** CT像を示す．矢印が梗塞部位である．発症早期の梗塞は超音波で指摘できないことが多いことから梗塞が疑われた場合，積極的なカラードプラの活用と経過観察が大切である．

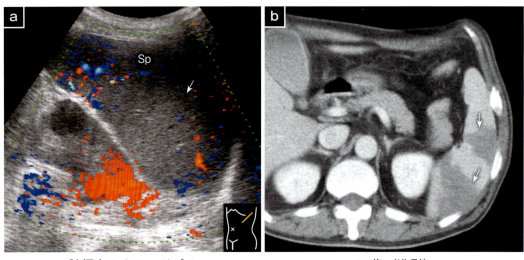

脾梗塞のカラードプラ　　　　　　　　　　　CT像（造影）

症例　脾梗塞　infarction of spleen　－明瞭な梗塞部位例－

左肋間走査で脾をみたものである．カラードプラで観察すると，脾内には不均一な内部エコーがみられ梗塞像に特徴的な，くさび状，地図状を呈し，同部位に血流信号はみられない．脾梗塞は経過と共に線維化や瘢痕化を生じ高エコー化を呈するようになる．

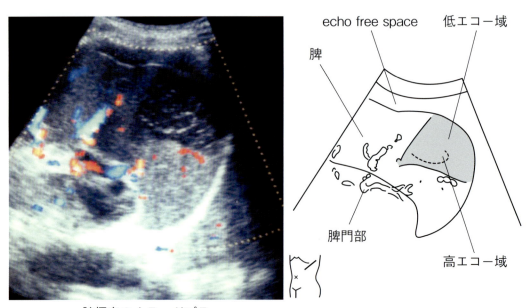

脾梗塞のカラードプラ

症例　脾損傷　splenic injury　－脾の不均一例－

a 左側腹部縦走査で脾（Sp）をみたものである．脾内には小囊胞域を伴う内部エコー不均一な低エコー像が認められる（矢印）．**b** 同走査で脾下面をみたものである．脾（Sp）と左腎（LK）の間には軽度の echo free space が認められる（矢印）．検査の結果，脾損傷であった．左側腹部強打により緊急超音波検査が施行された例である．

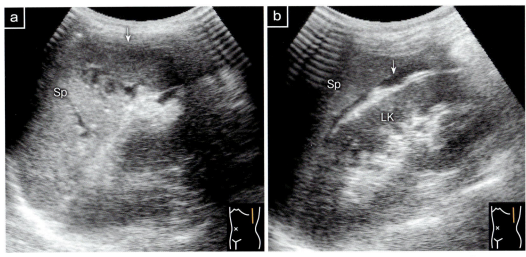

脾損傷の像　　　　　　　　　　脾下面 echo free space の像

症例　脾損傷　splenic injury　－脾の輪郭変化例－

a 左肋間走査で脾（Sp）を描出したものである．脾門部には不整形な張り出し像がみられる（矢印）．**b** CT像を示す．矢印が損傷部位である．脾損傷が疑われる場合には，脾の内部エコーや輪郭など周囲にも注目して検査を行うとよい．左側腹部打撲により緊急超音波検査が施行された例である．

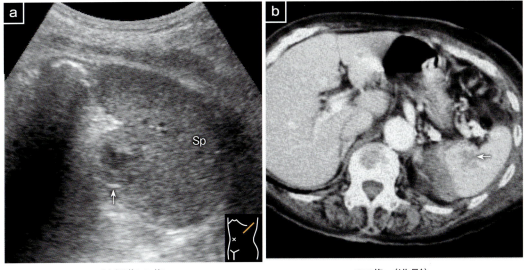

脾損傷の像　　　　　　　　　　CT像（造影）

Ⅱ 消化管

1. 食道 esophagus・胃 stomach・十二指腸 duodenum

1 解剖

食道・胃・十二指腸の解剖について示す．

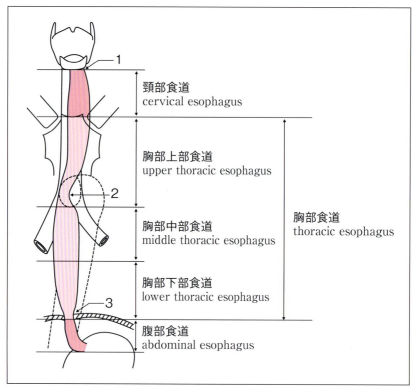

図1　前方よりみた食道

[1]食道

食道 esophagus は，長さは 25 cm ほどで頸部・胸部・腹部の 3 部に分けられる．頸部 cervical part は，長さ 6 cm ほどで輪状軟骨下縁から胸骨上縁までの高さにあり，椎骨の前，気管の後方を下降する．食道と気管の間には反回神経が，食道の両側には総頸動脈，内頸静脈，迷走神経が走行する．胸部 thoracic part は，長さ 17 cm ほどあり気管の後方を左側に下降する．腹部 abdominal part は短く 3 cm ほどで，第 10 胸椎の高さで横隔膜の食道裂孔を通り，胃噴門に続く．超音波で検査対象になるのが，図中の濃い色部分の頸部食道と腹部食道である．胸部食道は，肋骨や気管があるため超音波検査の対象にはならない．図中の番号は，1. 食道起始部，2. 気管分岐部，3. 横隔膜貫通部の生理的食道狭窄部を示す．前方よりみた食道である（図1）．

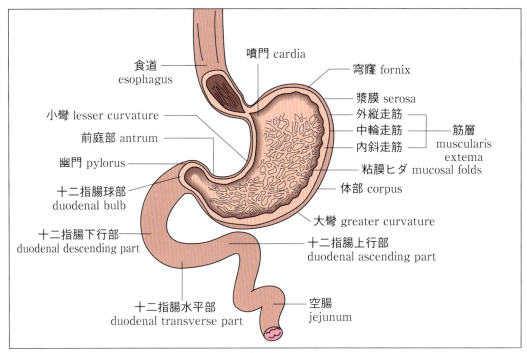

図2　胃・十二指腸の正面図

[2] 胃

胃 stomach は，食道に続く囊状の器官で横隔膜の下にあり腹腔内に位置する．食道から胃の入口部分が噴門（食道胃接合部）で，正中よりやや左側に位置する．胃の出口で，十二指腸の移行部分が幽門となり幽門括約筋がある．胃の中心部が体部，右側に曲がる縁が小彎，反対側が大彎になる．胃上部の膨大部分が穹窿，幽門の手前が前庭部になる．

[3] 十二指腸

十二指腸 duodenum は，小腸の一部で，胃の幽門と空腸の間にあり，膵頭に沿ってC字形を成し，後腹壁に付着する長さ約 25 cm（12 横指）の部分である．十二指腸と空腸の境界部分が空腸の支持組織，トライツ Treitz 靱帯付着部である．十二指腸は，十二指腸球部・下行部・水平部・上行部に分けられ，下行部には大十二指腸乳頭（Vater 乳頭）がある．胃・十二指腸の正面図を示す（図2）．

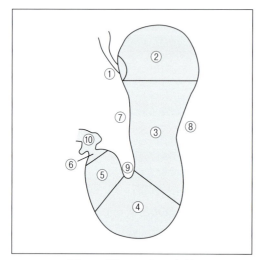

図3　胃の区分と名称

[4] 胃の区分と名称

胃の区分については一般に穹窿部（胃底部），胃体部，胃角部，前庭部の4つに分けられる．胃の区分と名称について示す（図3）．

① 噴門 cardia は，胃の入口にあたる部分で噴門近く（食道胃接合部）をいう．
② 穹窿部 fornix は，噴門より左上方に膨隆した部分をいう．
③ 胃体 corpus は，胃の中央部で膨大した胃の下行部をいう．
④ 胃角部 angulus は，直角に曲がる部分で胃前庭部に移行するまでの部分をいう．
⑤ 前庭部 antrum は，胃体部と幽門との間で胃角より十二指腸側の部分をいう．
⑥ 幽門 pylorus は，十二指腸球部に開口する部分をいう．
⑦ 小彎 lesser curvature と，⑧ 大彎 greater curvature は，胃の入口の噴門と出口の幽門を結ぶ上縁を小彎，下縁を大彎というが，実際には小彎が上後側に，大彎が下前側に位置する
⑨ 胃角 angulus は，胃前庭部に移行する部分でほぼ直角に曲がる部分をいう．
⑩ 十二指腸球部 duodenal bulb は，胃の出口から十二指腸に移行する部分をいう．

[5] 胃癌取扱い規約による分類

胃の大彎および小彎を3等分し，対応点を結んだ3つの領域に分け，上から上部U，中部M，下部Lになる（図4上図）．また，胃の横断面を4等分し，前壁，小彎，後壁，大彎として胃癌の存在箇所の記載に用いられている（図4下図）．

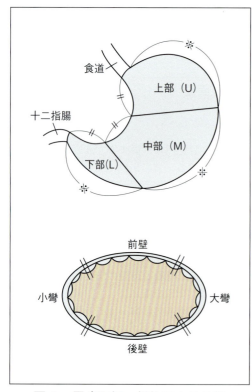

図4　胃癌取扱い規約による分類

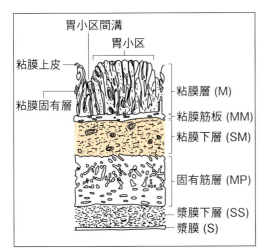

図5 正常胃の壁構造

[6] 胃の壁構造

胃壁の構造は潰瘍の深さや胃癌の深達度，胃ポリープ，粘膜下腫瘍などの診断に必要である．胃のびらんは粘膜層だけに欠損がみられるもので，潰瘍では粘膜筋板を越える．胃癌では，癌細胞が粘膜下層にとどまっていれば早期癌，固有筋層より深くにあれば進行癌になる．胃壁の厚さは約5mmで正常胃の壁構造を図5に示す．

粘膜層 mucosa（M）
粘膜筋板 muscularis mucosa（MM）
粘膜下層 submucosa（SM）
固有筋層 muscularis propria（MP）
漿膜下層 subserosa（SS）
漿膜 serosa（S）からなる．

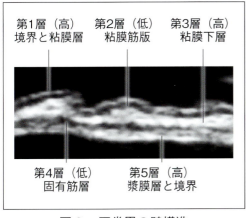

図6 正常胃の壁構造

[7] 水浸法でみた胃壁の超音波像

正常胃壁を水浸法でみた超音波像である（図6）．
第1層 高エコーは，境界エコー＋粘膜層
第2層 低エコーは，粘膜筋板
第3層 高エコーは，粘膜下層
第4層 低エコーは，固有筋層
第5層 高エコーは，漿膜層＋境界エコー
になる．小腸や大腸も同様の壁構造を示す．

胃・小腸・大腸・直腸の正常壁厚

胃   5 mm 以下（幽門輪は8 mm）
小腸 4 mm 以下
大腸 3 mm 以下
直腸 6 mm 以下

[8] エコーでみる消化管の正常壁厚

胃・腸管壁厚の計測は前壁または後壁の片側で行う．胃から直腸の正常壁厚について左に示す．検査時の目安として知っておくとよい．

2　食道・胃・十二指腸の基本走査と正常像

・頸部食道の基本走査と正常像

　超音波で頸部食道の基本走査を行うために知っておきたい周辺臓器について示す（図7）．図中の番号は頸部食道の走査部位である．得られる正常像を番号順に示す．

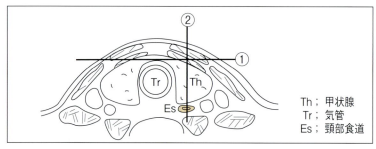

図7　頸部食道の走査部位と周辺臓器

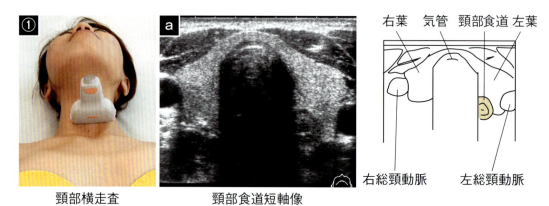

頸部横走査　　　　頸部食道短軸像

①頸部の横走査で，**a** 頸部食道の短軸像を描出したものである．甲状腺左葉の背側には高エコーを伴う円形の低エコー像としてとらえられる．

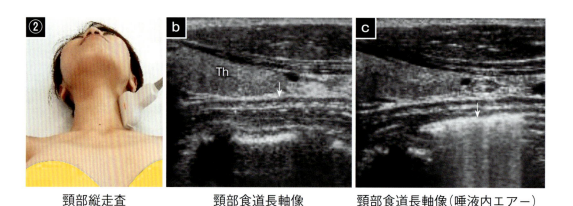

頸部縦走査　　　　頸部食道長軸像　　　　頸部食道長軸像（唾液内エアー）

②頸部の縦走査で，**b** 頸部食道の長軸像を描出したものである．甲状腺（Th）左葉の背側には層構造を伴う頸部食道が認められる（矢印）．**c** 同部位の観察時に，唾液を飲み込んでもらい頸部食道の通過時をみたもので，唾液内のエアーが高エコー像として描出される（矢印）．頸部食道の確認によい．

・腹部食道の基本走査と正常像

　超音波で腹部食道の基本走査を行うために知っておきたい周辺臓器について示す（図8）．図中の番号は腹部食道の走査部位である．得られる正常像を番号順に示す．

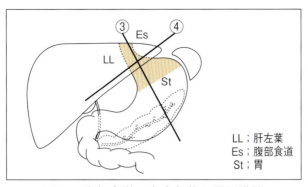

図8　腹部食道の走査部位と周辺臓器

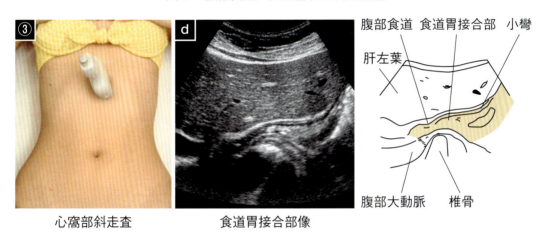

③心窩部斜走査で，d 食道胃接合部長軸像を描出したものである．肝左葉下面と腹部大動脈の間には壁構造を伴う像が認められる．

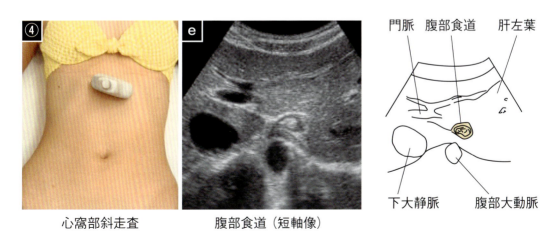

④心窩部斜走査で，e 食道胃接合部短軸像を描出したものである．腹部大動脈短軸像の近傍に高エコーを伴う低エコーの円形像でとらえられる．

・胃・十二指腸の基本走査と正常像

超音波で胃・十二指腸の基本走査を行うために知っておきたい周辺臓器を示す（図9）．図中の番号は胃・十二指腸の走査部位である．得られる正常像を番号順に示す．

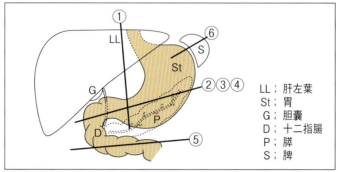

図9　胃・十二指腸の走査部位と周辺臓器

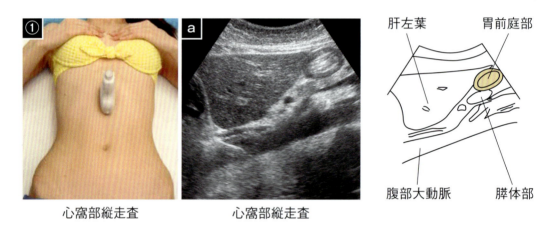

①心窩部縦走査で，**a** 胃前庭部短軸像を描出したものである．肝左葉下面には中心部高エコーを伴う円形の低エコー像が胃前庭部である．吸気の状態で観察するとよい．

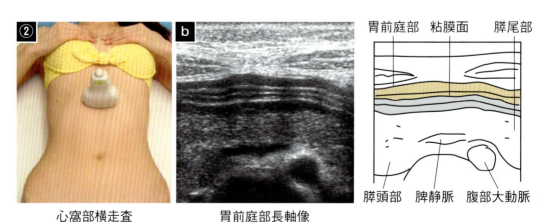

②心窩部横走査で，**b** リニア探触子を用い拡大像で胃前庭部長軸像を描出したものである．胃壁の構造が粘膜面（内側）より，前壁（色アミ部分）・後壁（墨アミ部分）のそれぞれに5層構造として認められる．

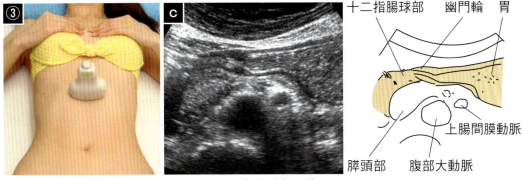

心窩部横走査　　　　　胃・十二指腸球部の像

③心窩部横走査で，c 胃前庭部，十二指腸球部を描出したものである．幽門輪は正常でも壁の厚い像を示す．十二指腸球部はガスのため描出するにはタイミングを要す．

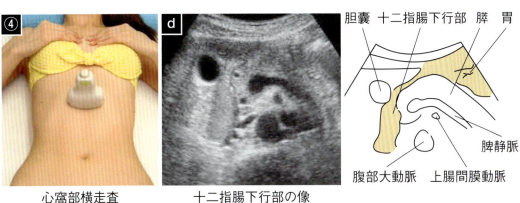

心窩部横走査　　　　　十二指腸下行部の像

④心窩部横走査で，d 十二指腸下行部を描出したものである．ガスが多く描出困難なことが多い．胆嚢を目安に観察する．探触子の走査は画像を見ながら解剖学的走行に従い走査するとよい．

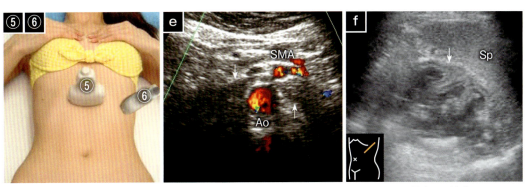

心窩部横走査・左肋間走査　十二指腸水平部の像　　　胃体部短軸像

⑤心窩部横走査で，e 十二指腸水平部をカラードプラでみたものである．腹部大動脈（Ao）と上腸間膜動脈（SMA）の間に低エコー像としてとらえられる（矢印）．ガスが多いことから描出困難なことが多い．⑥左肋間走査で，f 脾（Sp）を介し胃体部を描出したものである（矢印）．消化管の位置や胃内ガスなどにより認められないことが多い．

3 超音波でみる食道・胃・十二指腸疾患のチェックポイント

食道・胃・十二指腸疾患のチェックポイントを番号順に示す．

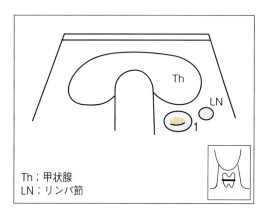

Th；甲状腺
LN；リンパ節

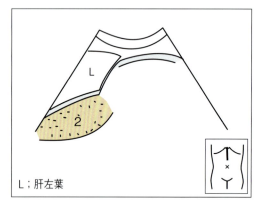

L；肝左葉

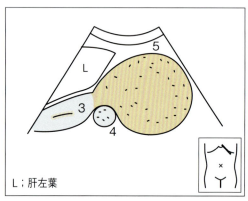

L；肝左葉

1．頸部食道癌
甲状腺左葉近傍の背側に高エコーを伴い肥厚した食道壁が腎に似たエコー像 シュードキドニーサイン pseudokidney sign を示す．
- 近傍に腫大したリンパ節（LN）が円形の低エコー像を示すことがある．

2．逆流性食道炎・食道裂孔ヘルニア・食道アカラシア
内容物を伴った腹部食道の拡張を示す．
- 逆流性食道炎や食道裂孔ヘルニアでは噴門部から食道へ逆流する様子がみられる．
- 逆流性食道炎や食道裂孔ヘルニア，食道アカラシアの鑑別は困難である．

3．腹部食道癌
肝左葉下面に限局性の壁肥厚が pseudokindney sign を示す．

4．胃粘膜下腫瘍
胃粘膜下に低エコー腫瘍を示す．
- 膵腫瘍との鑑別を要することがある．

5．胃拡張
肝左葉下面に内部エコー（残渣）を伴う拡張した囊胞域を示す．
- 十二指腸側での狭窄・閉塞病変を検索する．
- 胃拡張が疑われる場合，飲水後か否かを確認するとよい．

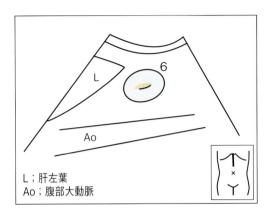

L；肝左葉
Ao；腹部大動脈

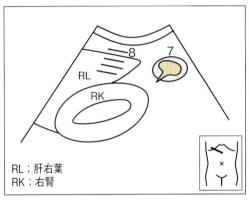

RL；肝右葉
RK；右腎

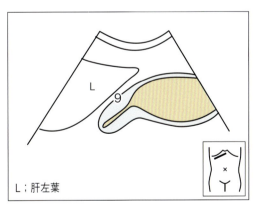

L；肝左葉

6．急性胃炎・胃悪性病変
中心部に高エコーを伴い，肥厚した胃壁が pseudokidney sign を示す．
- 胃壁の肥厚を伴う疾患には胃潰瘍，急性胃粘膜病変，胃アニサキス症，胃癌，胃悪性リンパ腫などがある．
- 食物残渣や腹水を伴った胃・腸壁の読みに注意する．

7．胃・十二指腸潰瘍
限局性壁肥厚を伴う胃・十二指腸に潰瘍底が高エコー像を示す．
- 潰瘍と胃内ガスの鑑別は，体位変換や探触子による加圧で行う．変化があればガス像である．

8．胃穿孔
消化管穿孔で漏れたガスが，腹腔内へ遊離し，多重反射を伴い高エコー像を示す．
- 消化管穿孔の特徴的所見である．
- 十二指腸潰瘍の穿孔が最も多い．
- 肝表面に腸管が入り込む Chilaiditi 症候群や，下肺の空気が類似像を示すことから，慎重な走査と読影が必要である．
- 肝表面のフリーエアー free air の描出にリニア探触子を用いるとよい．

9．肥厚性幽門狭窄症
乳幼児の疾患で，胃の幽門部壁肥厚が低エコー像を示す．
- 幽門筋が 4 mm 以上あれば本症を疑う．
- 胃の拡張を認めることが多い．
- 検査時には乳児の右側を下に，胃内ガスを噴門側に移動させ検査するとよい．

4 症例　食道・胃・十二指腸

食道・胃・十二指腸の症例を示す．

症例　頸部食道癌　cancer of cervical esophagus

左頸部縦走査で頸部食道の長軸像をみたものである．甲状腺左葉を介し食道壁の著明な肥厚が低エコー像を示し，壁構造の消失が認められる．低エコーの中心側には潰瘍形成を示唆する高エコー像の突出がみられ，近傍には腫大したリンパ節が境界明瞭な低エコー像を呈している．

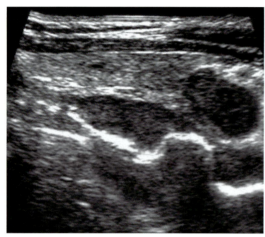
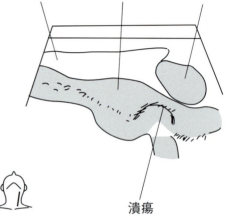

頸部食道癌の像

症例　食道アカラシア　achalasia of esophagus

a 心窩部縦走査で腹部食道を描出したものである．肝左葉（LL）下面には拡張した食道内に食物残渣が高エコー像で認められる（矢印）．b 食道バリウムX線像を示す．矢印が拡張した食道である．

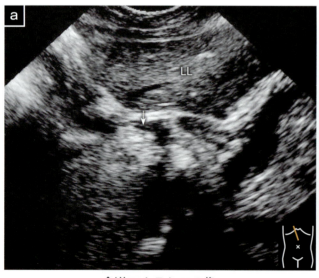
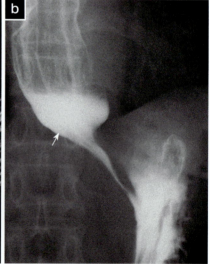

食道アカラシアの像　　　　食道バリウムX線像

症例　胃食道逆流症　gastroesophageal reflux disease : GERD

a 心窩部縦走査で腹部食道をみたものである．肝左葉（LL）下面と腹部大動脈（Ao）の間には，食道内へ逆流する胃液（胃内ガス）が高エコー像を呈している（矢印）．リアルタイムで観察すると流動状態が観察される．b 食道内視鏡を示す．食道胃接合部の直上には線状びらんが認められる（矢印）．胃食道逆流症 GERD LA 分類 Grade B と診断された．

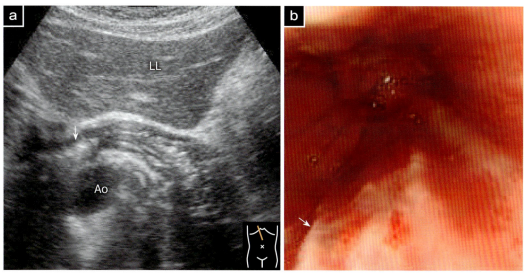

逆流性食道炎の像　　　　　　　　食道内視鏡

症例　食道裂溝ヘルニア　esophageal hiatal hernia

a 心窩部縦走査で腹部食道の長軸像を描出したものである．肝左葉（LL）下面には食物残渣を伴う拡張した腹部食道が認められる（矢印）．b CT前額断像を示す．矢印が食道裂孔ヘルニアである．He；心臓．

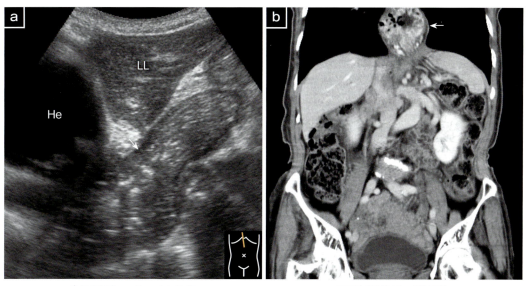

食道裂孔ヘルニアの像　　　　　　CT前額断像（造影）

症例　下部食道腫瘍　tumor of lower esophagus

a 心窩部縦走査で腹部食道をみたものである．肝左葉下面，心臓，腹部大動脈の間には内部エコー不均一な低エコー腫瘍が認められる．b 食道バリウムX線像である．下部食道を圧排する不整像がみられる（矢印）．c 摘出標本を示す（矢印）．病理組織診断は平滑筋肉腫 leiomyosarcoma であった．肉腫は，筋肉や神経，骨などの結合組織に発生する悪性腫瘍で，体中どこにでも発生するといわれている．

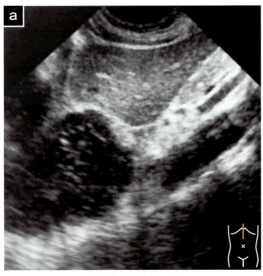
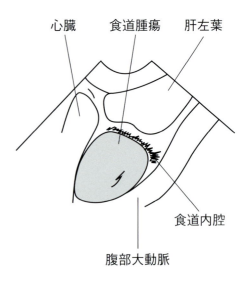

下部食道腫瘍の像

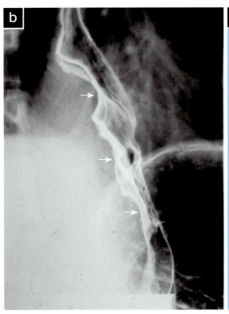

食道バリウムX線像

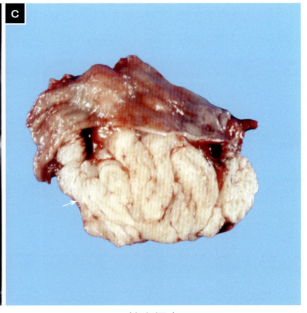

摘出標本

症例　腹部食道癌　abdominal esophageal cancer

心窩部縦走査で腹部食道をみたものである．肝左葉の背側，心尖部側には中心部に高エコーを伴う全周性の壁肥厚が偽腎臓 pseudokidney sign を呈している．

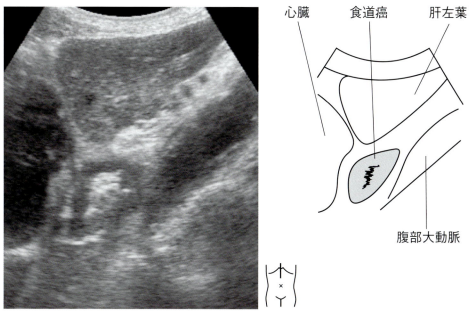

腹部食道癌の像

症例　胃癌　gastric cancer

a 心窩部斜走査で胃噴門部をみたものである．肝左葉（LL）下面に接し，pseudokidney sign が認められる（矢印）．b バリウムによる胃X線造影像を示す．矢印が残胃癌である．本例は十二指腸潰瘍の手術既往がある．

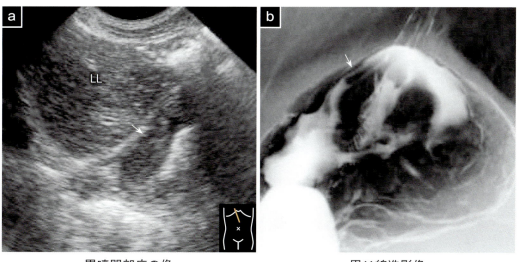

胃噴門部癌の像　　　　　　　　　　胃X線造影像

症例　食道再建　esophageal reconstruction

a 心窩部縦走査で食道再建術後の長軸像をみたものである．肝左葉（LL）の腹壁側には高エコーを伴う食道再建術後の像がみられる（矢印）．**b** 心窩部横走査による同部位の短軸像を示す（矢印）．

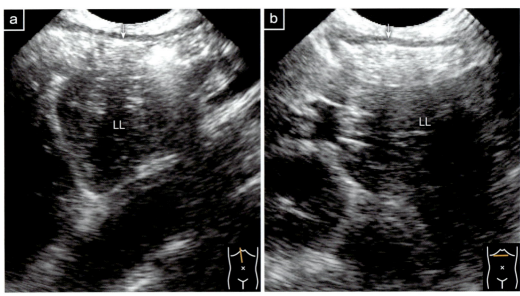

食道再建術後の長軸像　　　　　　　　　　　短軸像

症例　食道再建　esophageal reconstruction

a 心窩部縦走査で下大静脈（IVC）レベルをみたものである．心尖部右房（He）の近傍にはエコーレベルの高い円形状の像がみられる（矢印）．**b** 同部位を右肋弓下走査でみたものである．右横隔膜を圧排する高エコー像（矢印）にはガス像の流動する状態がリアルタイムで観察され，食道憩室が疑われた．**c** 本例は食道癌に対し右開胸腹腔鏡下食道亜全摘により後縦隔経路胃管再建術施行による胃管の内容物であった．陽電子放射断層撮影 positron emission tomography：PET 像を示す．矢印が超音波で指摘した部位である．知っておきたい例として呈示した．RL；肝右葉，LL；肝左葉．

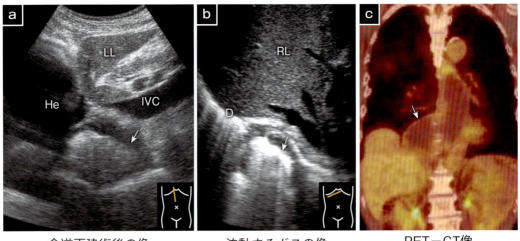

食道再建術後の像　　　　流動するガスの像　　　　PET－CT像

症例　上腸間膜動脈症候群　superior mesenteric artery syndrome

a 心窩部縦走査で胃（St）をみたものである．著明に拡張した胃内には残渣が点状高エコーを伴って認められる（矢印）．**b** 胃の拡張原因を十二指腸側へ追跡すると腹部大動脈（Ao）と上腸間膜動脈（SMA）に圧迫された十二指腸水平部の閉塞がみられる（矢印）．本症は嘔吐，腹部膨満，摂食不良など高位イレウス症状を呈する．LL；肝左葉，IVC；下大静脈．

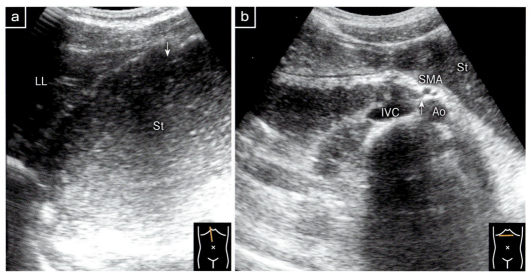

拡張した胃の像　　　　　　　　　　　　十二指腸水平部閉塞の像

症例　輸入脚症候群　afferent loop syndrome

a 心窩部横走査で消化管をみたものである．椎体（※）の腹側には腹部大動脈の短軸像（Ao），その腹壁側には小腸の拡張と（矢印），皺襞（矢頭）が認められる．**b** X線造影像を示す．矢印が拡張した輸入脚である．ビルロート Billroth Ⅱ法による胃切除術後，腹痛で検査したものである．本症は，輸入脚の過長，過短，屈曲，癒着，圧迫などにより輸入脚と胃空腸吻合部の境界部に閉塞や狭窄を来し，胆汁や膵液が輸入脚と十二指腸内に停滞し内圧の上昇で胆汁性嘔吐を来す疾患である．

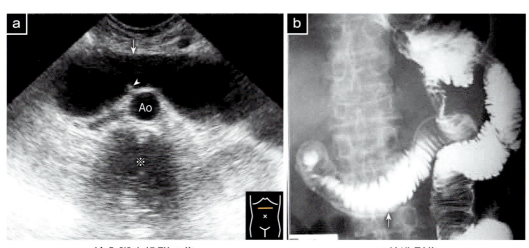

輸入脚症候群の像　　　　　　　　　　　X線造影像

症例　胃憩室　gastric diverticulum

a 左側腹部縦走査で脾をみたものである．脾と左腎上極の間には円形の囊胞が認められる（矢印）．左腎囊胞，左副腎腫瘍，リンパ節腫大が考えられた．b 胃X線造影像を示す．胃憩室と診断された（矢印）．SP；脾，LK；左腎．

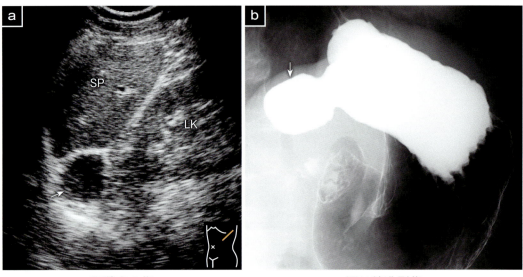

胃憩室の像　　　　　　　　　　胃X線造影像

症例　胃粘膜下腫瘍　gastric submucosal tumor：SMT

a 心窩部横走査で胃前庭部をみたものである．胃後壁には筋層と連続する境界明瞭な円形の低エコー腫瘤が認められる（矢印）．b 胃内視鏡を示す．矢印が粘膜下腫瘍である．

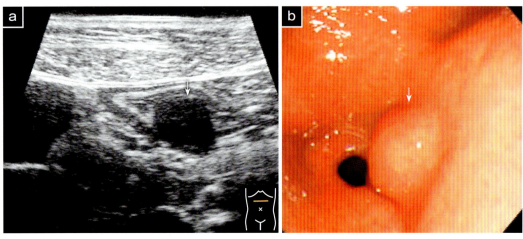

胃粘膜下腫瘍の像　　　　　　　　胃内視鏡

症例　胃粘膜下腫瘍　gastric submucosal tumor：SMT

a 心窩部斜走査で胃体部を描出したものである．肝左葉（LL）下面には境界明瞭，辺縁平滑な円形を示す低エコー腫瘤が体部小彎側に認められる（矢印）．b バリウムによる胃X線造影像を示す．胃体上部から中部小彎前壁に緩やかな立ち上がりを示す隆起性病変が認められる（矢印）．病理組織診断は平滑筋腫であった．

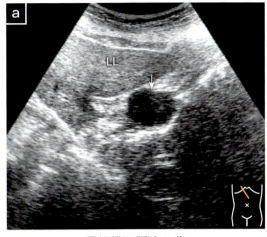
胃粘膜下腫瘍の像

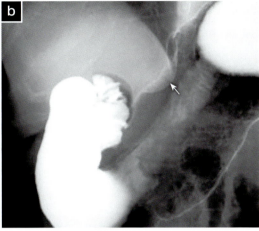
胃Ｘ線造影像

症例　胃粘膜下腫瘍　gastric submucosal tumor：SMT

a 心窩部斜走査で肝左葉をみたものである．肝下面には境界明瞭，円形の低エコー腫瘤が認められる（矢印）．b 胃の超音波内視鏡像を示す．矢印が腫瘍である．内部エコー均一な低エコー像としてとらえられている（矢印）．c 初回時から4年後の超音波像である．腫瘍の著明な増大がみられ，内部には高エコーや低エコーなど不均一な像を呈している（矢印）．病理組織診断は胃平滑筋肉腫と診断された．

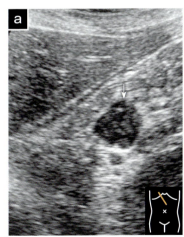
胃平滑筋肉腫の像（初回時）

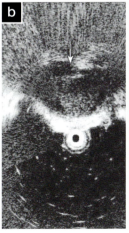
超音波内視鏡

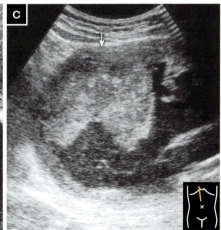
胃平滑筋肉腫の像（4年後）

症例　急性胃粘膜病変　acute gastric mucosal lesion：AGML

a 右季肋部縦走査で胃の前庭部を描出したものである．中心部に高エコーを伴う胃壁の浮腫性肥厚が認められる（矢印）．**b** 胃内視鏡を示す．前庭部にはヘマチンの付着する不整形潰瘍の多発がみられAGMLの所見を呈している．AGMLは出血や上腹部痛などの急激な腹部症状が出現する．内視鏡検査では，出血性びらん，出血性胃炎，急性胃潰瘍の所見が認められる．本例も急激な心窩部痛で超音波検査を最初に選択されたものである．RL；肝右葉．

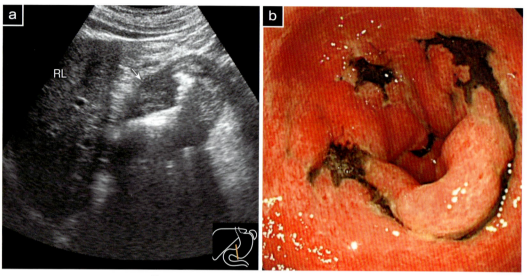

AGMLの像　　　　　　　　　　胃内視鏡

症例　胃アニサキス症　gastric Anisakiasis

a 心窩部横走査で胃体下部から前庭部をみたものである．前壁の浮腫性肥厚が認められ（矢印），急性胃炎が示唆される．後壁は胃内ガス（矢頭）により不詳である．**b** 胃内視鏡を示す．矢印がアニサキス虫体である．急激な腹痛症状により超音波検査を施行したものであるが，超音波検査からアニサキス虫体の指摘は困難であった．急性胃炎の所見を認めた場合，海産魚介類の生食摂取について尋ねてみるとよい．

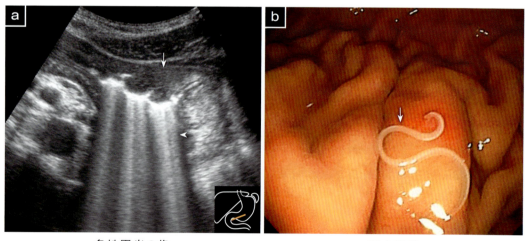

急性胃炎の像　　　　　　　　　胃内視鏡

症例　胃潰瘍　gastric ulcer

a リニア探触子を用い心窩部斜走査で胃を描出したものである．肝左葉（LL）下面に接し腫大したリンパ節（矢頭）が，胃体中部小彎には高エコーを伴う限局性の浮腫性肥厚が低エコー像を呈している（大矢印）．矢印が胃潰瘍である．潰瘍近傍には脂肪織の輝度増強が認められる（※）．
b 胃内視鏡を示す．体中部小彎から後壁にかけ潰瘍からの出血や浮腫を伴う活動状態 A1 stage で，潰瘍底には白苔がみられる（矢印）．

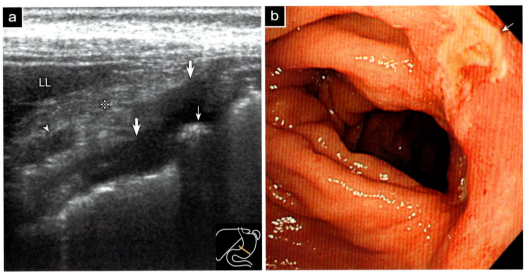

　　胃潰瘍の像　　　　　　　　　　　胃内視鏡

---

memo

潰瘍の深さと進行度の分類
Classification of ulcer depth and progression

胃・十二指腸の壁は内側から，粘膜層，粘膜筋版，粘膜下層，固有筋層，漿膜の5層構造をなす．潰瘍の達する深さにより次の分類がされる．胃・十二指腸潰瘍の分類を示す（図10）．

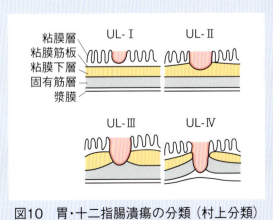

UL-Ⅰ：組織欠損が粘膜層にとどまるものをびらん，粘膜層より深いものが潰瘍と呼ばれる．
UL-Ⅱ：組織欠損が粘膜下層に達するもの
UL-Ⅲ：組織欠損が固有筋層に達するもの
UL-Ⅳ：組織欠損が固有筋層を貫くもの
・UL-Ⅳ以上で悪化すると穿孔を来す．

図10　胃・十二指腸潰瘍の分類（村上分類）

症例　胃癌　gastric cancer　－噴門部例－

a 心窩部斜走査で噴門から胃体上部をみたものである．肝左葉（LL）下面に接し壁構造の消失した肥厚が認められる（矢印）．**b** リニア探触子を用い心窩部横走査で同部位を描出したものである．胃前庭部（An）を介し噴門部には高エコーを伴う壁肥厚が pseudokidney sign を呈している（矢印）．**c** CT像を示す．胃体上部小彎側には造影効果の強い不整な壁肥厚と深掘れ潰瘍がみられ胃癌が疑われた（矢印）．**d** 胃内視鏡である．噴門部小彎から体中部小彎に周堤隆起を伴う不整な潰瘍を認め，3型進行癌と診断された．

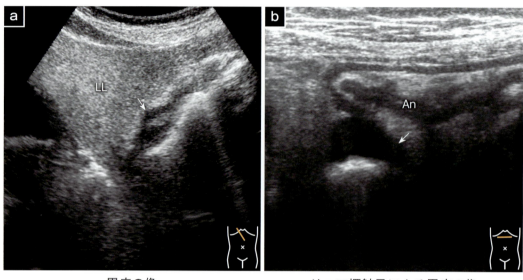

胃癌の像　　　　　　　　　　　　リニア探触子による胃癌の像

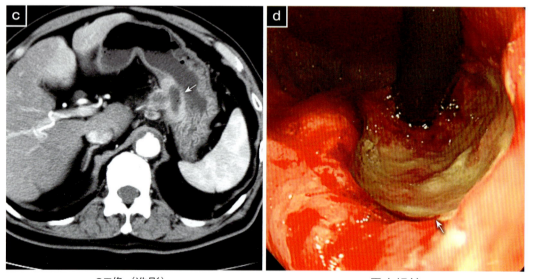

CT像（造影）　　　　　　　　　　胃内視鏡

症例　胃癌　gastric cancer　—前庭部例—

a 心窩部縦走査で胃をみたものである．肝左葉（LL）に接し前庭部には中心部高エコーを伴う限局性低エコー像 pseudokidney sign が認められる（矢印）．b CT像を示す．胃壁の限局性肥厚が前庭部に全周性に認められ胃癌が疑われる．急性胃炎との鑑別を要すことがある．

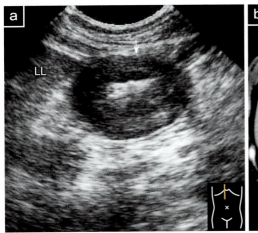

胃癌の像　　　　　　　　　　　　　CT像（造影）

---

memo

進行胃癌の肉眼分類
classification of advanced gastric cancer

進行癌は，固有筋層以深に浸潤した癌をいう．進行胃癌の肉眼分類を示す（図11）．

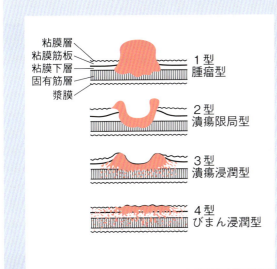

図11　進行胃癌の肉眼分類
（日本胃癌学会（編）胃癌取扱い規約．第15版．金原出版．2017.）

1型：腫瘤型
　明らかに隆起した形態を示し，周囲粘膜との境界が明瞭なもの．
2型：潰瘍限局型
　潰瘍を形成し，潰瘍をとりまく胃壁が肥厚し，周囲粘膜との境界が比較的明瞭な周堤を形成する．
3型：潰瘍浸潤型
　潰瘍を形成し，潰瘍をとりまく胃壁が肥厚し，周囲粘膜との境界が不明瞭な周堤を形成する．
4型：びまん浸潤型
　著明な潰瘍形成も周堤もなく，胃壁の肥厚・硬化を特徴とし，病巣と周囲粘膜との境界が不明瞭なもの
・1型から4型のうち最も頻度が高いのは2型もしくは3型で，スキルス胃癌は4型になる．

症例　消化管穿孔　perforation of digestive tract　－十二指腸潰瘍穿孔例1－

a 右季肋部縦走査で十二指腸球部をみたものである．十二指腸球部には壁肥厚がみられ，中心部には胆嚢肝床側に向かう腹腔内遊離ガス free air が，線状高エコー像として認められる．**b** 肋間走査で肝右葉（RL）をみたものである．肝表面には free air に特徴的な線状高エコーの多重反射がみられる（矢印）．**c** CT像を示す．矢印が free air である．手術により十二指腸潰瘍の穿孔と判明した．

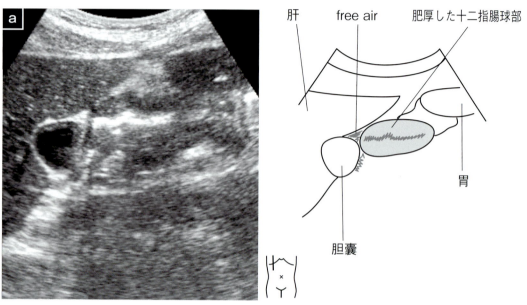

十二指腸潰瘍による穿孔の像

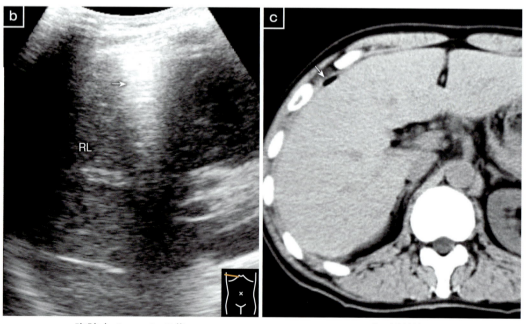

腹腔内 free air の像　　　　　　　　CT像（単純）

症例 消化管穿孔 perforation of digestive tract　－十二指腸潰瘍穿孔例2－

a 右季肋部縦走査で肝右葉と右腎の間，モリソン窩 Morison's pouch をみたものである．後方エコーの減弱を伴う線状高エコーが認められ（矢印），腹腔内遊離ガス free air が示唆される．
b CT像を示す．十二指腸球部の壁肥厚（矢頭）と超音波で指摘された free air が認められる（矢印）．

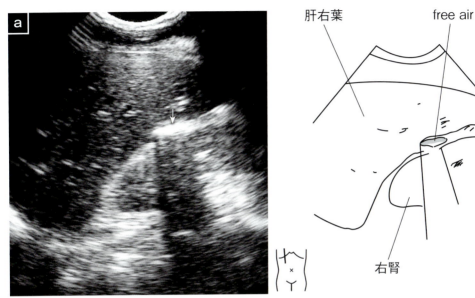

モリソン窩 free air の像

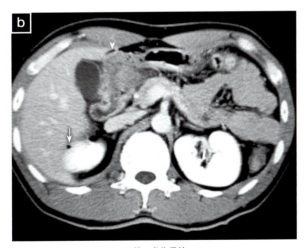

CT像（造影）

> **memo**　消化管穿孔　perforation of digestive tract
>
> 胃または腸管が種々原因で穿孔し，腸管内容物が腹腔内に漏出されるため重度の疼痛が突然出現し，場合によってはショック状態に陥るため緊急を要す疾患である．診断は通常，超音波検査やCTなどの画像検査により腹腔内遊離ガス free air の存在が診断の根拠になる．

症例　十二指腸潰瘍　duodenal ulcer

a リニア探触子を用い右肋弓下走査で十二指腸球部をみたものである．浮腫性肥厚を呈する十二指腸球部壁内には高エコーがみられ，消化管ガスとの鑑別を探触子で高エコー像に圧迫を加えたが変化がみられないため潰瘍内ガス（白苔）が示唆される（矢印）．**b** 胃内視鏡を示す．深掘れした潰瘍底には白苔がみられ（矢頭），周辺粘膜の浮腫性変化が認められる（矢印）．

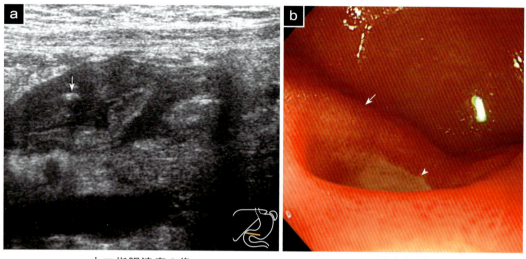

十二指腸潰瘍の像　　　　　　　　　　胃内視鏡

症例　十二指腸癌　duodenal carcinoma

a 心窩部横走査で十二指腸下行部近傍をみたものである．壁構造の消失を伴う全周性の壁肥厚が pseudokidney sign を呈している．病変部漿膜側の輪郭は不整を示し，漿膜外浸潤が疑われる（矢印）．**b** 十二指腸内視鏡を示す．周堤隆起を伴う潰瘍病変が認められる（矢印）．生検の結果，十二指腸癌であった．消化管に発生する癌の中で比較的まれなものといわれる．GB：胆嚢．

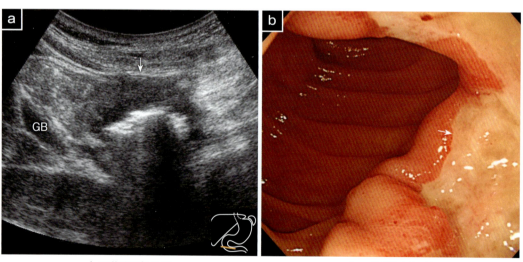

十二指腸癌の像　　　　　　　　　　十二指腸内視鏡

症例　肥厚性幽門狭窄症　hypertrophic pyloric stenosis：HPS

a 心窩部横走査で胃幽門部をみたものである．粘膜下層（第3層）の肥厚が前後壁対称にみられ，鳥のくちばし状ビークサイン beak sign を呈している（矢印）．口側には輝度の高い内容物が認められる（矢頭）．**b** 心窩部斜走査で胃体部をみたものである．囊胞状に拡張した胃内にはガスがみられる（矢印）．**c** 肥厚した幽門部の短軸像である．胆囊近傍に腸重積に特徴的なターゲットサイン target sign と類似像を呈しているのが，肥厚した幽門部である．超音波検査は縦・横走査で確認することの大切さを教えてくれた症例である．肥厚性幽門狭窄症は，生後2－3週から3ヶ月位までの乳児にみられる疾患で，幽門筋の肥厚によって狭窄が生じ，噴射状嘔吐がみられるのが特徴である．GB；胆囊．

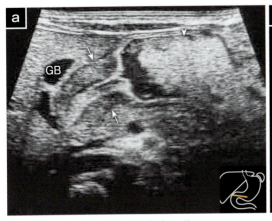

肥厚性幽門狭窄の像

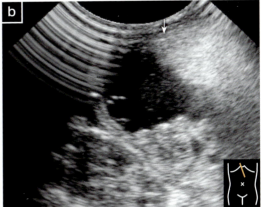

拡張した胃の像

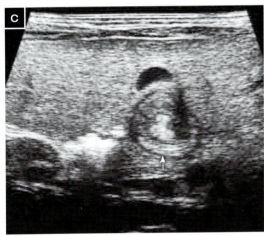

短軸像

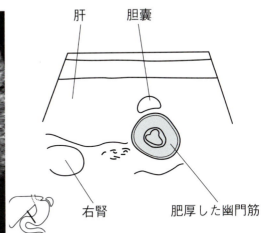

肝　　胆囊

右腎　　肥厚した幽門筋

2. 小腸　small intestine

1　解剖

小腸（空腸・回腸）の解剖について示す．

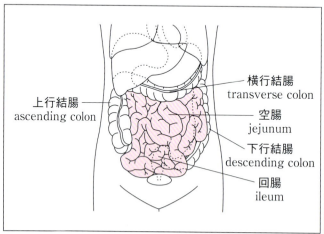
図1　小腸の正面図

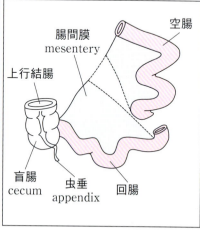
図2　空腸・回腸から盲腸図

[1] 小腸

小腸は，消化管のなかで胃と大腸の間にある長さ6〜7mの管腔臓器で，十二指腸，空腸，回腸の3部に区分けされる．

- 十二指腸

  十二指腸 duodenum は，「胃・十二指腸」で解説．

- 空腸

  空腸 jejunum は，十二指腸空腸曲から小腸口側の約2/5を占める．腹腔内を屈曲蛇行し臍部と下腹部および左腸骨窩に位置する．腸管径は回腸より太くケルクリング皺襞 Kerckring's folds は回腸より丈が高く密である．

- 回腸

  回腸 ileum は，空腸に続く肛門側の約3/5を占める．正中から右下腹部にあり右腸骨窩で回盲部となり結腸へと続く．腸管径は空腸から回腸になるに従い細くなり，ケルクリング皺襞は空腸より丈が低く疎で，集合リンパ小節（peyer 板）がある．空腸と回腸には明瞭な境界はない．小腸は消化を完結し，栄養素を吸収する器官である．図1は小腸の正面図，図2は空腸・回腸から盲腸への図を示す．

2 小腸（空腸・回腸）の基本走査と正常像

　超音波で小腸（空腸・回腸）の基本走査を行うために知っておきたい小腸と周辺臓器を示す（図3）．図中の番号は小腸の走査部位である．得られる正常像を番号順に示す．

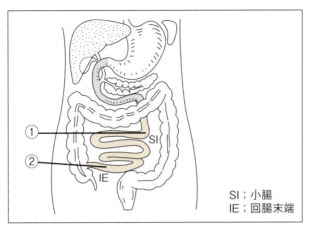

図3　小腸の走査部位と周辺臓器

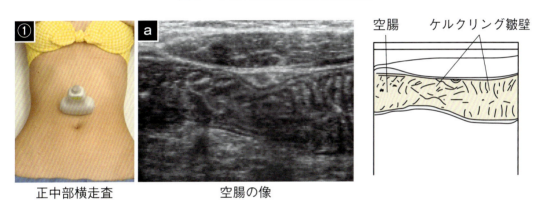

①正中部横走査で，a 空腸を描出したものである．丈の高い密なケルクリング皺襞がみられる．収縮・拡張を繰り返す蠕動運動がリアルタイムで観察できる．小腸全体の観察は"m"の字走査がよい．

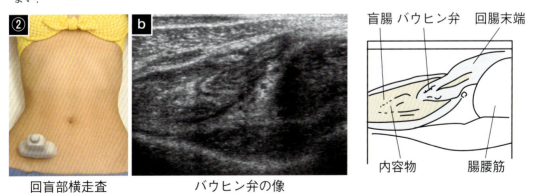

②回盲部横走査で，b 回腸末端のバウヒン弁（回盲弁）・盲腸を描出したものである．バウヒン弁は高エコー像を示し，盲腸内にはガスや内容物が高エコー像でみられる．回腸では，空腸に比べ丈の低い疎なケルクリング皺襞が，収縮・拡張を繰り返す蠕動運動がリアルタイムで観察できる．

3　超音波でみる小腸疾患のチェックポイント

小腸疾患のチェックポイントを番号順に示す．

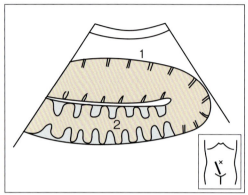

1．腸閉塞（イレウス）
広範な小腸の拡張と腸管内に液状物を示す．
・腸管内容物の浮動 to and fro movement の停止は絞扼性イレウスが疑われる．
・閉塞部の検索は，拡張した腸管の途絶えた部分に注目し，低エコーのひきつれ，索状物の締め付け，腸重積，腫瘍，異物などの存在について検索する．

2．アニサキス腸炎
小腸壁がトウモロコシ状の壁肥厚を示す．
・ヘノッホ・シェーンライン紫斑病も類似像を示す．

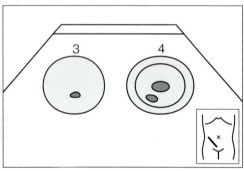

3．小腸腫瘍
限局性低エコー内に高エコーを示す．
・悪性リンパ腫は極低エコーを示し，カラードプラで観察すると豊富な血流信号がみられる．

4．腸重積
多層同心円構造 multiple concentric ring sign を示す．
・腸重積を惹起する原因疾患は，腫瘍や腫大したリンパ節などである．

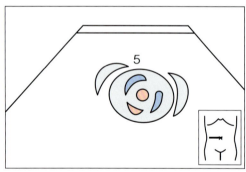

5．腸回転異常症
上腸間膜動脈を軸に上腸間膜静脈・腸間膜がリング状に取り巻く渦巻きサイン whirlpool sign を示す．

6．腸間膜リンパ節炎
おもに回盲部に腫大したリンパ節が円形の低エコー像を示し，同部位に圧痛がみられる．
・回腸末端炎や虫垂炎，憩室炎でも腸間膜リンパ節の腫大がみられる．

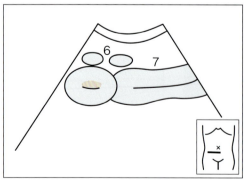

7．回腸末端炎
回腸末端壁の肥厚が，低エコー像を示し，壁構造は明瞭である．
・感染性腸炎やクローン病（小腸型）も壁肥厚を示す．

4 症例　小腸

小腸の症例を示す.

症例　腸閉塞　ileus　−麻痺性イレウス例−

a リニア探触子を用い拡大像で臍部近傍の小腸を横走査でみたものである. 拡張した腸管にはケルクリング皺襞の肥厚がみられ（矢印）, リアルタイムで観察すると内容物の浮動 to and fro movement がみられる. **b** 短軸走査では, 腸管壁の肥厚がみられる（矢印）. **c** 拡張した腸管を目安に閉塞部位を追跡すると拡張腸管の途絶えた領域が認められる（矢印）. **d** CT像を示す. 矢印が閉塞部位である. 麻痺性イレウスであった.

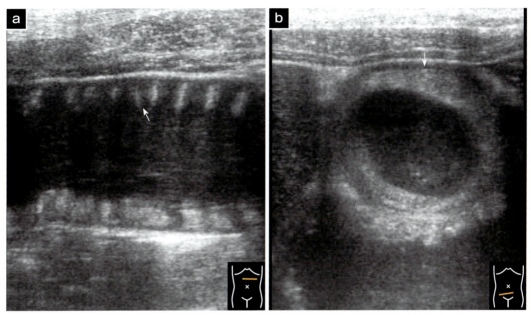

腸閉塞の像　　　　　　　　　肥厚した腸管の像

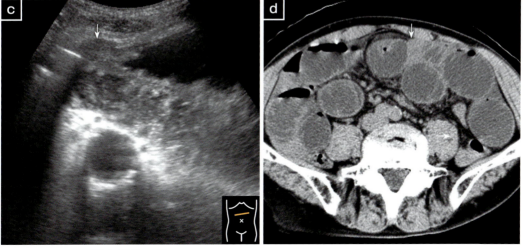

閉塞部位の像　　　　　　　　CT像（造影）

症例　腸閉塞　ileus　－絞扼性イレウス例1－

a 左下腹部縦走査で小腸をみたものである．小腸の広範な拡張がみられ，ケルクリング皺襞も消失ぎみである（矢印）．b 立位による腹部単純X線像を示す．矢印は腸閉塞に特徴的なニボーサイン niveau sign である．本例は閉鎖孔ヘルニア嵌頓による絞扼性イレウスであった．本疾患の特徴は，腸管内容物の浮動停止と皺襞の消失および急速な腹水の増加である．

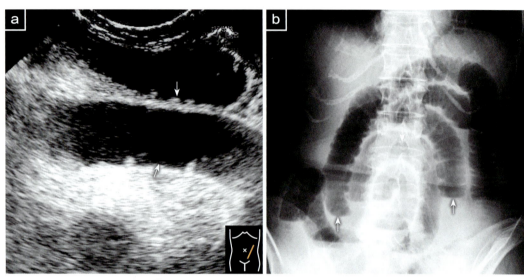

腸閉塞の像　　　　　　　　　　腹部単純X線像（立位）

症例　腸閉塞　ileus　－絞扼性イレウス例2－

左下腹部走査で腸管をみたものである．小腸の拡張がみられたため，同部位を前額走査すると，ループ状に拡張した小腸の一部には楔状を呈し，腸管内容物の浮動停止，皺襞の消失が認められる．手術により回腸が1ループバンド状に癒着し，絞扼された腸管には壊死がみられた．

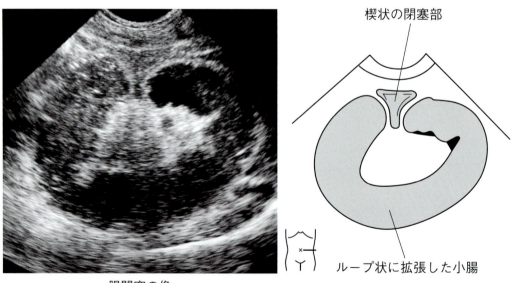

腸閉塞の像　　　　　　　　　　楔状の閉塞部
　　　　　　　　　　　　　　　　ループ状に拡張した小腸

memo

腸閉塞　ileus

　腸管に通過障害が発生するとその部位より上部消化管の内容物が溜まり，上方から分泌された消化液も加わり腸管が拡張する．このため腹部膨満，腹痛，嘔吐を来す状態が腸閉塞（イレウス ileus）である．イレウスには，機能的イレウスと機械的イレウスに分けられる．

1. 機能的イレウス：器質的通過障害がないのに腸内容の推進が高度に障害されたもので，大部分は麻痺性イレウスである．他に痙攣性イレウスがあるがまれにしかみられない．
2. 機械的イレウス：器質的疾患のため腸内容の推進が物理的に阻害されて起こる．原因疾患の部位から小腸イレウスと大腸イレウスに分けられる．小腸イレウスでは癒着や内・外鼠径ヘルニア，大腸イレウスでは大腸癌が多い．
・単純性イレウス：機械的イレウスのうち，腸の高度な血流障害のないもので，腹部術後の癒着，内・外鼠径ヘルニア，子宮内膜症，胆嚢炎や虫垂炎などの腹腔内炎症後や悪性腫瘍による通過障害などが原因になる．
・複雑性イレウス：絞扼性イレウスともいう．機械的イレウスのうち，腸の血流障害を伴うもので腹腔内癒着，ヘルニア嵌頓，腸重積，消化管軸捻症などが原因になる．絞扼性イレウスの原因について図4に示す．

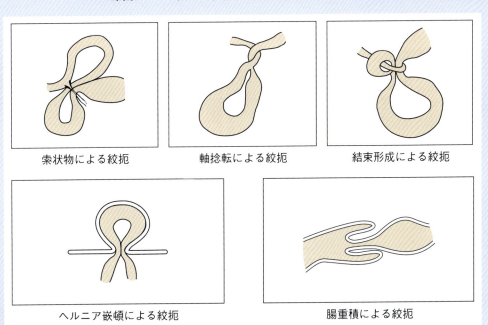

図4　絞扼性イレウスのいろいろ

症例　小腸腫瘍　duodenal tumor

a 右季肋部縦走査で腸管をみたものである．右腎下極の腹側には境界明瞭，辺縁平滑，内部に高エコーを伴う低エコー腫瘍像が認められる．**b** カラードプラで同部位を観察すると豊富な血流信号がみられる（矢印）．**c** 血管造影によるDSA：degital subtraction angiographyである．カラードプラと同様に血流豊富な腫瘍である（矢印）．病理組織診断は小腸平滑筋肉腫であった．

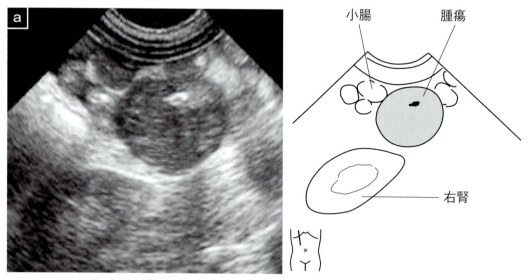

小腸腫瘍の像

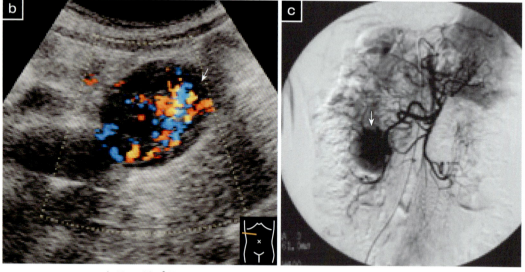

カラードプラ　　　　　　　　　　DSA像

症例　腸間膜リンパ節炎　mesenteric adenitis

a リニア探触子による拡大像で回盲部を縦走査したものである．腫大した腸間膜リンパ節が楕円形の低エコー像としてみられ（矢印），同部位に圧痛が認められた．**b** 虫垂炎に伴うリンパ節腫大との鑑別を要したため虫垂腫大を短軸像でみたが，腫大は認められない（矢印）．本例は，回盲部痛で検査した症例であるが，回腸末端の壁肥厚も認められなかった．

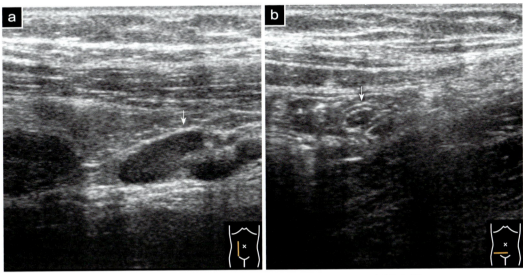

腸間膜リンパ節炎の像　　　　　　　　　虫垂の像

症例　回腸末端炎　terminal ileitis

a 回盲部横走査で回腸末端をみたものである．壁肥厚を認めるが（矢印）層構造は明瞭である．
b 同部位の短軸像を示す．矢印は回腸末端の壁肥厚，矢頭は腫大した腸間膜リンパ節である．

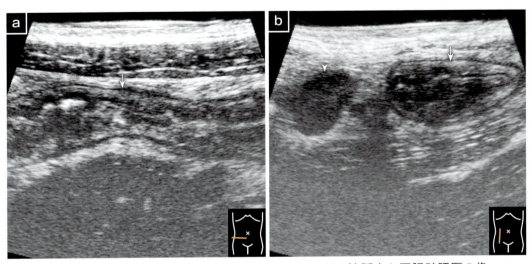

回腸末端炎の像　　　　　　　　　リンパ節腫大と回腸壁肥厚の像

症例　腸重積症　intussusception　－空腸重積例－

a 心窩部横走査で小腸の長軸像をみたものである．腫大した小腸内部にはエコーレベルの高い領域がみられ（矢頭），重積腸管が示唆される．肛門側には半円形の線状高エコーを伴う腫瘍性病変がみられ（矢印），腸重積の原因病変が疑われる．**b** 摘出標本を示す．病理組織診断は1型空腸癌 adenocarcinoma であった（矢印）．

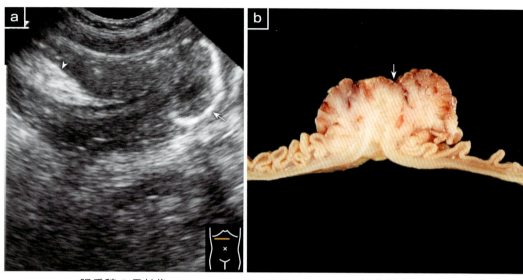

腸重積の長軸像　　　　　　　　摘出標本

症例　アニサキス腸炎　enteritis of anisakiasis

a リニア探触子を用い拡大像で回腸の長軸像をみたものである．回腸の内腔は軽度拡張し（矢頭），前後壁には浮腫性肥厚を伴ったケルクリング皺襞がトウモロコシ状 corn sign を呈している（矢印）．**b** CT前額断像である．超音波で指摘された部位には限局性浮腫性肥厚を示す回腸（矢印）と，口側腸管の拡張（矢頭）がみられる．超音波検査で小腸にトウモロコシ状の像がみられた場合には，イカ，サバなどの海産魚介類の生食摂取を尋ねてみるとよい．シメサバを食べた例である．

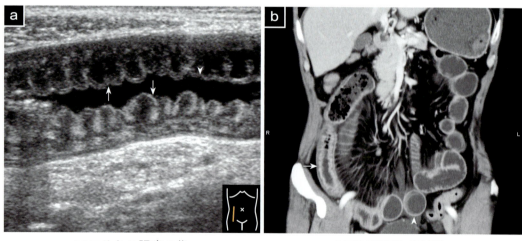

アニサキス腸炎の像　　　　　　CT前額断像（造影）

症例　小腸回転異常症　malrotation of intestine

a リニア探触子を用い拡大像で臍部近傍を横走査したものである．境界不明瞭，嚢胞域を伴う形状円形の高エコー像がみられる．**b** 同部位のパワードプラである．嚢胞域には血流信号が認められ whirlpool sign を呈している（矢印）．このサインは，上腸間膜動脈を軸に上腸間膜静脈がリング状に取り巻く渦巻き像をいう．**c** CT像を示す．矢印が小腸回転異常である．

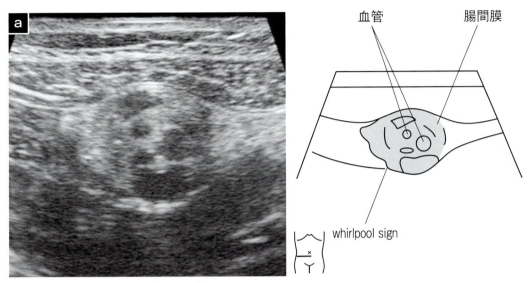

小腸回転異常症の像

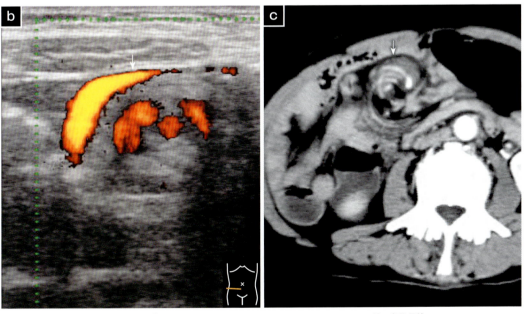

パワードプラ　　　　　　CT像（造影）

症例　回腸悪性リンパ腫　malignant lymphoma of ileum

a コンベックス探触子を用い回盲部を短軸走査したものである．境界不明瞭，辺縁不整，中心部には高エコーを伴う低エコー像が認められる．**b** 回盲部横走査で低エコー域の拡がりをみたものである．腫瘍は回盲弁より少し離れ口側に位置している．**c** 摘出標本を示す．病理組織診断は悪性リンパ腫であった（矢印）．

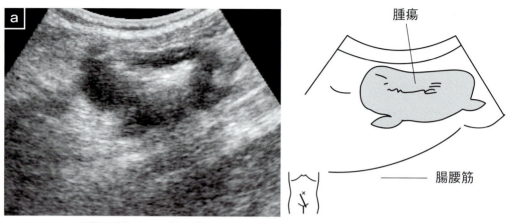

回腸悪性リンパ腫の像

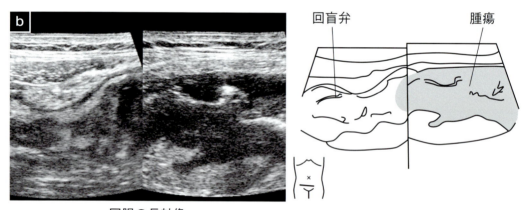

回腸の長軸像

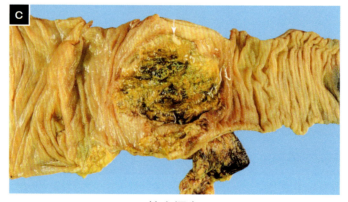

摘出標本

症例　小腸損傷　injury of intestine

リニア探触子で左下腹部を縦走査したものである．小腸内の軽度拡張によりケルクリング皺襞の肥厚が認められる．腸管に接し腹壁側には内部エコーを伴う echo free space がみられ，血性腹水が示唆される．手術によりトライツ靱帯より13 cmの空腸に損傷を認め，混濁した腹水が認められた．外傷時の検査例である．

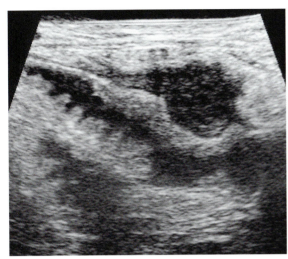

小腸損傷の像

症例　消化管穿孔　perforation of digestive tract　－S状結腸穿孔例－

リニア探触子で左鼠径部を斜走査したものである．S状結腸の浮腫性肥厚と腹膜側には多重エコーを伴う高エコーを認めフリーエアー free air が示唆される．近傍には腹水 echo free space も認められる．本例の場合，コンベックス探触子では free air の描出は困難であった．手術によりS状結腸穿孔による回腸への炎症波及が認められた．

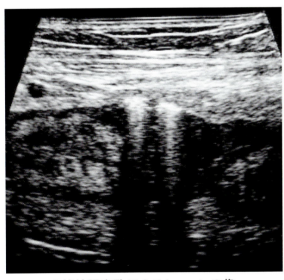

S状結腸穿孔によるfree airの像

3. 鼠径部　inguinal region・臍部　umbilical region

1　解　剖

鼠径部，臍部の解剖について示す．

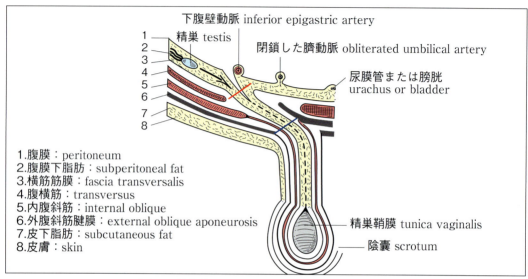

1. 腹膜：peritoneum
2. 腹膜下脂肪：subperitoneal fat
3. 横筋筋膜：fascia transversalis
4. 腹横筋：transversus
5. 内腹斜筋：internal oblique
6. 外腹斜筋腱膜：external oblique aponeurosis
7. 皮下脂肪：subcutaneous fat
8. 皮膚：skin

図1　鼠径部の模式図（グラント解剖学図譜引用）

図2　胎児臍部の構造物

[1] 鼠径管

側腹部の筋は，内下方で腱膜になり鼠径靱帯 inguinal ligament となる．鼠径靱帯は上前腸骨棘と恥骨結節とを結ぶ靱帯で，恥骨側では外腹斜筋腱膜の途切れる部分が浅（外）鼠径輪 superficial inguinal ring（図中青ライン），鼠径靱帯の中央部分，腹腔側にも腹横筋腱膜の途切れる部分が深鼠径輪 deep inguinal ring（図中赤ライン）である．鼠径管 canalis inguinalis とはこの間の長さ約4〜5cmの隙間をいう．鼠径管は腹膜鞘状突起 vaginal process of peritoneum とも呼ばれ，胎生期には男性では精索，女性では子宮円索が通る．鼠径部の模式図を示す（図1）．

[2] 臍

胎児の臍帯には尿膜管 urachus と2本の臍動脈，1本の臍静脈と卵黄腸管が通る．出産後，臍帯は結紮され，臍動脈は閉鎖し2本の外側靱帯，臍静脈は肝円靱帯になる．尿膜管は正中靱帯になるが，一部が開存すれば尿膜管嚢腫になる．卵黄腸管は消失するが，管腔が残存すれば臍腸瘻，一部が開存すればメッケル Meckel 憩室になる．胎児臍部の構造物を示す（図2）．

[3] ヘルニアの構造

腹部のヘルニアは，内容物の一部が腹膜をかぶり腹壁に逸脱するもので，ヘルニア囊 hernial sac，ヘルニア内容物 hernial contents，ヘルニアの被膜 hernial coverings とヘルニア門 hernial gate からなる．ヘルニアの構造について図3に示す．

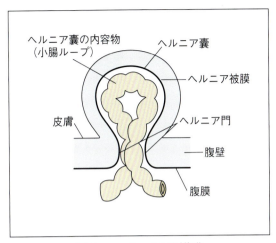

図3　ヘルニアの構造

[4] 鼠径部ヘルニアの3タイプ

① 鼠径ヘルニア inguinal hernia

鼠径ヘルニアには，外鼠径（間接型）ヘルニアと内鼠径（直接型）ヘルニアがある．

- 外鼠径ヘルニア indirect hernia

胎児の発育過程で腹部内面を被う腹膜の一部が突起状に伸び腹膜鞘状突起を形成するが，生後間もなく閉鎖する．中には閉じずに残っている場合，開存部分に腸管などが逸脱し鼠径部が膨隆するのが外鼠径ヘルニアである．幼児や成人で発症する多くが外鼠径ヘルニアである．

- 内鼠径ヘルニア direct hernia

鼠径部の筋膜組織が脆弱になり腸管などが外側へ逸脱し鼠径部が膨隆するのが内鼠径ヘルニアである．中年以降の男性に多い．

② 大腿ヘルニア femoral hernia

鼠径靱帯の大腿側から腸管などが腹腔外に逸脱し，大腿部の膨隆がみられるのが大腿ヘルニアである．出産を多く経験した痩せ型の女性に多くみられる．理由は，女性は男性に比べ，大腿輪のすき間が広いことや出産により大腿輪周囲の筋肉や筋膜の脆弱が挙げられる．

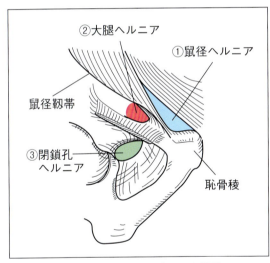

図4　ヘルニアの起こる部位
（グラント解剖学図譜引用）

③ 閉鎖孔ヘルニア obturator hernia

閉鎖孔は前上部を恥骨に，後下部を坐骨に囲まれた寛骨欠損部，閉鎖孔 obturator foramen より腸管などが逸脱し膨隆する．高齢で痩せている女性に多くみられる．

その他，日常経験するヘルニアには，白線ヘルニア，臍ヘルニア，腹壁瘢痕ヘルニアがおもなものとして挙げられる．図4は鼠径部でヘルニアが起こる3タイプについて示す．

2 鼠径部の基本走査と正常像

超音波で鼠径部の基本走査を行うために知っておきたい鼠径部と周辺臓器について示す（図5）．図中の番号は鼠径部の走査部位である．得られる鼠径部の正常像を番号順に示す．

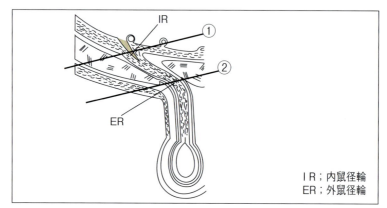

図5 鼠径部の走査部位と周辺臓器

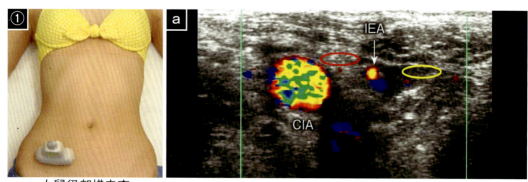

① 右鼠径部横走査　　a IEAによる内・外鼠径ヘルニア

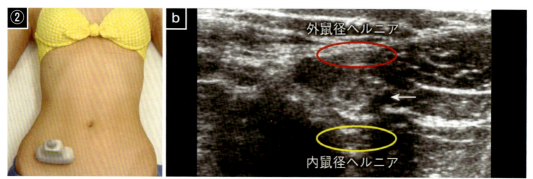

② 右鼠径部横走査　　b 精索による内・外鼠径ヘルニア

　鼠径ヘルニアには外鼠径ヘルニアと内鼠径ヘルニアがある．①右鼠径部横走査で，a鼠径部をカラードプラでみると，総腸骨動脈（CIA）の左側に下腹壁動脈（IEA），その外側に逸脱腸管を認めれば外鼠径ヘルニア（赤丸），内側にあれば内鼠径ヘルニア（黄丸）となる．鼠径ヘルニアは左側にもみられるため内・外鼠径ヘルニアは右とは反対になる．②右鼠径部横走査で，b精索を描出したものである．逸脱腸管が精索（矢印）より腹壁側にあれば外鼠径ヘルニア（赤丸），背側にあれば内鼠径ヘルニア（黄丸）となる．逸脱腸管の程度により両者の鑑別が困難な場合がある．

3 尿膜管遺残の走査と正常像

超音波で尿膜管遺残の走査を行うために知っておきたい正中靭帯と周辺臓器について示す（図6）．図中の番号は臍部から膀胱への正中靭帯の走査部位である．得られる正常像を番号順に示す．

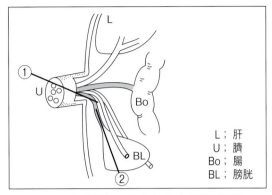

L；肝
U；臍
Bo；腸
BL；膀胱

図6　尿膜管の走査部位と周辺臓器

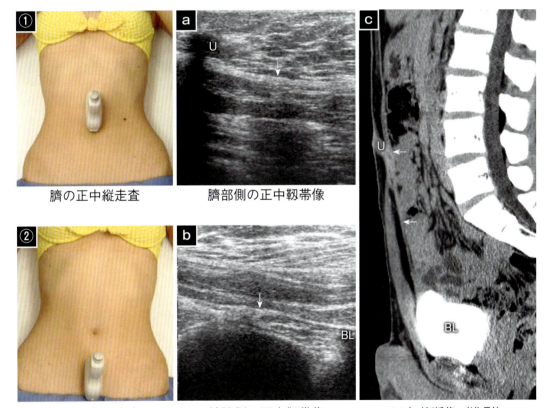

① 臍の正中縦走査　　　　a 臍部側の正中靭帯像

② 膀胱頂部縦走査　　　　b 膀胱側の正中靭帯像　　　　c CT矢状断像（造影）

①臍の正中縦走査で，a 臍（U）から膀胱へ伸びる上部正中靭帯を描出したものである．幅のある高エコー像でみられる（矢印）．②膀胱頂部縦走査で，b 膀胱（BL）から臍へ伸びる正中靭帯が高エコー像でみられる（矢印）．c 正常な正中靭帯のCT像を示す．矢印が臍（U）から膀胱に続く正中靭帯である．この検査は，尿膜管遺残などで臍や膀胱部に何らかの症状がみられた場合に検査の対象になる．臍の走査では探触子と皮膚面との接触を保つためエコーゼリーを多めにぬり検査するとよい．

4 超音波でみる鼠径ヘルニア・尿膜管遺残のチェックポイント

鼠径ヘルニア・尿膜管遺残のチェックポイントを番号順に示す．

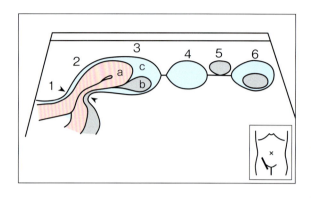

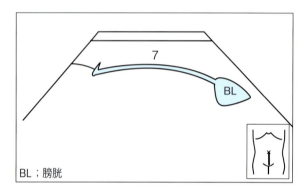

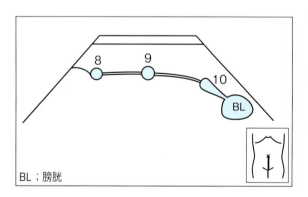

1. **ヘルニア門**
   逸脱する腸管などの出入する部位の大きさがみられる（矢頭）．
2. **ヘルニア**
   腹壁に限局性の膨隆を示す．
   ・膨隆部位により，内・外鼠径ヘルニア，大腿ヘルニア，閉鎖孔ヘルニア，腹壁瘢痕ヘルニアなどの鑑別をする．
3. **ヘルニア嚢の内容**
   a. 内容が小腸であることが多く，腸内ガスや液状物を示す．
   b. 大網は，均一な高エコー像を示す．
   c. ヘルニア嚢内には液体 echo free space を示すことが多い．
4. **精索水腫・ヌック水腫（女性）**
   限局した円形の嚢胞像を示す．
   ・女性では卵巣嚢腫や腸間膜嚢腫との鑑別を要す．
5. **停留精巣**
   陰嚢外に楕円形の低エコー像を示す．
   ・陰嚢内に精巣はみられない．
6. **陰嚢水腫**
   精巣周囲に嚢胞域を示す．
   ・水腫の程度が観察できる．
7. **尿膜管開存**
   尿膜管が全管に開存を示す．
   ・臍から尿がみられる．
8. **臍尿膜管洞**
   尿膜管が臍周囲のみ開存を示す．
   ・臍からの分泌液は感染が示唆される．
9. **尿膜管嚢胞**
   尿膜管の途中で嚢胞を示す．
   ・感染を伴えば腹痛がみられる．
10. **尿膜管性膀胱憩室**
    尿膜管が膀胱側のみ開存を示す．
    ・結石を伴うことがある．

5 症例 鼠径部・尿膜管

鼠径部・尿膜管などの症例を示す．

症例　鼠径ヘルニア　inguinal hernia　—非嵌頓例—

リニア探触子を用い左鼠径部の膨隆部を長軸走査でみたものである．検査中，下腹部への内圧を指示し観察すると小腸（腸間膜）が下腹側へ膨隆逸脱するようすがみられる．ヘルニア嚢内には echo free space が認められる．外鼠径ヘルニアである．

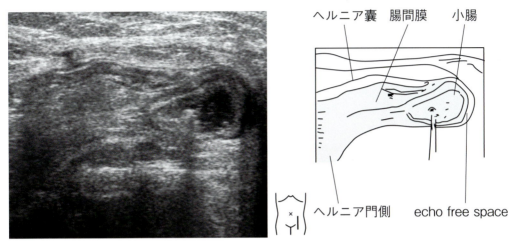

鼠径ヘルニアの像（腹圧あり）

症例　鼠径ヘルニア　inguinal hernia　—嵌頓例—

a リニア探触子を用い右鼠径部膨隆部を縦走査したものである．ヘルニア嚢内には echo free space（矢頭）が，内部には壁肥厚を伴った腸管の拡張が認められる（矢印）．**b** ヘルニア嚢をさらに下腹側へ追跡すると，右精巣（Tes）近傍には微細エコーを伴った拡張するヘルニア嚢（矢印）がみられる．外鼠径ヘルニア嵌頓例である．

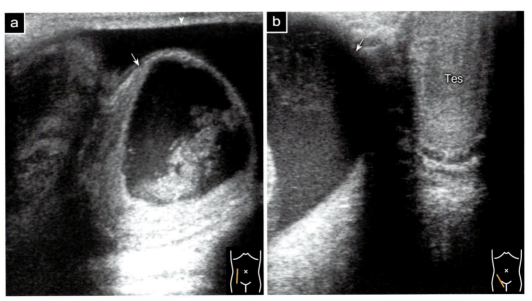

鼠径ヘルニア嵌頓の像　　　ヘルニア嚢と精巣の像

症例　鼠径ヘルニア　inguinal hernia　―術後・再発例―

a リニア探触子を用い右鼠径部膨隆部を長軸走査したものである．境界明瞭，内部エコーを伴う楕円状の囊胞像が認められる（矢印）．ヘルニア門は 5 mm ほどである（矢頭）．**b** 同部位に圧迫を加え囊胞の変化をみたものである．メッシュプラグ（合成繊維のシート）と腹膜の間に液状物の移動がみられた．矢印がメッシュプラグ，矢頭は移動した液状物である．

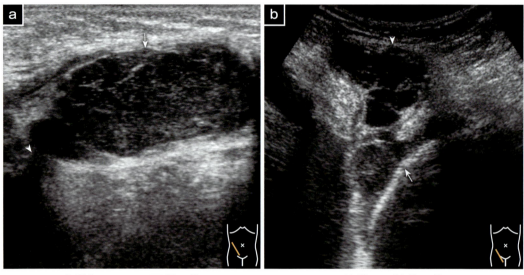

右鼠径ヘルニア再発の像　　　　　移動した液状の像

症例　大腿ヘルニア　femoral hernia

a 右鼠径部近傍の膨隆部をみたものである．腹壁直下には拡張した小腸がケルクリング皺襞（矢印）を伴い，ヘルニア囊内に認められ，少量の echo free space もみられる（矢頭）．**b** CT像を示す．矢印が大腿ヘルニアである．イレウスを伴う急性腹症の症例である．

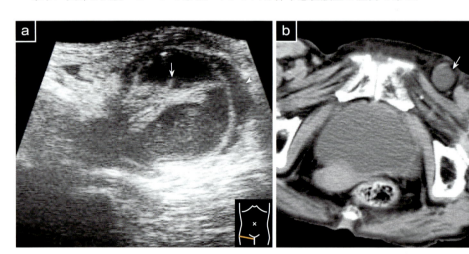

大腿ヘルニア嵌頓の像　　　　　CT像（造影）

症例　メッケル憩室　Meckel's diverticulum　−捻転例−

a 右下腹部斜走査で回盲部をみたものである．境界明瞭，嚢胞内には球状を呈する高エコーがみられる．嚢胞に接し終末回腸短軸像の左側には腸間膜，臍部側には索状物を示唆する像がみられ，嚢胞は腸間膜付着部対側に存在している．**b** 虫垂の存在をみたものである．腫大はなく（矢印），嚢胞との連続性は認められなかったが，周囲脂肪織の輝度増強がみられる（矢頭）．**c** CT前額断像を示す．矢印が嚢胞である．手術所見から嚢胞性腫瘤はメッケル憩室と連続しており，メッケル憩室の捻転と診断された．右下腹部の嚢胞性腫瘤を認めた場合，メッケル憩室も鑑別に挙げ，回腸の腸間膜対側に注目し臍腸管索を確認することが正確な診断への糸口と思われた．本例は7歳，男子．腹痛，嘔吐で検査したものであるが，女児では卵巣嚢腫との鑑別を要す．

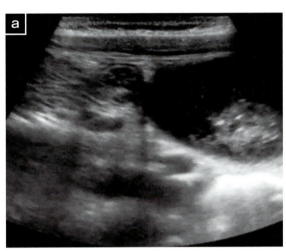

メッケル憩室捻転の像

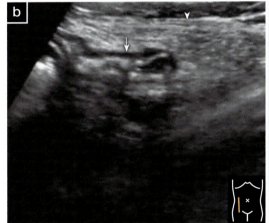

虫垂の像

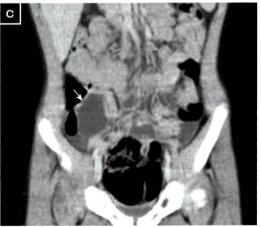

CT前額断像（造影）

> **memo**　メッケル憩室　Meckel's diverticulum
>
> メッケル憩室は回腸末端から0.5〜1m口側で，腸間膜付着部と反対側に長さ約5cmの突出をいう．胎生期 vitellointestinal duct の閉鎖不全による遺残で長いものは臍まで達する．憩室には炎症・潰瘍などの病変がある．

症例　外鼠径ヘルニアと精索・陰嚢水腫

鼠径管（腹膜鞘状突起）は，精巣に接する部分を残し生後閉鎖されるが，閉鎖が不完全な場合，外鼠径ヘルニアの原因になる．外鼠径ヘルニアと精索・陰嚢水腫などの関係を模式図（①〜⑥）とこれに該当すると思われる超音波像をaからfに対比して示す．

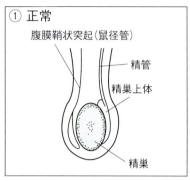

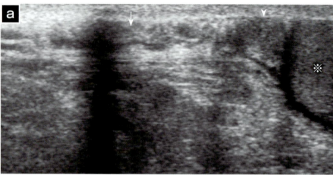

正常な腹膜鞘状突起の像

①正常な鼠径管の模式図である．**a** 鼠径管の開大はみられない（矢印）．矢頭は精巣上体（副睾丸），※は精巣を示す．

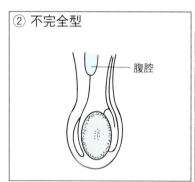

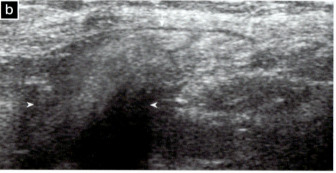

外鼠径ヘルニアの像

②不完全型模式図である．**b** 鼠径管の開大がみられ，ヘルニア囊内へ逸脱する腸管を示す（矢印）．矢頭はヘルニア門である．

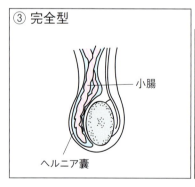

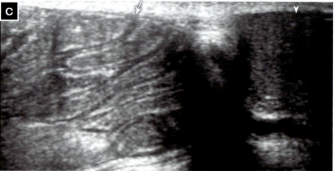

外鼠径ヘルニアの像

③完全型模式図である．**c** 開大する鼠径管は精巣近傍にまでみられる．矢印は，ヘルニア囊内へ逸脱する腸管（腸間膜），矢頭は精巣を示す．

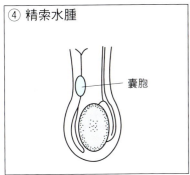
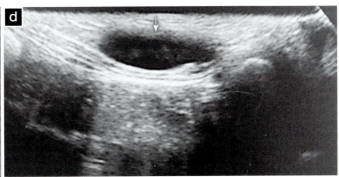

精索水腫の像

④精索水腫（女性ではヌック Nuck 水腫）の模式図である．d 鼠径管の一部が限局性に拡張し囊胞像を呈している．精索水腫である（矢印）．

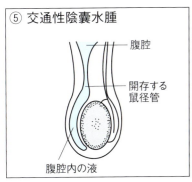
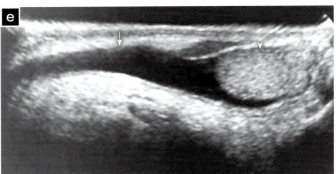

交通性陰囊水腫の像

⑤交通性陰囊水腫の模式図である．e 腹腔内から精巣近傍に鼠径管の開大がみられる．矢印は交通性陰囊水腫を示す．同部位に圧を加えると内腔の変化がみられる．矢頭は精巣を示す．

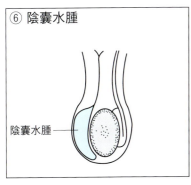
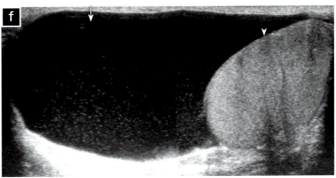

陰囊水腫の像

⑥陰囊水腫の模式図である．f 鼠径管の限局性拡張を示す．矢印は，陰囊水腫，矢頭は精巣である．

症例　閉鎖孔ヘルニア　obturator hernia　－嵌頓例－

a リニア探触子で左恥骨部を走査したものである．恥骨近傍，寛骨欠損部には逸脱した小腸の拡張および壁肥厚が認められる．**b** 左下腹部の縦走査である．ケルクリング皺襞を伴う小腸の拡張が認められる（矢印）．矢頭は腹水を示す．**c** CT像である．矢印は閉鎖孔ヘルニアの嵌頓を示す．

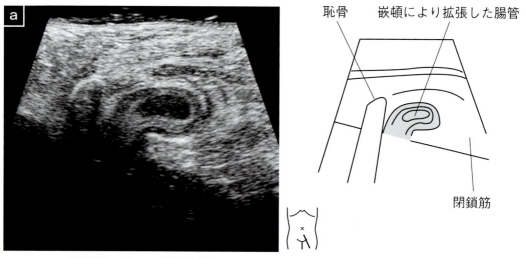

閉鎖孔ヘルニア嵌頓の像

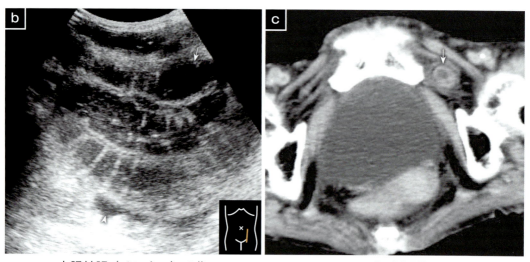

小腸拡張（イレウス）の像　　　CT像（造影）

memo　閉鎖孔ヘルニア　obturator hernia

閉鎖孔ヘルニアは高齢で痩せた女性に起こりやすく，身体所見では発見が難しい病態といわれる．そのためCT以外の診断は難しいとされているが，超音波検査は腸閉塞の検査に優れているため，この所見が得られれば，閉鎖孔ヘルニアや大腿ヘルニアなど腹部ヘルニアの嵌頓についても最初に選択されるべき検査といえる．

症例 臍ヘルニア umbilical hernia －嵌頓疑い例－

a 臍部膨隆部を横走査したものである．腹壁直下には逸脱した小腸が境界不明瞭，不均一な内部エコーを呈している（矢印）．矢頭はヘルニア門を示す．探触子で同部位に圧を加えても還納はみられないことから嵌頓が示唆される．**b** CT像を示す．矢印が臍ヘルニアである．臍ヘルニアは，腸や腹膜が筋肉の隙間から逸脱する状態をいう．乳児の場合，多くが自然治癒するといわれるが，成人の臍ヘルニアは，まれに嵌頓することがある．

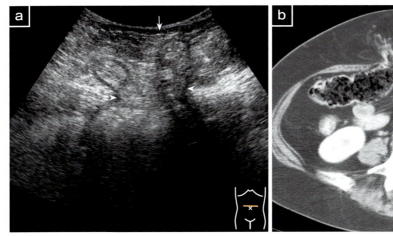

臍ヘルニアの像　　　　　　　　　　CT像（造影）

症例 白線ヘルニア epigastric hernia

a リニア探触子で臍部近傍を横走査したものである．腹膜，白線（矢頭）を越え腹壁側には逸脱する内容物が不整形な低エコー像を呈している（矢印）．同部位を探触子で圧迫すると低エコー像は消失した．**b** CT像を示す．矢印が白線ヘルニアである．

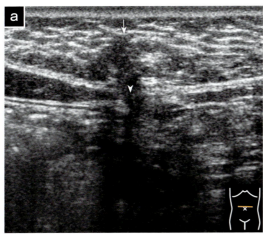
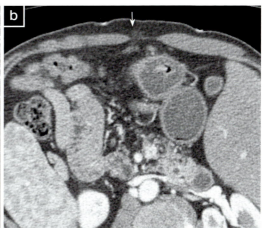

白線ヘルニアの像　　　　　　　　　　CT像（造影）

症例　尿膜管遺残　urachal remnant　−尿膜管洞例 1 −

a 高分解能コンベックス探触子を用い臍近傍正中部の縦走査である．臍から数センチ膀胱側の正中靱帯は拡張し，囊胞域を伴う不明瞭な管腔像がみられる（矢印）．**b** 臍部 CT の横断像，**c** 臍部 CT 矢状断像をそれぞれ示す（矢印）．尿膜管遺残による尿膜管洞 umbillical urachal sinus である．

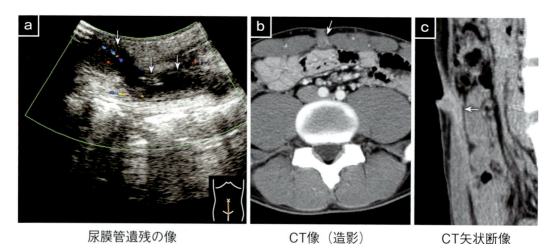

尿膜管遺残の像　　　　CT像（造影）　　　　CT矢状断像

症例　尿膜管遺残　urachal remnant　−尿膜管洞例 2 −

リニア探触子を用い，臍部から膀胱頂部にかけ尿膜管を縦走査したものである．臍（※）の近傍には液状物を伴う低エコー域が認められる（左矢印）．さらに画面右へ走査すると，正中靱帯が幅のある高エコー像として描出され（矢頭），膀胱頂部ではくさび状を呈する尿膜管が認められる（右矢印）．尿膜管遺残による尿膜管洞 umbillical urachal sinus である．生後，尿膜管は正中靱帯になり瘢痕化するが，本例は，臍部より水様物がみられるとの訴えにより検査した症例である．BL：膀胱．

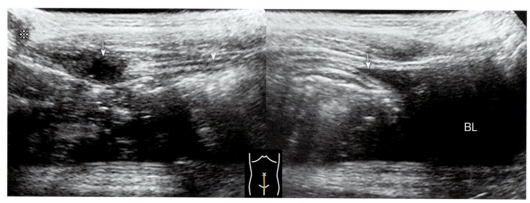

尿膜管遺残の像

症例　尿膜管遺残　urachal remnant　－囊腫例－

a コンタクトコンパウンドスキャン装置による膀胱の縦走査で骨盤内をみたものである．膀胱（BL）の背側には子宮（Ut）が，膀胱頂部側には境界明瞭，辺縁整，内部には囊胞領域を伴う低エコー腫瘤が認められる（矢印）．**b** CT像を示す．矢印が尿膜管囊腫 urachal cyst である（矢印）．

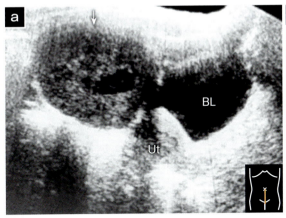

尿膜管囊腫の像　　　　　　　　　　　CT像（造影）

memo　　尿膜管遺残　urachal remnant

　胎生期における尿膜管の退化が不完全な場合，尿膜管遺残となり臍から尿の排泄がみられたり，感染により化膿することがある．なかでも臍尿膜管洞や尿膜管性膀胱憩室は感染しやすいといわれる．尿膜管遺残はその形態により，**a** 正常例（矢印），**b** 尿膜管開存 patent urachus（矢印），**c** 臍尿膜管洞 umbillical urachal sinus（矢印），**d** 尿膜管囊胞 urachal cyst（矢印），**e** 尿膜管性膀胱憩室 vesicourachal diverticulum（矢印）がある．無症状に経過することが多いが，感染すると下腹部痛や下腹部腫脹，発熱などを訴える．U:臍, BL:膀胱．尿膜管の正常例と異常例を対比して示す（図7）．

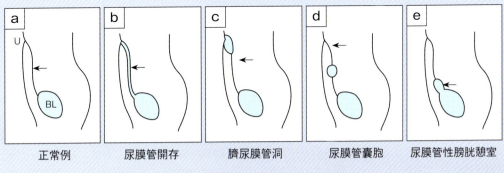

正常例　　　尿膜管開存　　　臍尿膜管洞　　　尿膜管囊胞　　　尿膜管性膀胱憩室

図7　尿膜管の正常例と異常例

4. 盲腸 cecum・虫垂 appendix

1 解剖

盲腸・虫垂の解剖について示す．

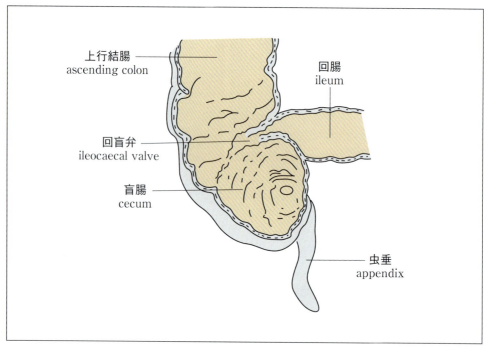

図1　回盲部の解剖図

[1] 盲腸・虫垂

- 盲腸 cecum は，大腸のはじめの部分で回腸が大腸に開口する回盲口の下方，嚢状を示す終端部分である．回盲口 ileocaecal orifice は盲腸の上端で後内側壁にある．この部分で回腸末端は大腸の内腔に突出し，回腸と大腸との壁はヒダ状を示す．ヒダは開口部の上下で相対して弁状になり，回盲弁 ileocaecal valve と呼ばれる．この弁は回腸末端，筋層の内輪層が括約筋のように回盲口を囲み，小腸の内容が大腸へ流入するのを調節し，大腸からの逆流を防ぐといわれる．

- 虫垂 appendix は，回盲弁の下方，盲腸の内側あるいは後内側から伸びる長さ5〜7 cm，短径5 mmほどの管腔臓器である．虫垂には虫垂間膜があり後腹壁と結合している．虫垂壁の層構造は，粘膜層，粘膜筋板，粘膜下層，固有筋層，漿膜の5層からなり，他の消化管と同様の構造をなす．虫垂壁にはリンパ濾胞が多数みられ，リンパ濾胞が何らかの原因で急激に増生すると内腔が閉塞され，虫垂炎が発症するともいわれている．図1は回盲部の解剖図を示す．

2 盲腸・虫垂の走査と正常像

超音波で盲腸・虫垂の走査を行うために知っておきたい周辺臓器について示す（図2）．図中の番号は盲腸・虫垂の走査部位である．得られる正常像を番号順に示す．

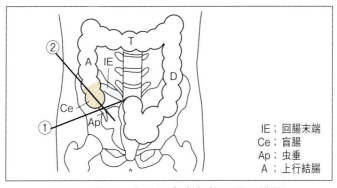

図2　盲腸・虫垂の走査部位と周辺臓器

IE；回腸末端
Ce；盲腸
Ap；虫垂
A　；上行結腸

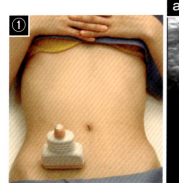

右下腹部盲腸短軸走査

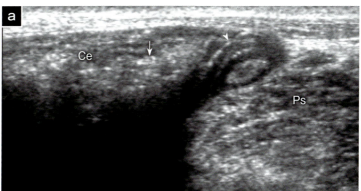

盲腸・虫垂の短軸像

①右下腹部盲腸の短軸走査で，**a** 盲腸（Ce）と虫垂根部の短軸像を描出したものである．盲腸の内容物が高エコー像を示し（矢印），虫垂根部が層構造を呈している（矢頭）．Ps；腸腰筋．

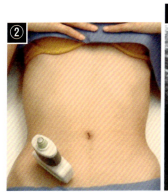

右下腹部虫垂長軸走査

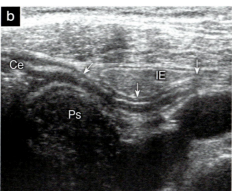

盲腸と虫垂の長軸像

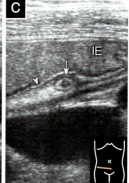

虫垂の短軸像

②右下腹部虫垂長軸走査で，**b** 虫垂を描出したものである．盲腸（Ce）から発する虫垂の長軸像が5層構造で認められる（矢印）．虫垂短軸走査で，**c** 遠位虫垂をみたものである．層構造を伴うリング状の像として認められる（矢印）．矢頭は虫垂間膜を示す．Ps；腸腰筋，IE；回腸末端．

3 超音波でみる虫垂疾患のチェックポイント

虫垂疾患のチェックポイントを番号順に示す．盲腸に関しては感染性腸炎を参考に．

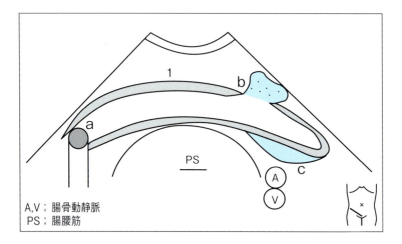

A,V；腸骨動静脈
PS；腸腰筋

1．急性虫垂炎
　腫大した虫垂がソーセージ状を示す．
・腫大した虫垂と回腸末端との鑑別を要することがある．
・周辺への炎症波及により腸管ガスの減少を来たし虫垂が描出し易くなる．

a 糞石
　腫大した虫垂内に音響陰影を伴う高エコー像を示す．
・糞石は虫垂の遠位側にもみられることがあり，虫垂の全体像を把握することが大切である．
・虫垂近傍の大腸憩室炎との鑑別を要することがある．

b 膿瘍
　虫垂近傍に内部エコーを伴う不整形な嚢胞域を示す．

c 腹水
　虫垂の炎症により腹水 echo free space を示す．
・生殖年齢にある女性では排卵により echo free space を示すことから読み過ぎに注意する．

---

memo　　　虫垂の位置　position of appendix

　虫垂の位置の多くが，① 回腸前性，② 回腸後性
③ 骨盤性であるが，虫垂炎が疑われる場合，④ 盲腸
下性，⑤ 盲腸後性についても念入りに走査する．虫垂
の位置（wakeleyの分類）を示す（図3）．

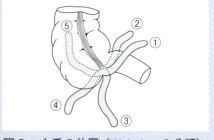

図3　虫垂の位置（Wakeleyの分類）

4 症例　虫垂

虫垂の症例を示す．

症例　急性虫垂炎　acute appendicitis　－単純（カタル）性虫垂炎例－

a コンベックス探触子を用い拡大像で虫垂を短軸走査したものである．腹膜（矢頭）に接し腫大した虫垂が円形の囊胞像で認められる．層構造が明瞭であることから単純（カタル）性虫垂炎と診断された（矢印）．**b** 摘出した虫垂を水浸法で確認したものである．術前の超音波像と同様に層構造明瞭な像を呈している（矢印）．**c** 病理組織標本である．水浸法と同様の画像である（矢印）．本例は，超音波が虫垂検査にも有用か否かを確かめた初期の画像であるが，有用性を知ることができた貴重な症例であるため呈示した．

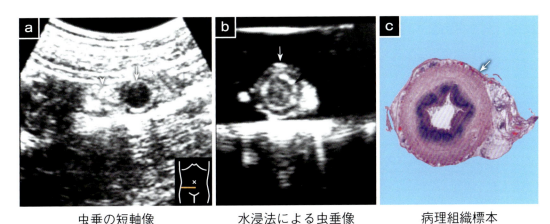

虫垂の短軸像　　　　水浸法による虫垂像　　　　病理組織標本

症例　急性虫垂炎　acute appendicitis　－蜂窩織炎性虫垂炎例 1－

a リニア探触子で虫垂を長軸走査したものである．腫大し肥厚した虫垂内には液体貯留がみられ，根部および遠位虫垂には後方エコーの欠損を伴う糞石が認められる（矢印）．**b** 摘出した虫垂のX線像で糞石を確認したものである（矢印）．蜂窩織炎性虫垂炎であった．超音波で糞石の存在が確認できた初期のもので，虫垂の超音波検査を確かなものにしてくれた症例である．

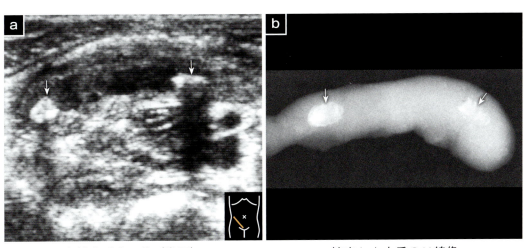

急性虫垂炎の像（糞石）　　　　摘出した虫垂のX線像

症例　急性虫垂炎　acute appendicitis　−蜂窩織炎性虫垂炎例 2−

a リニア探触子を用い右下腹部走査で虫垂の長軸像をみたものである．① 虫垂根部には腫大がなく層構造明瞭，② 虫垂体部には音響陰影を伴う糞石が，③ 遠位虫垂には微細エコーを伴う腫大した虫垂が認められる．①の短軸像を b，②の短軸像を c，③の短軸像をdにそれぞれ示す．虫垂は長さを有していることから，全体像の把握が大切であることを教えてくれた症例である．
PS；腸腰筋．

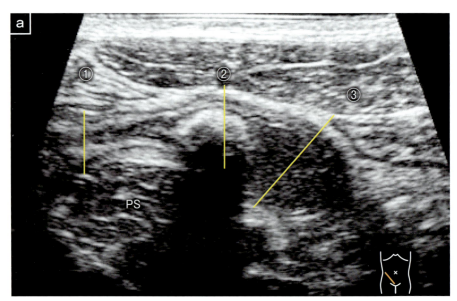

蜂窩織炎性虫垂炎の長軸像

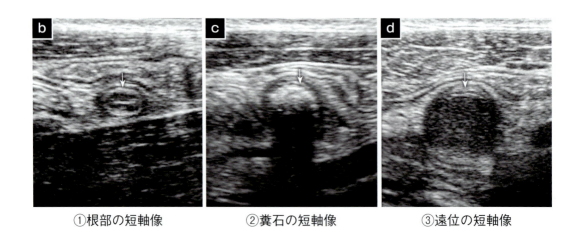

①根部の短軸像　②糞石の短軸像　③遠位の短軸像

症例　急性虫垂炎　acute appendicitis　−穿孔性虫垂炎例−

a リニア探触子による右下腹部走査で虫垂の長軸像を描出したものである．虫垂根部には音響陰影を伴う糞石と（矢頭），肥厚した虫垂壁の欠損が認められる（矢印）．**b** 虫垂壁欠損部の短軸像である．壁の断裂と（矢印），周囲にecho free space が認められる（矢頭）．**c** 下腹部縦走査で，膀胱近傍を観察すると液面形成 fluid-fluid level を伴う微細エコーがみられ，虫垂穿孔による膿瘍形成と診断された．

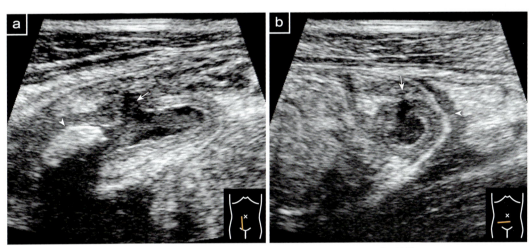

穿孔性虫垂炎の像　　　　　　　　　短軸像

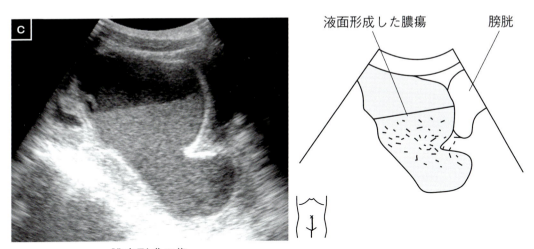

膿瘍形成の像

memo　虫垂炎の炎症程度　inflammatory degree of appendicitis

①単純（カタル）性虫垂炎 simple appendicitis は，粘膜層の軽い炎症により腫大する．
②蜂窩織性虫垂炎 phlegmonous appendicitis は，びまん性に拡がる化膿性炎症により腫大する．
③壊疽性（壊死性）虫垂炎 gangrenous appendicitis は，虫垂壁の一部あるいは全層の壊死により腫大し，壁構造が不明瞭になる．穿孔により虫垂腔の減圧により縮小し，虫垂周辺に不整形な囊胞域を認める．
・多くの虫垂炎は単純性虫垂炎から始まり，炎症の進行により蜂窩織炎性虫垂炎，壊疽性虫垂炎へと進展する．壊疽性虫垂炎では穿孔に至ると腹膜炎を合併する．

症例　虫垂膿瘍　appendiceal abscess

a リニア探触子を用い拡大像で回盲部短軸像をみたものである．回腸末端は頭側偏移を来たし，盲腸の壁肥厚が低エコー像を，近傍には虫垂の短軸が円形の高エコー像を呈している．画面右，低エコー領域内の円形高エコー像は虫垂遠位の短軸像が示唆される．虫垂の全体像が追跡できないことから虫垂破裂による膿瘍が疑われる．**b** 回盲部低エコー領域内には血流信号は得られず（矢印），この領域を取り囲むように脂肪織の増強が認められる（矢頭）．**c** CT像を示す．虫垂は指摘できず，回盲部に不均一な腫瘤性病変を形成する虫垂膿瘍と診断された（矢印）．

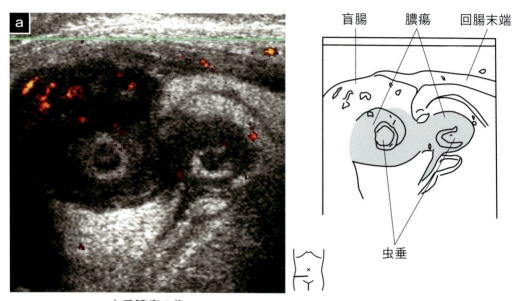

虫垂膿瘍の像

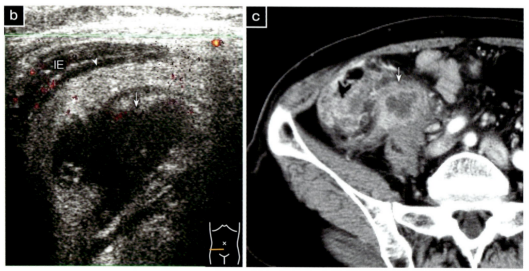

膿瘍と脂肪織の像　　　　　CT像（造影）

症例　虫垂粘液嚢腫　mucocele of appendix

a リニア探触子を用い右下腹部走査で虫垂をみたものである．腫大した虫垂には層構造を示す内部エコーが認められる（矢印）．**b** 摘出標本を示す．虫垂粘液嚢腫と判明，超音波像と類似像を呈している（矢印）．虫垂粘液嚢腫は，虫垂の内腔に粘液が貯留し虫垂が嚢状に腫大した状態になる．症状は，右下腹部に腫瘤触知や疼痛，発熱などであるが，無症状であることが多い．破裂すると腹膜偽粘液腫を来す可能性があり手術適応とされている．

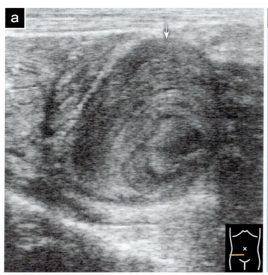

虫垂粘液嚢腫の像

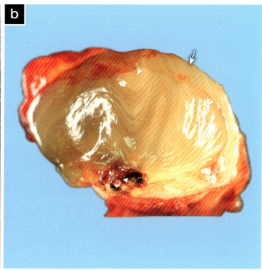

摘出標本

症例　慢性虫垂炎　chronic appendicitis

a コンベックス探触子で右下腹部を走査したものである．多層構造を示す腸重積または腸捻転による腸閉塞と類似像を呈している（矢印）．**b** 摘出標本を示す．巨大虫垂であった（矢印）．

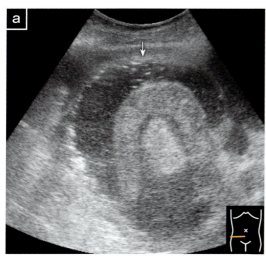

巨大虫垂の像

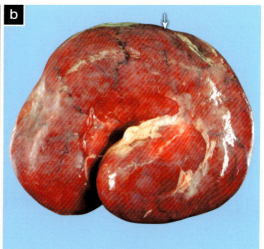

摘出標本

5. 大腸 colon

1 解 剖

大腸の解剖について示す．

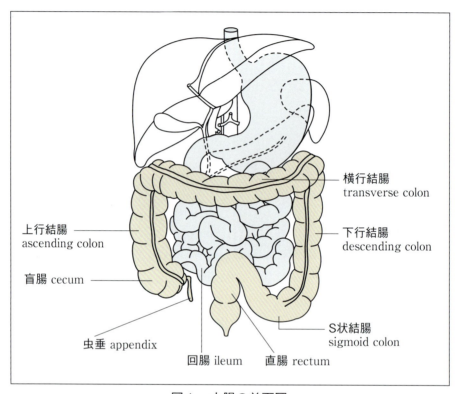

図1　大腸の前面図

[1] 大腸

　大腸（結腸）は小腸に続く消化管で，約1.5 mの長さがあり小腸より太く，腸管壁は小腸より薄い．大腸は小腸を囲むようにみられ，盲腸，結腸および直腸の3部に区分される．盲腸は右腸骨窩に位置し，長さは約6 cm程で下端は盲嚢をつくる．その下方内側には虫垂がある．結腸は盲腸に続き，腹腔の右側を走行する上行結腸，肝下方から十二指腸の前方を横切る横行結腸，脾下方から腹腔の左側を下行する下行結腸，左腸骨窩から仙骨前面を走行するS状結腸と続く．直腸は仙骨前面を下行し，肛門管を経て体外に開く部分である．大腸のおもな役割は水分を吸収し糞を形成することにあるが，小腸に比べ可動性は乏しい．図1は大腸の前面図を示す．

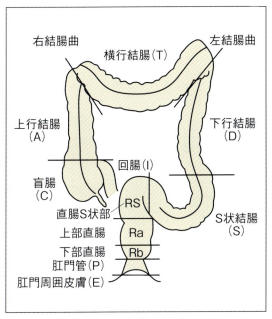

図2　大腸の区分

[2] 大腸の区分

盲腸（C）は，回腸末端部（I）が大腸に接合する位置より下方の盲嚢部分，上行結腸（A）は，回腸末端から右結腸曲の間を，横行結腸（T）は，右結腸曲から左結腸曲までを，下行結腸（D）は，左結腸曲から，S状結腸手前までを，S状結腸（S）は直腸の手前までをいう．直腸は，直腸S状部（RS），上部直腸（Ra），下部直腸（Rb）となり肛門管を経て体外に開くまでである．大腸の区分について示す（図2）．

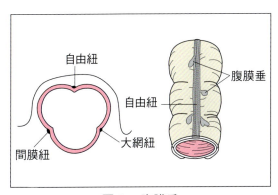

図3　腹膜垂

[3] 腹膜垂

腹膜垂 epiploic appendages は，大腸漿膜下組織と連続し漿膜に覆われた脂肪体で腹腔内に突出している．自由紐に沿って通常2列，大きさは0.5～5 cmで平均3 cmである．直腸を除く大腸全体にみられ，S状結腸や盲腸に多く認められる．正常な腹膜垂の同定は困難であるが，炎症を生じた場合には超音波で描出可能である．腹膜垂の解剖図を示す（図3）．

2　大腸の基本走査と正常像

超音波で大腸検査を行うために知っておきたい大腸と周辺臓器について示す（図4）．図中の番号は大腸の走査部位である．得られる正常像を番号順に示す．

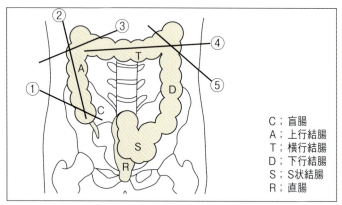

図4　大腸の走査部位と周辺臓器

C；盲腸
A；上行結腸
T；横行結腸
D；下行結腸
S；S状結腸
R；直腸

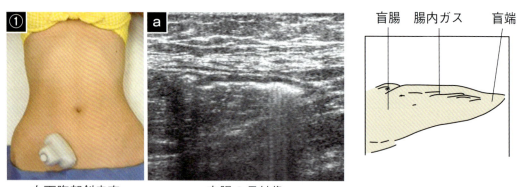

右下腹部斜走査　　盲腸の長軸像

①右下腹部斜走査で，a 盲腸の長軸像を描出したものである．盲腸内ガスが線状高エコーでみられる．腸管の検査では探触子で圧を加えながらガスを除外し走査することが大切である．

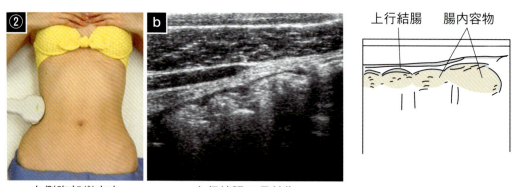

右側腹部縦走査　　上行結腸の長軸像

②右側腹部縦走査で，b 上行結腸の長軸像を描出したものである．腸管内容物が不均一な高エコー像を呈している．縦・横2方向走査で，圧を加えながら限局性低エコー像に注目する．

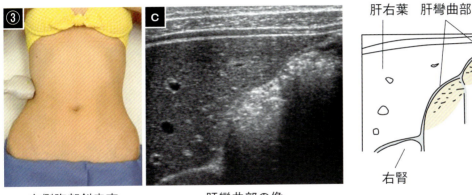

右側腹部斜走査 　　肝彎曲部の像

③右側腹部斜走査で，c 肝彎曲部（上行結腸から横行結腸）を描出したものである．肝右葉下面，右腎近傍に高エコー像としてみられる．

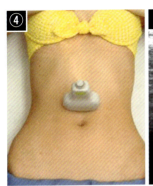 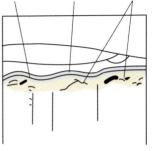

正中部横走査 　　横行結腸の長軸像

④臍部近傍正中部横走査で，d 横行結腸の長軸像を描出したものである．固形便が高エコー像で描出される．大腸の超音波検査では便の外側に描出される固有筋層（第4層）の低エコー像に注目して走査するとよい．矢印は固有筋層を示す．

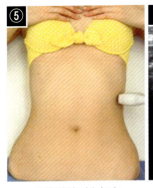 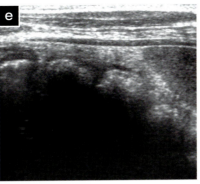

左側腹部斜走査 　　脾彎曲部の像

⑤左側腹部斜走査で，e 脾彎曲部（横行結腸～下行結腸）を描出したものである．脾門部側に便が高エコー像でみられる．胃や小腸内容物との鑑別を要すことがある．

・大腸の基本走査と正常像
　超音波で大腸検査を行うために知っておきたい大腸と周辺臓器について示す（図5）．図中の番号は大腸の走査部位である．得られる正常像を番号順に示す．

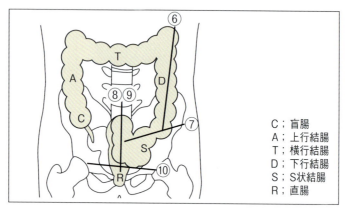

図5　大腸の走査部位と周辺臓器-1

C；盲腸
A；上行結腸
T；横行結腸
D；下行結腸
S；S状結腸
R；直腸

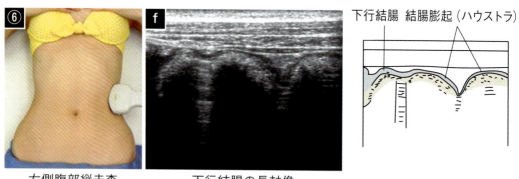

左側腹部縦走査　　下行結腸の長軸像　　下行結腸　結腸膨起（ハウストラ）

⑥左側腹部縦走査で，f 下行結腸の長軸像を描出したものである．固形便が音響陰影を伴う半円形の高エコー像でみられ，結腸膨起 haustra of colon を反映した像を呈している．縦・横走査で圧を加えながら，限局性低エコー像や，大腸壁の浮腫性肥厚の存在に注目し観察する．

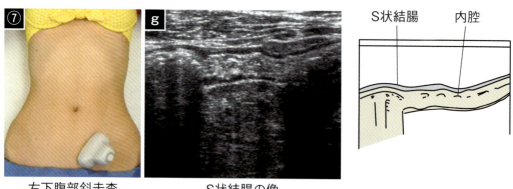

左下腹部斜走査　　S状結腸の像　　S状結腸　内腔

⑦左下腹部斜走査で，g S状結腸を描出したものである．S状結腸内には排便後のため半円形を示す高エコー像はみられない．小腸との鑑別を要すことがある．

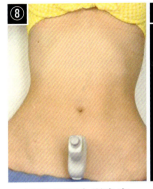 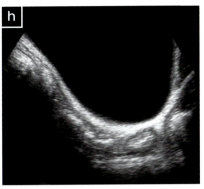 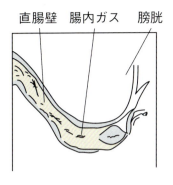

下腹部正中縦走査　　　　直腸の長軸像（男性）

⑧下腹部正中縦走査で，h 膀胱を介し直腸の長軸像を描出したものである．直腸内にはガスが高エコー，直腸壁が低エコー像でみられる．通常では腸管内ガスや便により直腸の描出は困難なことが多い．

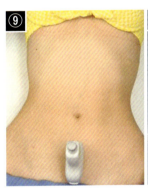 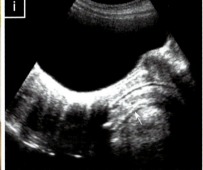 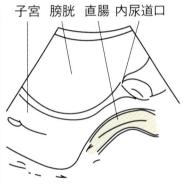

下腹部正中縦走査　　　　直腸の長軸像（女性）

⑨下腹部正中縦走査で，i 膀胱・子宮頸部側を介し直腸を描出したものである．排便後のため，ガスや便の高エコー像はなく直腸壁が層構造を成して描出されている．

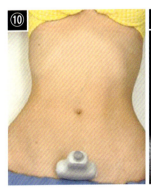 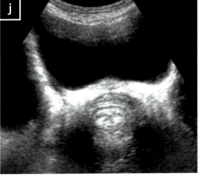 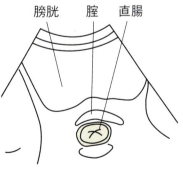

下腹部正中横走査　　　　直腸の短軸像

⑩下腹部正中横走査で，j 膀胱を介し直腸の短軸像を描出したものである．内部に高エコー，周囲は円形の低エコー像を示している．排便後の像である．

3 超音波でみる大腸疾患のチェックポイント

大腸疾患のチェックポイントを番号順に示す．

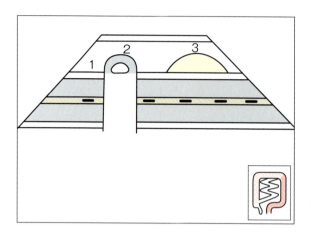

1．虚血性大腸炎・薬剤性大腸炎
粘膜・粘膜下層の浮腫性肥厚を示し，壁構造は明瞭である．
・治療法が異なるため感染性腸炎と炎症性腸疾患との鑑別を要す．
・感染性腸炎は回腸末端の壁肥厚を示すことが多い．
・潰瘍性大腸炎やクローン病（大腸型）も大腸の壁肥厚を示す（炎症性腸疾患282頁参照）．

2．大腸憩室炎
大腸壁外へ突出する高エコーの周囲に低エコー像を示し，同部位に圧痛を認める．
・炎症を呈する憩室炎の近傍大腸には壁肥厚がみられる．
・上行結腸憩室炎と虫垂炎による糞石との鑑別を要することがある．

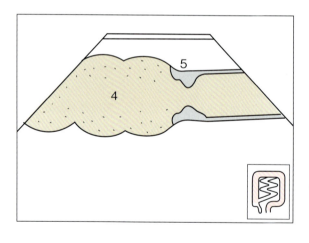

3．腹膜垂炎
圧痛部位に限局性の高エコー像を示す．
・腹膜垂炎には腹膜垂に捻転や梗塞，直接圧迫による血行障害を生じた場合にみられる原発性腹膜垂炎と，憩室炎など他疾患の炎症が腹膜垂に波及し非血行障害による続発性腹膜垂炎がある．
・腹膜垂炎の存在部位によっては，大腸憩室炎，虫垂炎との鑑別を要することがある．

4．大腸イレウス（腸閉塞）
拡張した大腸内に泥状便を示す．
・拡張した大腸内の泥状便は肛門側大腸癌を念頭に検索する．

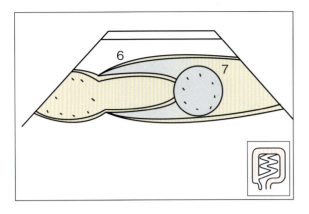

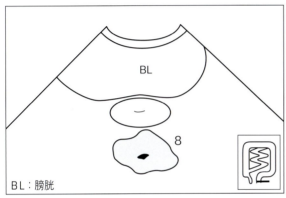

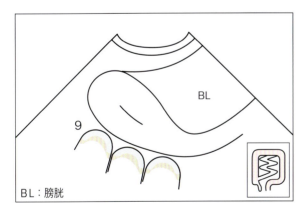

5．大腸癌
限局性低エコー像が腎と似た像を呈することから偽腎臓 pseudokidney sign を示す．
- カラードプラで低エコー領域内に血流信号がみられる．
- 肝転移やリンパ節腫大についても観察する．
- クローン病（大腸型）でも壁構造消失を示すことから大腸癌との鑑別を要することがある．

6．大腸腸重積症
大腸−大腸の重積腸管が多層構造 multiple concentric ring sign を示す．
- 先進部には，腸重積を惹起する大腸癌などの腫瘍性病変がみられる．

7．大腸ポリープ
大腸内に限局した低エコー腫瘤を示す．
- カラードプラで腫瘤内に血流を認めれば残渣が否定できる．

8．直腸癌
直腸に pseudokidney sign を示す．
- 潰瘍性大腸炎や虚血性大腸炎の短軸像では直腸癌と類似像を示すことがある．
- エコーレベルの高い像を示す絨毛腫瘍 villous tumor は，便との鑑別が困難である．

9．便秘（宿便）
下行結腸・Ｓ状結腸・直腸内に糞塊が高エコー像を示す．
- 悪性腫瘍が便秘の要因となる場合もあり慎重な走査が大切である．
- 小児や女性，高齢者における腸管検索で異常所見がみられなければ便秘も念頭におく．

4 症例 大腸

大腸の症例を示す．感染性腸炎，炎症性腸疾患は他項で示す．

症例　虚血性大腸炎　ischemic colitis　－経過観察例 1 －

a リニア探触子を用い拡大像で下行結腸を長軸走査したものである．粘膜・粘膜下層の壁肥厚がみられ，壁（層）構造は明瞭である（矢印）．**b** 同部位の短軸像を示す．粘膜下層の浮腫性変化がエコーレベルの高い像を呈している（矢印）．**c** 大腸内視鏡を示す．潰瘍の散在が認められる．**d** 1週後の下行結腸長軸像である．初回時に認められた壁の浮腫性変化は改善されている（矢印）．

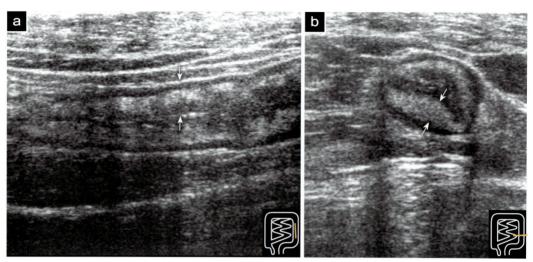

虚血性大腸炎の像　　　短軸像

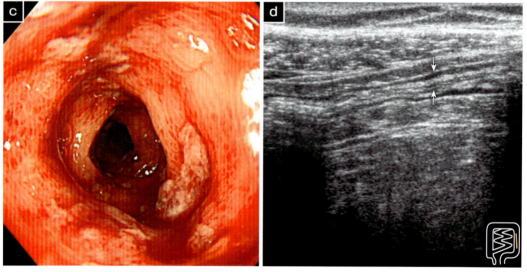

大腸内視鏡　　　1週後の下行結腸の像

症例　虚血性大腸炎　ischemic colitis　−経過観察例2−

a 高分解能コンベックス探触子を用い下行結腸を長軸走査したものである．粘膜下層の低エコー化がみられるが（矢印）．**b** S状結腸には明らかな腸管壁の浮腫性変化は認められない（矢印）．**c** 数ヶ月後の下行結腸長軸像である．初回時に認められた壁肥厚はなく腸管壁の改善がみられる（矢印）．

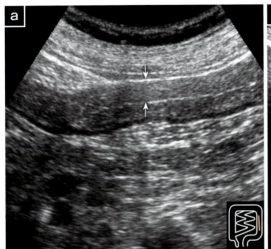

虚血性大腸炎の像

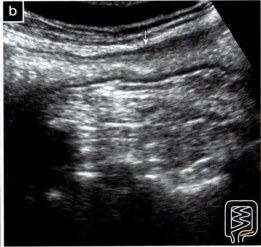

S状結腸の長軸像

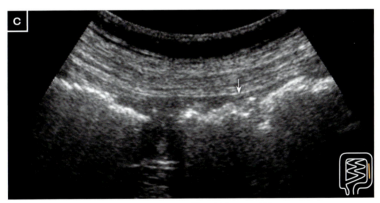

下行結腸の長軸像（数ヶ月後）

memo　虚血性大腸炎　ischemic colitis

　虚血性大腸炎は，主幹動脈に明らかな閉塞がなく，可逆的な血行障害に起因した大腸炎である．高齢者に好発するが，若年者の発症もみられる．病型により粘膜から粘膜下層に傷害がとどまる軽症の一過性型，粘膜下層の線維化により狭窄を残す狭窄型，腸管壊死に陥る壊疽型がある．発症機序は，腸管側因子として，便秘，いきみなど腸管内圧上昇が誘因になる．罹患部位の多くは，横行結腸脾彎曲部から下行結腸およびS状結腸を中心にした左半結腸に発生する．症状は，突然生じる強い腹痛，排便回数の増加（水様下痢便），24時間以内の血便が典型的3主徴である．腹痛は左側腹部から下腹部に多く圧痛を認める．予後は良好な疾患であるが，ときに再発がみられる．

症例　薬剤性大腸炎　drug-induced colitis　−偽膜性大腸炎例−

a リニア探触子で画像を拡大し下行結腸を長軸走査したものである．粘膜・粘膜下層の浮腫性肥厚を伴い（矢印）粘膜面には偽膜を反映する高エコーの凹凸不整像がみられる（矢頭）．b 大腸内視鏡を示す．粘膜面は浮腫性肥厚を伴い，多発する黄白色の半球状偽膜が認められる．

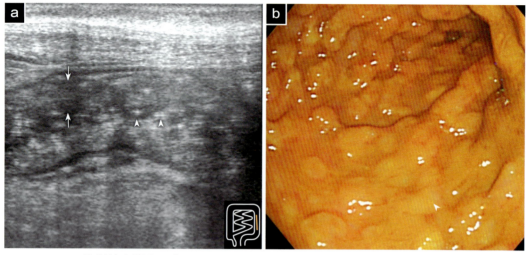

薬剤性大腸炎の像　　　　　　　　　　　　大腸内視鏡

症例　腹膜垂炎　acute epiploic appendagitis

a リニア探触子を用い拡大像で下行結腸の圧痛部位を短軸走査したものである．腹壁側には高エコー腫瘤と近傍に低エコー像が認められ，腹膜垂炎が示唆される（矢印）．矢頭は下行結腸である．b CT像を示す．超音波で指摘された部位の下行結腸腹壁側には低濃度領域が認められる．矢印が腹膜垂炎，矢頭は下行結腸である．原発性腹膜垂炎と診断された．超音波では大腸憩室炎と腹膜垂炎との鑑別は可能であるが，症状はどちらも急性の限局性腹痛である．

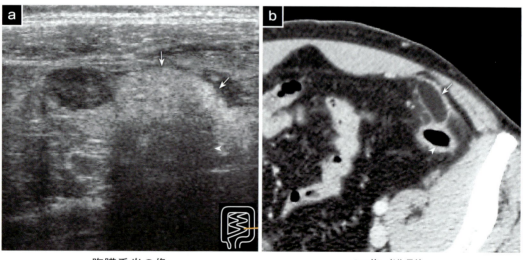

腹膜垂炎の像　　　　　　　　　　　　CT像（造影）

症例　キライディティ症候群　Chilaiditi syndrome

a 右肋弓下走査で肝右葉をみたものである．肝の前面には腸管ガスにより（矢印），肝右葉（RL）が不明瞭な像を呈している．**b** CT像を示す．矢印が腸管を示す．Chilaiditi syndrome は右横隔膜と肝右葉前面との間に結腸や小腸（空腸・回腸）などが嵌入した状態をいう．本症候群は，結腸の嵌入で無症状であれば経過観察される場合が多いが，小腸嵌入の場合には絞扼の可能性があるといわれる．

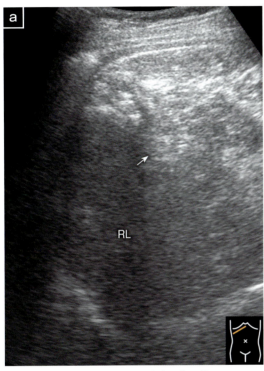

キライディティ症候群の像　　　　　　　　　　CT像（造影）

---

memo　　薬剤性大腸炎　drug-induced colitis

　薬剤性大腸炎は主として抗菌薬の投与で大腸細菌叢の変化により惹起される抗生物質起因性腸炎と，薬物が直接大腸粘膜に障害を与える場合とがある．抗生物質起因性腸炎は，抗菌薬投与中または投与後に発生する腸炎で，菌交代現象に伴う偽膜性大腸炎と発生機序が解明されていない急性出血性大腸炎に分類される．

・偽膜性大腸炎 pseudomembranous colitis は，セフェム系抗菌薬，合成ペニシリン系，リンコマイシンなどの投与により菌交代現象が生じ，Clostridium difficile 菌や黄色ブドウ球菌が増殖，産生された毒素により腸炎を起こす．抗菌投薬後，数日で下痢や腹痛，腹部膨満，発熱で発症する．

・急性出血性大腸炎 antibiotic caused acute hemorrhagic colitis は，合成ペニシリンがおもな起因薬物であるが，セフェム系やそのほか種々の抗菌薬が誘因となり投与後数日で水様性下痢や腹痛，血便で発症する．横行結腸を中心にびまん性の発赤，びらん，出血がみられ，直腸病変はまれである．

症例　大腸憩室炎　colonic diverticulitis　−S状結腸例−

a 高分解能コンベックス探触子を用いS状結腸の長軸像をみたものである．憩室炎による周囲大腸壁の浮腫性肥厚がみられ（矢頭），壁外突出する高エコー周囲には炎症を示唆する低エコー像の多発が認められる（矢印）．**b** 憩室炎の中でも特に炎症の強い低エコー像をとらえたものである（矢印）．周辺には脂肪織の輝度増強が認められる（矢頭）．**c** 同部位をカラードプラでみたが，豊富な血流信号はみられない（矢印）．**d** CT像を示す．矢印は脂肪織への炎症波及を示唆するダーティーファットサイン dirty fat sign である．

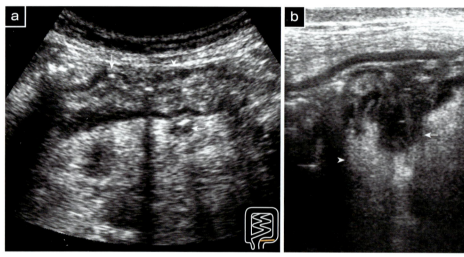

S状結腸壁肥厚と憩室炎の像　　　　憩室炎周囲の脂肪織増強の像

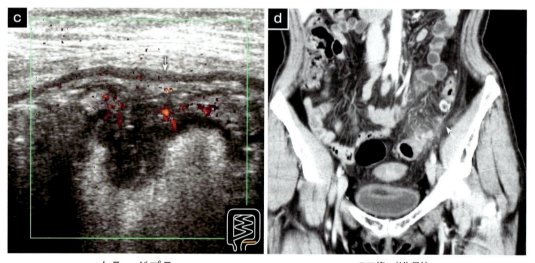

カラードプラ　　　　CT像（造影）

症例　大腸憩室炎　colonic diverticulitis　－横行結腸例－

a 高分解能コンベックス探触子を用い拡大像で肝彎曲部近傍，横行結腸をみたものである．高エコーを伴った円形の低エコー像および周囲脂肪織の増強もみられ（矢頭），憩室炎が示唆される（矢印）．b 同部位をリニア探触子でみたものである．憩室炎近傍には大腸の壁肥厚を伴い（矢頭）大腸壁から突出する憩室炎が低エコー像を呈している（矢印）．腸管の詳細な情報はリニア探触子による拡大像で観察するのがよい．

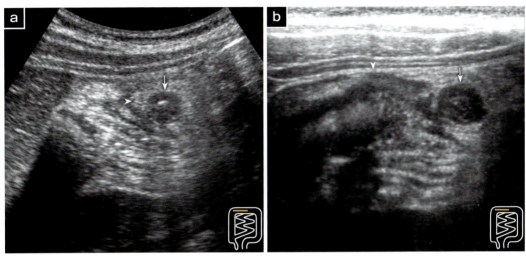

憩室炎の像（コンベックス探触子）　　　　憩室炎の像（リニア探触子）

症例　大腸憩室炎　colonic diverticulitis　－上行結腸例－

a リニア探触子で上行結腸の圧痛部位を長軸走査したものである．肥厚した大腸壁（矢頭）近傍には高エコーを伴う低エコーの張り出し像がみられ憩室炎が示唆される（矢印）．b 注腸X線造影像を示す．矢印が大腸憩室である．

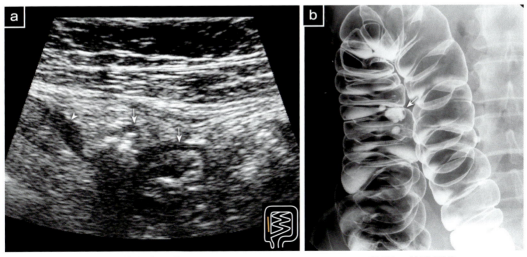

憩室炎の像　　　　注腸X線造影像

症例　大腸ポリープ　polyp of colon

a リニア探触子による拡大像でS状結腸を長軸走査したものである．結腸内には円形を呈する境界明瞭，辺縁平滑な 10mm ほどの低エコー腫瘤が認められる（矢印）．**b** 腫瘤が実像か否かを確認するため，パワードプラで血流信号をみたものである．豊富な血流信号が恒常的に得られたため（矢印），S状結腸ポリープが強く示唆された．**c** S状結腸内視鏡を示す（矢印）．有茎性ポリープ O - I p，adenoma であった．

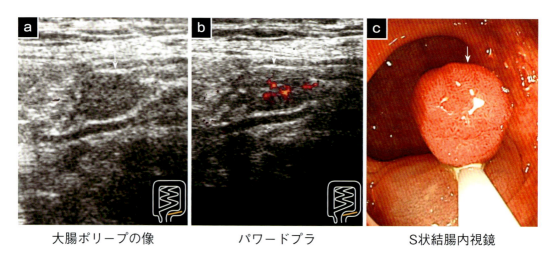

大腸ポリープの像　　　　　　　パワードプラ　　　　　　　S状結腸内視鏡

症例　大腸癌　colon cancer

a 高分解能コンベックス探触子による脾彎曲部近傍大腸を短軸走査したものである．円形を呈する腫瘍は，境界明瞭，辺縁整，内部エコー均一な低エコー像で描出されている（矢印）．**b** パワードプラで腫瘍内血流をみると血流信号が認められた（矢印）．カラー（パワー）ドプラは腸管内容物との鑑別に有用である．**c** 下行結腸内視鏡を示す．多結節分葉状，広基性で 30 mm 大の粗大病変であるが，O - I 型早期大腸癌であった．

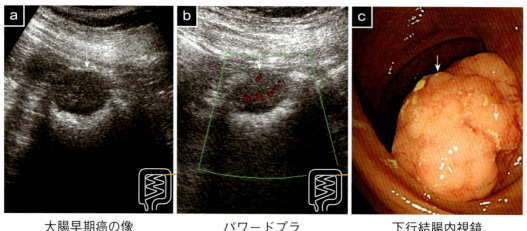

大腸早期癌の像　　　　　　　パワードプラ　　　　　　　下行結腸内視鏡

memo 大腸癌の肉眼分類　macroscopic classification of colon cancer

早期大腸癌，進行大腸癌について示す．

a．早期大腸癌

ポリープの形態を表現する言葉として有茎性 pedunculated，亜有茎性 semipedunculated，無茎性 sessile，扁平 flat が一般に用いられる．ポリープの形状からは隆起型と表面型に分類される．

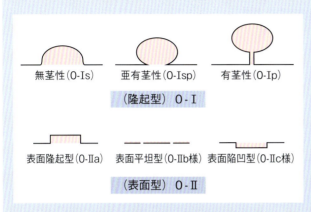

図6　早期大腸癌の肉眼形態分類
（「大腸癌取扱い規約・第9版．金原出版，2018」より引用）

- 隆起型（O-Ⅰ）は，無茎性，亜有茎性，有茎性で表現される．無形性（O-Is），亜有茎性（O-Isp）の境界は判定が難しいが，有茎性（O-Ip）は明らかな茎を有する病変で，亜有茎性は頭部に可動性のある病変とされている（図6上）．
- 表面型（O-Ⅱ）は，早期癌肉眼分類に従い，表面隆起型（O-Ⅱa），表面平坦型（O-Ⅱb様），表面陥凹型（O-Ⅱc様）で表現される．リンパ節転移の有無にかかわらず癌細胞が粘膜層または粘膜下層に止まっているものは早期癌に分類される（図6下）．

b．進行大腸癌

大腸癌は，盲腸，結腸，直腸に発生する癌腫で，盲腸癌 cecum cancer，結腸癌 colon cancer，直腸癌 rectum cancer と呼ばれている．これらの肉眼分類は，大腸癌の外観を肉眼的に判断するもので次のように分けられている．図7は進行大腸癌の肉眼分類（1型から4型）を示す．

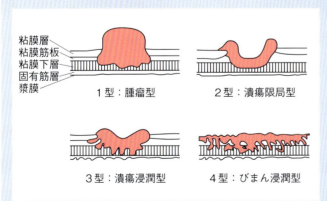

図7　進行大腸癌の肉眼分類（1型から4型）
（「大腸癌取扱い規約・第9版．金原出版，2018」より引用）

1型：腫瘤型
　　粘膜から癌が盛り上がるように突き出した形のものをいう．

2型：潰瘍限局型
　　癌性の潰瘍の中央が陥凹形のもので，進行癌の中では最も多いタイプの癌である．

3型：潰瘍浸潤型
　　潰瘍限局型が崩れ広がった形のもので，潰瘍限局型の次に多いタイプである．

4型：びまん浸潤型
　　癌の形がまとまらず，腸壁に広がった形のものをいう．

5型：分類不能
　　上記のどのタイプにも当てはまらない形の癌をいう．

症例　大腸癌　colon cancer　−横行結腸例−

a コンベックス探触子で，横行結腸を短軸走査したものである．腸内残渣が高エコー像を示し（※），周囲には境界不明瞭，辺縁不整を呈する低エコー像がみられ（矢印），漿膜浸潤が示唆される．**b** リニア探触子で画像を拡大し，同部位をみたものである．壁構造の消失がみられる（矢印）．**c** 横行結腸内視鏡を示す．横行結腸には半周性2型腫瘍性病変を認める（矢印）．**d** 注腸造影X線像である．横行結腸には周堤隆起を伴う不整潰瘍がみられる（矢印）．

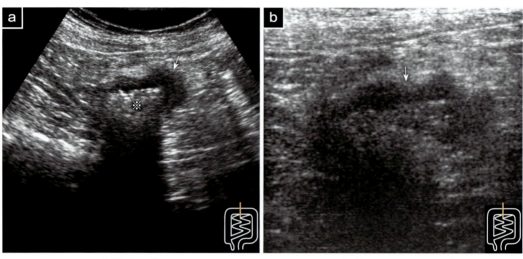

大腸癌の像　　　　　　　　　　　リニア探触子による大腸癌の像

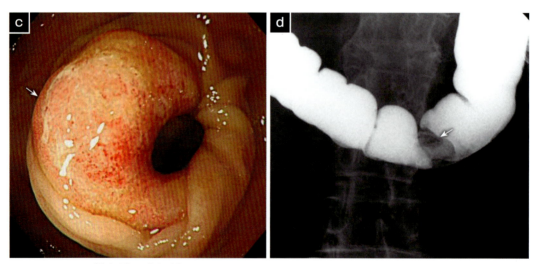

横行結腸内視鏡　　　　　　　　　注腸造影X線像

症例　大腸癌　colon cancer　−上行結腸例−

a コンベックス探触子で上行結腸を長軸走査したものである．境界不明瞭，辺縁不整，内部エコー不均一な低エコー腫瘍が認められる（矢印）．b リニア探触子を用い同部位を横走査したものである．中心部に線状高エコーを伴う層構造不明瞭な腫瘍（矢印）の近傍には腫大したリンパ節が円形の低エコー像を呈している（矢頭）．c 腫瘍の短軸走査で血流をみたものである．豊富な血流信号が認められる（矢印）．d 上行結腸の内視鏡を示す．2型進行癌である（矢印）．

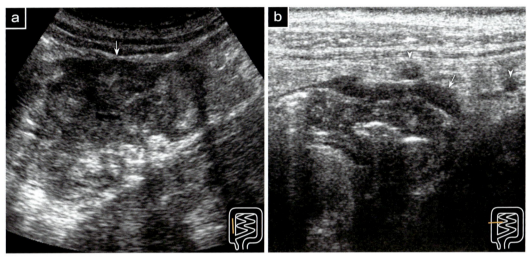

上行結腸癌の像　　　　　　　　　結腸癌と近傍リンパ節の腫大像

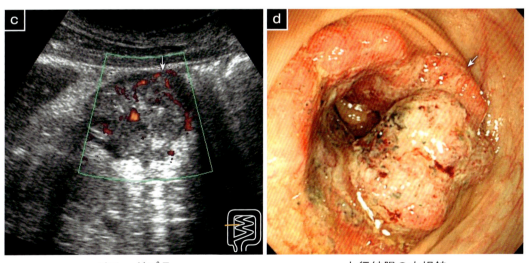

パワードプラ　　　　　　　　　　上行結腸の内視鏡

症例　大腸癌　colon cancer　－小腸イレウスを伴う例－

a 上行結腸を短軸走査したものである．中心部高エコーを伴う境界不明瞭，壁構造不整な低エコー像が pseudokidney sign を呈している（矢印）．**b** 回盲部側をみたものである．壁構造不整な上行結腸（矢頭）と，残渣を伴う盲腸の拡張が認められる（矢印）．**c** 左側小腸をみたものである．拡張した小腸内にはケルクリング皺襞も認められ（矢印），上行結腸癌によるイレウスが示唆される．**d** CT像を示す．矢印が大腸癌，矢頭は拡張した腸管を示す．

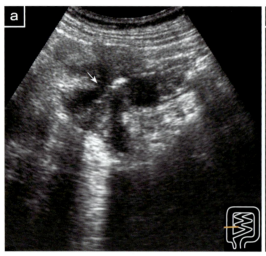

大腸癌の像　　　　　　　　　　　拡張した盲腸の像

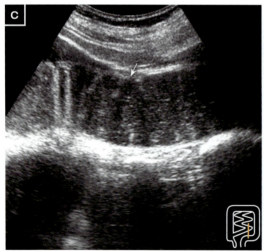
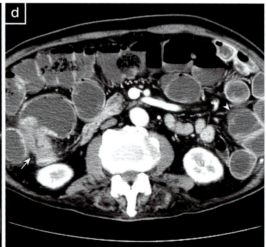

小腸の拡張像　　　　　　　　　　CT像（造影）

症例　大腸癌　colon cancer　－大腸イレウスを伴う例－

a コンベックス探触子で下行結腸を長軸走査したものである．泥状便を伴う大腸の拡張（イレウス）が認められる（矢印）．b 拡張像を追跡すると，S状結腸にも拡張がみられ（矢印）．c 閉塞部位を追求するとS状結腸直腸側で腸管の拡張は途絶え，不整な低エコー像が認められる（矢印）．d 内視鏡下のガストログラフィン造影ではアップルコアーサイン apple core sign が認められる（矢印）．e S状結腸の内視鏡を示す．全周性2型大腸癌であった（矢印）．

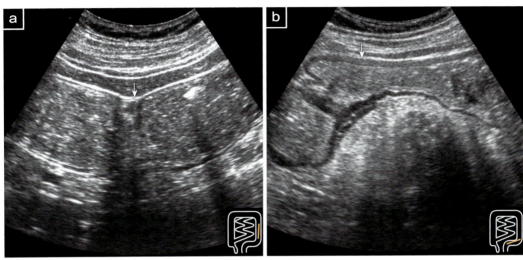

下行結腸の拡張像　　　　　　　　　　　S状結腸の拡張像

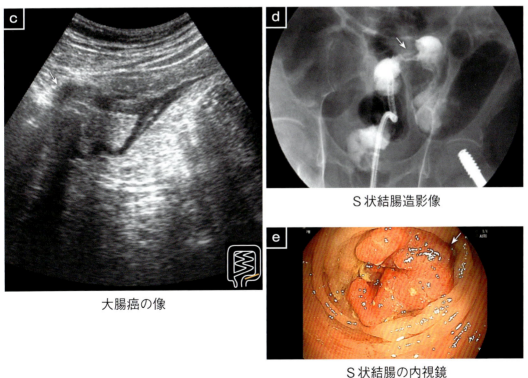

大腸癌の像

S状結腸造影像

S状結腸の内視鏡

症例 盲腸癌 cancer of cecum

a 盲腸の長軸走査像である．境界明瞭，不均一な低エコー像を示し，壁構造は不明瞭である（矢印）．盲端に接し円形の嚢胞像が腫大した虫垂である（矢頭）．**b** 右季肋部縦走査で右腎（RK）下極レベルをみたものである．拡張した小腸が内容物を伴って認められる（矢印）．盲腸癌による腸閉塞であった．

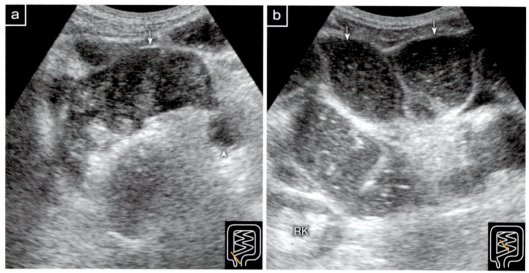

盲腸癌の像　　　　　　　　　　腸閉塞の像

症例 直腸癌 rectal cancer

a 下腹部横走査で膀胱（BL）を描出したものである．直腸には境界明瞭，辺縁不整な低エコー像が認められる（矢印）．**b** CT像を示す．直腸前壁右側には半周性の不整肥厚がみられる（矢印）．2型進行癌であった．

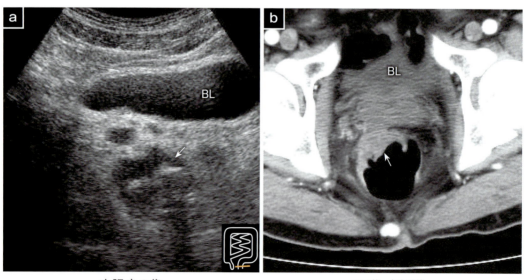

直腸癌の像　　　　　　　　　　CT像（造影）

症例　直腸癌　rectal cancer

a 下腹部横走査で膀胱（BL）・子宮（UT）を窓 window に直腸をみたものである．境界明瞭，辺縁不整な低エコー腫瘍が認められる（矢印）．摘出標本を示す．直腸癌である（矢印）．

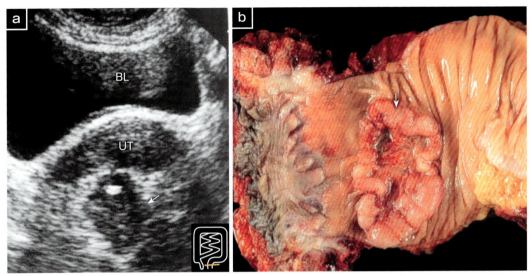

直腸癌の像　　　　　　　　　　　　　摘出標本

症例　便秘（宿便）　constipation

a コンベックス探触子を用い下腹部正中縦走査で膀胱を介し直腸の長軸像をみたものである．後方エコーの減弱を示す半円形の高エコー像が糞塊である（矢印）．**b** 直腸の短軸像を示す．膀胱（BL）・前立腺（Pr）の背側に糞塊がみられる（矢印）．腹痛を主訴に超音波検査を行う場合，所見を認めなければ，便秘も考慮したい所見である．特に小児，若い女性，高齢者に注目したい．本例は高齢者の男性である．

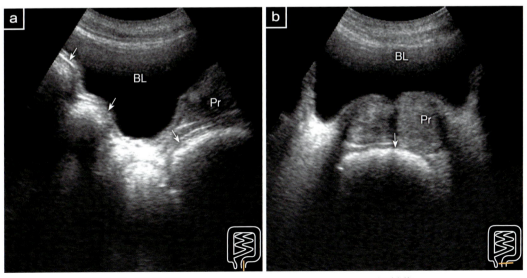

便秘の像（長軸像）　　　　　　　　　　短軸像

症例　腸重積症　intussusception　－急性腹症例－

a 右季肋部縦走査で胆嚢を描出したものである．胆嚢底部に接し，多層同心円構造 マルチプルコンセントリックリングサイン multiple concentric ring sign を呈する腸重積に特徴的所見が認められる．重積腸管内には腫大した腸間膜リンパ節が低エコー像 でみられる．**b** 空気を用いた整復術時のX線像を示す．矢印が「カニ爪様サイン」といわれる重積部分である．幼児の急性腹症例である．

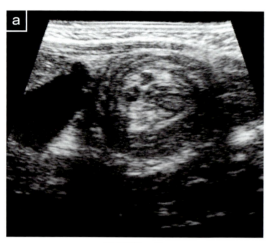

腸重積の像

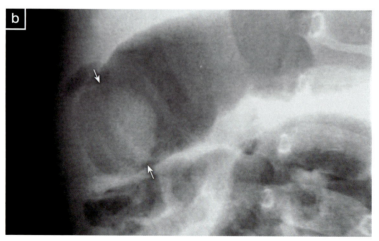

空気整復時のX線像

> **memo**　　　　　腸重積症　intussusception（invagination）
>
> 　腸重積は腸管の一部が腸管内腔に嵌入した状態をいい，肛門側に向かって嵌入する．嵌入腸管は圧迫され，うっ血，浮腫，出血，分泌増加を伴い，腸間膜動脈の血行障害を生じる．症状は間欠的腹痛，嘔吐，血便の3主症状である．小児における病型は回腸末端の一部が回盲弁を越え結腸内に入り込む回腸結腸型と，回盲弁が先進部になり虫垂突起とともに入り込む回腸盲腸型とが最も多い．成人でも小腸，大腸，盲腸などにみられる．

症例　腸重積症　intussusception　－経過観察例－

a 右季肋部縦走査で胆嚢近傍をみたものである．肝右葉下面には腸内ガスがみられるものの重積腸管は認められない．**b** 12時間後の経過観察で同部位をみたものである．胆嚢底部（GB）に接し腸重積に特徴的な多層同心円構造が認められる（矢印）．重積腸管内には腫大した腸間膜リンパ節（矢頭）がみられる．**c** モリソン窩から下腹部にかけ腹水 echo free space が認められる（矢印）．空気整復術が施行され重積腸管は改善された．RL；肝右葉，RK；右腎，Bo；腸管．

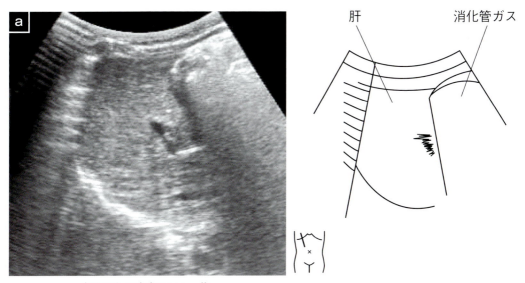

初回時の腹部エコー像

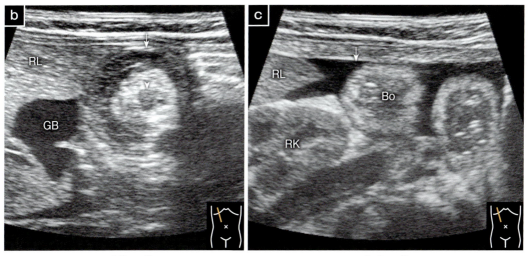

腸重積の像　　　　　　　腹水の像

症例　腸重積症　intussusception　−成人腸重積例 1−

a コンベックス探触子で下行結腸を短軸走査したものである．重積腸管を示唆する多層同心円構造が認められる（矢印）．**b** 重積腸管を長軸走査で原因疾患をみたものである．先進部にはエコー輝度の高い腫瘤が認められる（矢印）．矢頭は重積腸管を示す．手術の結果，脂肪腫により惹起された腸重積と判明した．

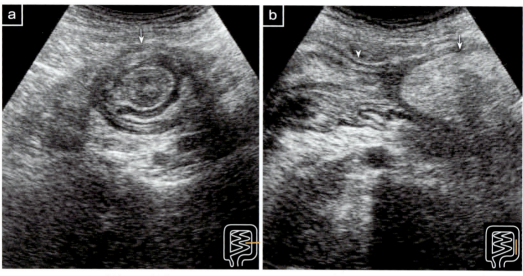

腸重積の短軸像　　　　　　　　　　　重積腸管と脂肪腫の像

症例　腸重積症　intussusception　−成人腸重積例 2−

a コンベックス探触子で下腹部を走査したものである．膀胱（BL）・子宮（UT）を介し直腸には腸重積を示唆する多層同心円構造が認められる（矢印）．**b** CT像を示す．矢印が直腸の腸重積像で，エコーと同様の像を示している．原因疾患は直腸癌によるものであった．

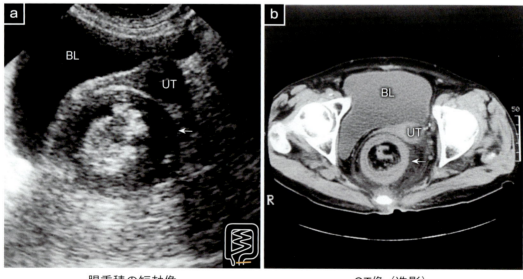

腸重積の短軸像　　　　　　　　　　　CT像（造影）

症例　消化管穿孔　perforation of digestive tract

a 表在用探触子を用い右肋間走査で肝表面をみたものである．肝（RL）前面には腹腔内遊離ガスフリーエアー free air が多重反射を伴い，幅のある線状高エコーを呈している（矢印）．**b** 原因疾患を追求するため右下腹部を縦走査したものである．腸重積様の像がみられる（矢印）．**c** 立位による腹部単純X線像を示す．矢印が free air である．**d** CT像を示す．エコー像（b）と同様の像を呈している（矢印）．手術所見から腫瘍径 10 cm 大の1型進行癌で，穿孔原因は巨大腫瘍のうっ滞によるものと診断された．GB；胆嚢．

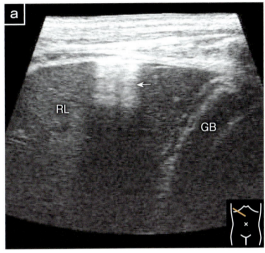

肝表面 free air の像

腸重積様の像

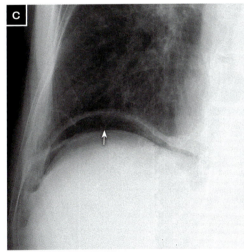

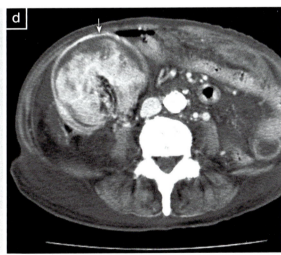

腹部立位単純X線像

CT像（造影）

6. 感染性腸炎　infectious enteritis

1　感染性腸炎

　感染性腸炎は，細菌，ウイルス，寄生虫といった起因病原体により小腸，大腸への炎症が惹起される腸炎である．一般には夏期では細菌性腸炎，冬から春にかけてはウイルス性腸炎が多く発生する．潜伏期間は起因病原体によりまちまちである．エコーからみた各細菌による感染性腸炎の超音波所見について表1に示す．図中の色部分は罹患範囲を示す．

表1　感染性腸炎の超音波所見

細菌	サルモネラ	キャンピロバクター	エルシニア	O-157大腸炎	腸炎ビブリオ
罹患範囲					
層構造	壁肥厚あり明瞭	壁肥厚あり明瞭	壁肥厚あり明瞭	壁肥厚あり明瞭	拡張型
肥厚層	粘膜下層	粘膜下層	粘膜・粘膜下層	粘膜・粘膜下層	拡張型
付随所見	リンパ節腫大	リンパ節腫大	回盲部リンパ節腫大著明	溶血性尿毒症症候群（HUS）	特になし

[1] 細菌による食中毒の特徴と症状

　サルモネラ，キャンピロバクター，エルシニア，O-157，腸炎ビブリオ細菌による食中毒の特徴と症状について表2に，ウイルスによる食中毒と症状を表3に示す．

表2　細菌による食中毒の特徴と症状

細菌	潜伏期間	原因食品	腹痛	下痢	下血	便性状
サルモネラ	1～2日	鶏卵・食肉・ウナギ	激痛	頻回	+	粘血便・緑色便
キャンピロバクター	5日	鶏肉・井戸水	軽い	数日間	++	水様便・粘血便
エルシニア	1～10日	食肉・加工品	右下腹部痛	頻回	+	水様便
O-157大腸炎	2～14日	食肉・糞便の汚染食品	激痛	頻回	+++	血性下痢
腸炎ビブリオ	1日	海産魚介類	激痛	頻回	+	水様便・血便

表3　ウイルスによる食中毒と症状

細菌	潜伏期間	原因食品	腹痛	下痢	嘔吐	下血	便性状
ノロウイルス	1～2日	生カキ	+	頻回	++	−	水様便
ロタウイルス	1～3日	動物の腸	+	頻回	+	+	白色便

[2] ウイルス性腸炎（拡張型）

ウイルス腸炎（拡張型）を示すものには，ノロウイルス腸炎とロタウイルス腸炎がある．これらについて示す．

- ノロウイルス腸炎
 ノロウイルスは感染力が強く汚染された食物（生カキ，サラダ，飲料水）を摂取することで1〜2日の潜伏期間を経て発症する．患者の便や吐物に含まれるウイルスで二次的感染が起こる．成人では冬期に生カキによって感染することが多い．幼児や高齢者あるいは基礎疾患のある方ではまれに重症化することがある．秋から年末にノロウイルスが流行する．症状は，発熱，頻回な水様性下痢，嘔吐，腹痛である．

- ロタウイルス腸炎
 ロタウィルスは唾液や便などの排泄物から口に入り，1〜3日の潜伏期間を経て激しい嘔吐や下痢が起こる．ウィルスの影響で胆汁分泌が傷害され白っぽい米のとぎ汁様の水様便となり微熱を伴うこともある．感染力の強い病気で，免疫力のない小児では6ヶ月から2歳位までに経験する病気である．

- 腸炎ビブリオ腸炎
 腸炎ビブリオ菌は，好塩菌の一種で，沿岸の海水中や海泥中に生息する．海水温度が20℃以上になると海水中で大量に増殖し，魚や貝に付着し陸上に運ばれ，魚介類の刺身，すし類が原因食材となる．生の魚介類を調理した後の調理器具や手指などを介してこの菌に汚染される．菌は熱や酸に弱く，真水の中では生存できないことから，使用した調理器具は真水で洗うか熱を加えることで感染防止になる．潜伏時間は約6時間から32時間で症状は，激しい腹痛，下痢，血便である．

[3] 拡張および壁肥厚を伴う腸病変

感染性腸病変などに罹患すると腸管が拡張するものと肥厚するものがある．拡張する場合，ウイルス性腸炎や腸炎ビブリオなどが考えられる．腸閉塞 ileus においても腸管拡張がみられるため，拡張型腸炎との鑑別を要する．腸管壁の肥厚を示すものには，エルシニア回腸末端炎や病原性大腸菌 O-157，アニサキス虫体による回腸の壁肥厚がある．クローン病（大腸型）や結腸憩室炎では大腸壁の肥厚を示すが，大腸癌では限局性の壁肥厚を示す．表4は腸管の拡張および壁肥厚を伴うおもな腸病変について示す．

表4 拡張型・肥厚型を示す腸疾患

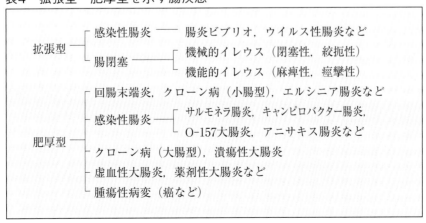

2　超音波でみる感染性腸炎のチェックポイント

感染性腸炎のチェックポイントを番号順に示す．

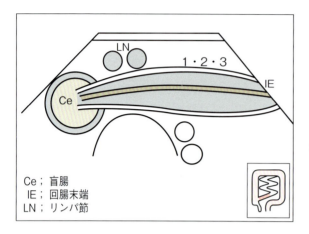

Ce；盲腸
IE；回腸末端
LN；リンパ節

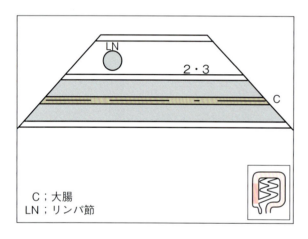

C；大腸
LN；リンパ節

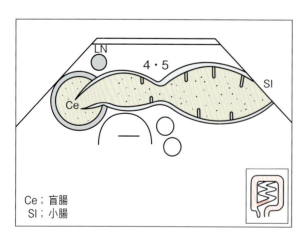

Ce；盲腸
SI；小腸

1．エルシニア腸炎
回腸末端および盲腸の浮腫性肥厚を示し，回盲部に著明なリンパ節腫大を示す．
・壁構造は明瞭である．
・小腸型クローン病との鑑別を要するが，クローン病では壁構造の消失がみられる．

2．サルモネラ・キャンピロバクター腸炎
回腸末端から右側結腸または全結腸に壁構造明瞭な浮腫性肥厚を示す．
・リンパ節腫大を伴うことがある．
・小児のサルモネラ腸炎では腸管の拡張がみられる．

3．腸管出血性大腸菌性腸炎（O157）
回腸末端から右側結腸または全結腸に壁構造明瞭な浮腫性肥厚を示す．
・本症は菌が産生するベロ vero 毒素により溶血性尿毒症症候群 hemolytic-uremic syndrome：HUS や脳症を起こすことがある．
・小児では腸管の拡張型を示す場合が多い．

4．腸炎ビブリオ腸炎
回盲部の炎症により口側小腸の拡張を示す．
・潜伏期間が短いので，海産魚介類の生食摂取について確認する．

5．ウイルス性腸炎（拡張型腸炎）
胃から小腸の拡張と小腸の軽度壁肥厚を示す．
・ノロウイルス腸炎，ロタウイルス腸炎などがある．
・リンパ節腫大がみられる．
・腸閉塞との鑑別を要すことがある．

3 症例 感染性腸炎

感染性腸炎の症例を示す.

症例 感染性腸炎 infectious enteritis －エルシニア腸炎例－

a リニア探触子による拡大像で回腸末端を走査したものである. 粘膜下層（第3層）の浮腫性肥厚を伴い壁内には腫大したパイエル板 Peyer's patch（リンパ小節）が低エコー像を呈している.
b 腫大した回腸末端部の短軸像である. 浮腫性に肥厚した腸管が円形状を呈し, 内腔にはパイエル板の腫大と周囲には腸間膜リンパ節腫大が円形の低エコー像を示している.

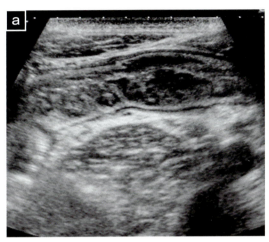
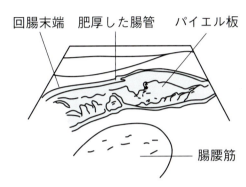

回腸末端の壁肥厚像

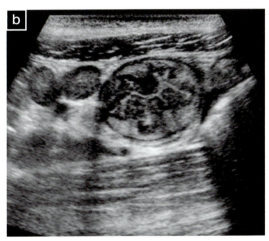
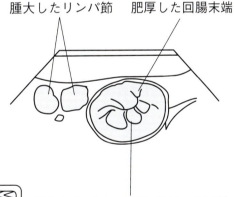

回腸末端の短軸像

> **memo**　　　　エルシニア腸炎　Yersinia enterocolitis
>
> エルシニア菌は動物寄生性のグラム陰性桿菌で, 豚, 牛, 羊, 犬, 猫などから検出される. 菌を持つ動物の糞便に汚染された食物や飲料水を摂取することで感染する. 潜伏期間は平均5日で, 感染力は強くなく, 人から人への感染はまれである. 小児は成人より感染を受けやすく, 保育所や小学校で集団感染することがある. 症状は, 水様性便, 嘔吐, 強い腹痛である.

症例　感染性腸炎　infectious enteritis　－サルモネラ腸炎例－

a リニア探触子を用い拡大像で回腸末端をみたものである．回腸末端からバウヒン弁（回盲弁）の浮腫性肥厚を認めるが，壁構造は明瞭である．矢印はバウヒン弁，矢頭は回腸末端を示す．**b** 横行結腸の長軸像である．浮腫性肥厚を認めるが（矢印）壁構造は明瞭である．本例は，全結腸に浮腫性肥厚が認められた．サルモネラ菌は，哺乳類，爬虫類，鳥類などに広く存在し，動物飼料の汚染により家畜，ニワトリの保菌が起こり，食肉や卵が汚染されることで感染する．ミドリガメなどのペットから感染することもある．汚染された原因食を摂取後，生体毒素を産生し8〜48時間で悪心，嘔吐，下痢，腹痛，発熱で発症する．

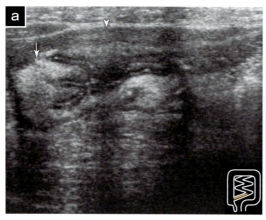

回腸末端の壁肥厚像

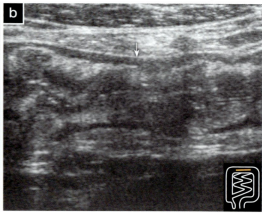

横行結腸の壁肥厚像

症例　感染性腸炎　infectious enteritis　－キャンピロバクター腸炎例－

a リニア探触子を用い拡大像で回腸末端をみたものである．回腸末端からバウヒン弁の浮腫性肥厚が認められる（矢印）．**b** 横行結腸の長軸像である．壁肥厚を認めるが層構造は明瞭である（矢印）．本例は上行結腸にも壁肥厚を認めた．キャンピロバクター腸炎は，キャンピロバクター菌に感染して起こる腸炎で，ウシ，ブタ，ニワトリなどの家畜やペットの腸管にみられ，肉類や牛乳から感染する．潜伏期間は3〜7日で，症状は水溶性下痢，発熱，腹痛である．

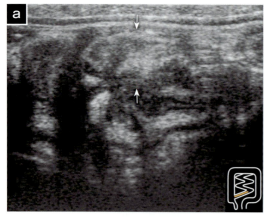

回腸末端の壁肥厚像

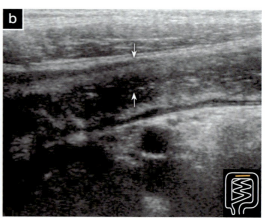

横行結腸の壁肥厚像

症例　感染性腸炎　infectious enteritis　　－腸管出血性大腸菌性腸炎例－

a 高分解能コンベックス探触子でバウヒン弁をみたものである．バウヒン弁（矢印），周囲腸管壁の浮腫性肥厚（矢頭）に加え脂肪織の高エコー化がみられる（※）．**b** 上行結腸の血流状態をパワードプラでみたものである．粘膜層の肥厚および粘膜下層の部分的低エコー化（矢頭）領域には，血流亢進も認められる（矢印）．腸管出血性大腸菌は，家畜や感染者の糞便により経口感染する．ベロ毒素の関与が知られているが，発症1週後より溶血性尿毒症症候群 hemolytic uremic syndrome：HUS が持続すると急性腎不全，血小板減少，溶血性貧血を生じ脳症に至るといわれている．

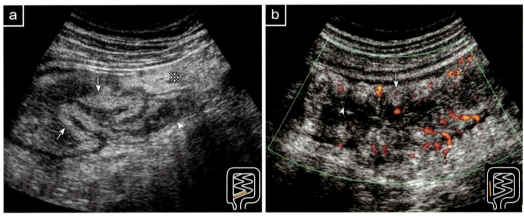

バウヒン弁の肥厚像　　　　　　　　　　　上行結腸のパワードプラ

症例　感染性腸炎　infectious enteritis　　－急性ウイルス性腸炎例－

a 心窩部斜走査で肝左葉（LL）をみたものである．肝下面には拡張した胃と（矢印），残渣の堆積が層状を成し（矢頭），リアルタイムで観察すると胃の蠕動低下，内容物の停滞がみられる．**b** 左下腹部を走査したものである．小腸の拡張（矢印）とケルクリング皺襞の肥厚（矢頭）がみられ，腸管壁運動の亢進が観察された．鑑別疾患として腸閉塞 ileus がある．排便の有無や手術歴，症状などを参考にするとよい．

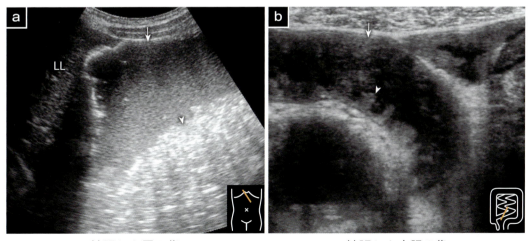

拡張した胃の像　　　　　　　　　　　　　拡張した小腸の像

7. 炎症性腸疾患　inflammatory bowel disease：IBD

1　IBDとは

　IBDは，主として消化管に原因不明の炎症を起こす慢性疾患の総称で，病変が大腸に限定した潰瘍性大腸炎 ulcerative colitis（UC）と消化管のどこにでも炎症を起こす，クローン病 Crohn's disease（CD）の2つがある．潰瘍性大腸炎やクローン病は，腸管を主とする難病で，腹痛・下痢・血便・下血・発熱・体重減少等の症状がみられる．アメリカに比較すると日本では7分の1以下といわれているが，日本でも食生活の欧米化に伴い増加傾向にある．これらについて示す．

[1] UC（潰瘍性大腸炎）

　UCは，原因不明の大腸のびまん性非特異性炎症性疾患である．慢性・再発性の経過を特徴とし，炎症は主として粘膜に生じ，直腸からさまざまな範囲で連続性に大腸の口側に進展する．厚生労働省の指定する特定疾患の1つで小児や高齢者の発症もみられる．下痢，下血の鑑別診断では常に念頭におく必要がある．典型的な症状は，粘血便，下痢であるが，血便を認めないことがある．直腸炎型の患者では便秘を訴える患者もみられる．病期により，活動期 active stage は血便を訴え内視鏡は血管透見像の消失，易出血性，びらん，または潰瘍などを認める．寛解期 remission stage では，活動期にみられた所見は消失し，血便などの臨床症状の消失をもって「寛解期」と定義するとされているが，「寛解期」の診断は必ずしも容易ではない．病変の罹患範囲により，1）直腸炎型，2）遠位型，3）左側大腸炎型，4）全大腸炎型に分類されるが，脾彎曲部をこえるものは全大腸炎型とされる．10年以上の長期にわたり再燃・寛解をくりかえす人の中には炎症を素地とした腸上皮に異型細胞がみられることがあり，悪性化すると大腸炎由来の大腸癌 colitic cancer ができるとの報告もある．図1にUCの罹患範囲と大腸病型分類を示す．

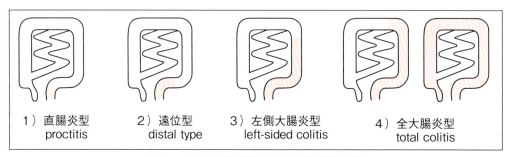

図1　UCの罹患範囲と大腸病型分類

[2] CD（クローン病）

クローン病は，主として若年者に好発する原因不明の慢性炎症性腸疾患である．わが国の定義では，「本疾患は原因不明であるが，免疫異常の関与などが考えられる肉芽腫性炎症性疾患である．主として若年者に発症し，小腸・大腸を中心に浮腫や潰瘍を認め，腸管狭窄や瘻孔など特徴的な病態を生じる」とされている．原著では回腸末端炎と記載されているが，現在では口腔から肛門までの消化管のあらゆる部位に起こることが判明している．症状は，下痢や腹痛などの消化管症状と発熱や体重減少・栄養障害などで，病状・病変は再発・再燃を繰り返しながら進行する．内視鏡では，早期にはアフタないし不整形潰瘍が出現し，典型的には粘膜に縦走潰瘍 longitudinal ulcerと敷石像 cobblestone appearance を呈する．縦走潰瘍は腸間膜付着側に沿ってみられ，大腸では結腸紐に沿って腸管の長軸に平行にみられる．敷石像は粘膜下層の浮腫，細胞浸潤，粘膜筋板のひきつれなどによって形成される大小不同の密集した粘膜隆起である．また，縦走潰瘍や敷石像は非連続性に健常粘膜をはさんでとびとびに分布することが多く skip lesion とよばれる．表1はUCとCDの所見について示す．

表1 UCとCDの特徴

所見	潰瘍性大腸炎（UC）	クローン病（CD）
病変形態	連続性病変	非連続性病変（skip lesion）
壁肥厚	中等度	高度
層構造	第2・3層壁肥厚 重症で不明瞭	縦走潰瘍 重症で不明瞭
潰瘍	浅い	深い
罹患範囲	直腸・左側大腸・全大腸型	小腸型・大腸型など
穿孔・瘻孔	なし	あり
狭窄・癒着	あり	あり
壁内血流	活動期に増強	活動期に増強
周囲脂肪織	輝度増強あり	輝度増強あり
周囲リンパ節	腫大あり	腫大あり

> **memo** クローン病　Crohn's disease
>
> クローン病は，アメリカ人内科医師のクローン氏の名前に由来する．当時，回腸末端から盲腸に好発する炎症性の腸疾患「限局性回腸炎」として最初に発表された（1932年）．日本に紹介されたのは1940年頃で，「非特異的限局性腸炎」の病名であった．日本では当時まれな疾患であったが，今では罹患者の増加が懸念されている．

2 超音波でみる炎症性腸疾患のチェックポイント

★ 潰瘍性大腸炎のチェックポイント

潰瘍性大腸炎のチェックポイントを番号順に示す．

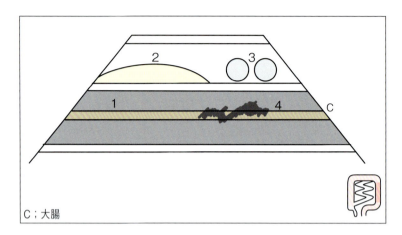

C；大腸

1．潰瘍性大腸炎

大腸の粘膜・粘膜下層の浮腫性肥厚を示す．重症例では粘膜下層の低エコー化を伴い，不明瞭な層構造を示す．
・潰瘍性大腸炎との鑑別疾患として虚血性大腸炎，クローン病（大腸型），感染性腸炎などがある．
・活動期にはカラードプラで血流亢進がみられる．

2．脂肪織の輝度増強

大腸の炎症により周囲脂肪織（腸間膜）の輝度増強を示す．

3．リンパ節腫大

大腸の炎症により周辺の腸間膜リンパ節腫大が円形の低エコー像を示す．

4．縦走潰瘍

腸管壁内へ入り込む潰瘍が高エコー像を示す．
・腸管内ガスとの鑑別を要す（圧迫や体位変換により行う）．

★ クローン病のチェックポイント

クローン病のチェックポイントを番号順に示す．

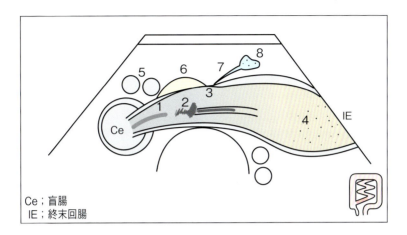

Ce；盲腸
IE；終末回腸

1．クローン病
回腸末端の浮腫性肥厚がみられ，腸管壁の層（壁）構造は低エコー化を示す．
・活動期では浮腫性肥厚の増強により，壁構造は不明瞭となり病変は固有筋層におよび壁構造の消失がみられる．
・カラードプラで血流信号の亢進がみられる．

2．潰瘍
肥厚した腸管壁に縦走潰瘍が限局性高エコー像を示す．
・クローン病は，潰瘍性大腸炎より深い潰瘍が全層に及ぶことが多い．

3．壁の低エコー化
腸管の壁構造は消失し，低エコー化を示す．
・鑑別疾患として潰瘍性大腸炎や他の炎症性腸疾患，進行性大腸癌などがある．

4．腸管拡張
壁肥厚した口側腸管の拡張を示し，ケルクリング皺襞がみられる．
・病変の進行に伴い腸閉塞を来すことがある．

5．リンパ節腫大
腸管の炎症により腸間膜リンパ節腫大が円形の低エコー像を示す．

6．脂肪織肥厚
腸管の炎症により周囲脂肪織の輝度増強を示す．

7．瘻孔
肥厚した腸管壁に接し細い管腔構造がみられる．
・瘻孔は，空腸より回腸の方が頻度が高い．

8．膿瘍
肥厚した腸管壁の近傍に内部エコーを伴う限局性嚢胞域を示す．
・病変の進行により腸管壁や骨盤内臓器，腹壁，腹腔内に瘻孔や膿瘍を形成することがある．

3 症例 IBD

炎症性腸疾患（UC・CD）の症例を示す.

症例 潰瘍性大腸炎 ulcerative colitis －全大腸炎型例 1－

a リニア探触子を用い拡大像で横行結腸の長軸像をみたものである．虚脱した腸管の浮腫性肥厚がみられるが壁構造は明瞭である（矢印）．**b** 下行結腸，**c** S状結腸，**d** 直腸の長軸像をそれぞれ示したものである．浮腫性肥厚を認めるものの，壁構造は明瞭である（矢印）．潰瘍性大腸炎全大腸炎型である．**e** 大腸内視鏡を示す．血管透見像の消失，地図状びらん，潰瘍の多発が認められる．BL；膀胱，UT；子宮.

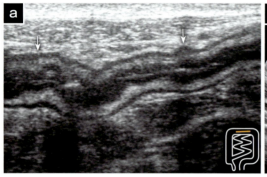

横行結腸の壁肥厚像

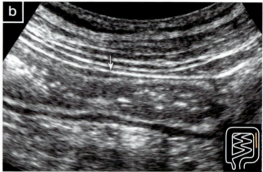

下行結腸の壁肥厚像

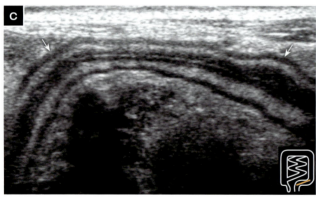

S状結腸の壁肥厚像

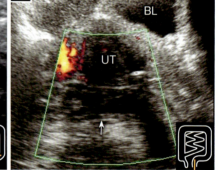

直腸の壁肥厚像

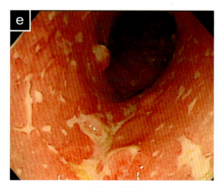

大腸内視鏡

症例　潰瘍性大腸炎　ulcerative colitis　－全大腸炎型例 2－

a リニア探触子を用い拡大像で横行結腸を長軸走査したものである．浮腫性の肥厚腸管が認められる（大矢印）．壁構造は明瞭で，前壁（矢印）・後壁（矢頭）の粘膜，粘膜筋板，粘膜下層，固有筋層，漿膜の 5 層構造が前壁・後壁のそれぞれにみられる．**b** 下行結腸，**c** S 状結腸，**d** 直腸のいずれの大腸も壁肥厚を呈している（矢印）．**e** 大腸内視鏡を示す．血管透見像は消失し，浅い地図状潰瘍や不整形小潰瘍の多発が認められる．

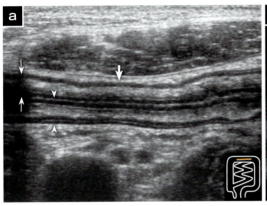

横行結腸の壁肥厚像

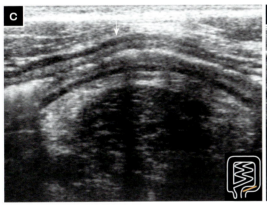

S 状結腸の壁肥厚像

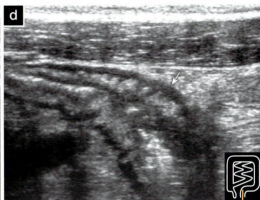

直腸の壁肥厚像

（注：b 下行結腸の壁肥厚像）

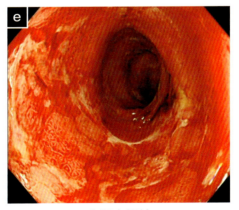

大腸内視鏡

症例　クローン病　Crohn's disease　−小腸炎型例−

a リニア探触子を用い拡大像で回腸末端を走査したものである．粘膜下層の低エコー化した領域（矢頭）には，高エコー像がみられ潰瘍が示唆される（矢印）．肥厚した腸管周辺には脂肪織の輝度増強もみられる（※）．**b** 同部位の血流状態をパワードプラでみると血流亢進が認められる（矢印）．**c** バウヒン弁より口側回腸の壁肥厚もみられるが層構造は明瞭である（矢印）．**d** 虫垂を長軸像でみると腫大を認めるが壁構造は明瞭である（矢印）．**e** 回腸内視鏡を示す．縦走・線状潰瘍が認められる（矢印）．PS；腸腰筋，IA；腸骨動脈，IV；腸骨静脈．

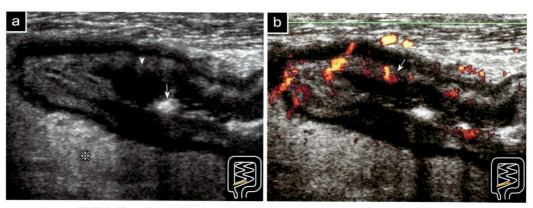

回腸末端の壁肥厚像　　　　　　　パワードプラ

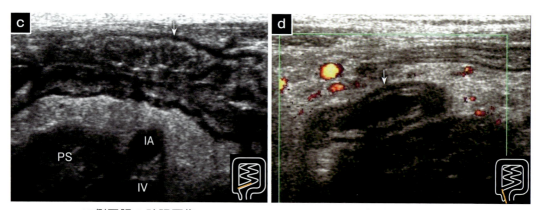

口側回腸の壁肥厚像　　　　　　　虫垂の腫大像

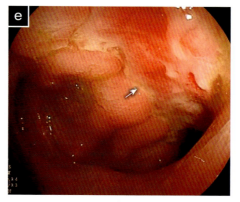

回腸内視鏡

症例　クローン病　Crohn's disease　−大腸災型例−

a 高分解能コンベックス探触子を用い拡大像で下行結腸を長軸走査したものである．浮腫性肥厚を示す大腸（矢印）の内側には腸間膜リンパ節腫大がみられ（矢頭），腸管壁には血流亢進も認められる．**b** 下行結腸からS状結腸の長軸像である．浮腫性肥厚を呈する粘膜下層の低エコー化により層構造は不明瞭となり（矢印），周辺脂肪織の輝度増強がみられる（※）．**c** 同部位をパワードプラでみると，血流亢進がみられる（矢印）．**d** S状結腸である．軽度の肥厚を認めるが層構造は明瞭で（矢頭），近傍には腸間膜リンパ節腫大がみられる（矢印）．**e** 下行結腸内視鏡を示す．線状びらん，縦走潰瘍が広範にみられ敷石像を伴っている．

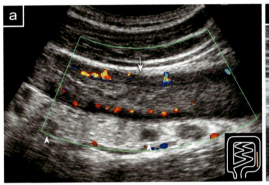

下行結腸の壁肥厚像とカラードプラ

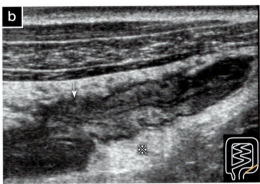

下行結腸からS状結腸の壁肥厚像

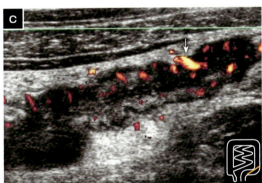

パワードプラ

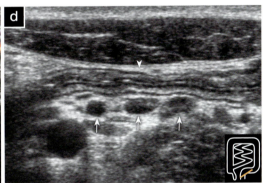

腸間膜リンパ節腫大の像

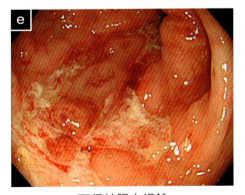

下行結腸内視鏡

症例　クローン病　Crohn's disease　－非連続性病変例（skip lesion）－

a リニア探触子を用い拡大像で回腸末端を長軸走査したものである．粘膜・粘膜下層の壁肥厚がみられる（矢印）．肥厚した腸管の壁構造は不均一な低エコー化を呈し，潰瘍を示唆する高エコーも認められる（矢頭）．**b** 横行結腸の長軸像である．腸管内ガス像（矢頭）を認めるが，腸管壁の肥厚と粘膜下層の低エコー化がみられる（矢印）．**c** 子宮を介し直腸をみたものである．線状高エコーを伴い軽度の壁肥厚がみられる（矢印）．小腸・大腸・直腸型クローン病の所見である．**d** 小腸バリウムX線造影像である．回腸末端には，腸間膜付着側に一致し縦走潰瘍が認められる（矢印）．

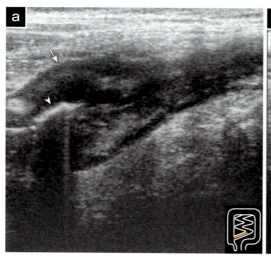

回腸末端の壁肥厚像　　　　　　横行結腸の壁肥厚像

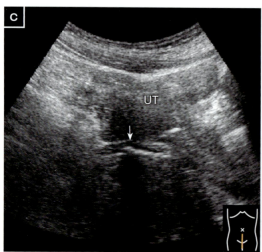
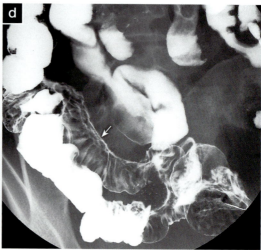

直腸の壁肥厚像　　　　　　小腸バリウムX線造影像

症例　クローン病　Crohn's disease　−瘻孔による膿瘍形成例−

a コンベックス探触子で左下腹部を走査したものである．腸管壁肥厚を呈する小腸・下行結腸が同一面で描出されている．**b** 肥厚する腸管壁（※）からは瘻孔を示唆する管腔が椎体（Sp）側へ伸び，膿瘍との連続性が疑われる．矢印は瘻孔，矢頭は膿瘍を示す．**c** CT像である．エコーで指摘された部位には被膜を伴う膿瘍が認められる．矢印は瘻孔，矢頭は膿瘍を示す．**d** 小腸内視鏡である．白苔部（矢印）は縦走潰瘍を示す．クローン病は，おもに回腸末端を侵し，ときには閉塞や他の腸管，膀胱，骨盤内臓器との間に瘻孔を形成する．

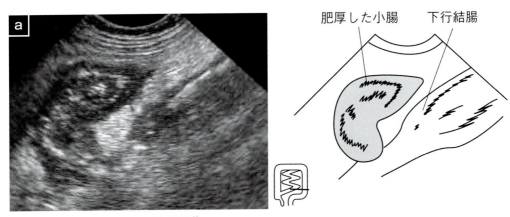

小腸・大腸の壁肥厚像

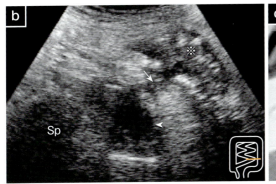

瘻孔・膿瘍形成像

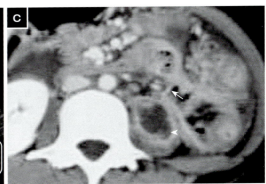

CT像（造影）

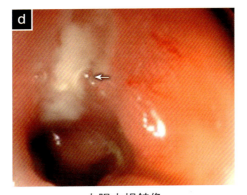

小腸内視鏡像

Ⅲ 泌尿器系

1．副腎 adrenal gland・腎 kidney・尿管 ureter

1 解剖

副腎・腎・尿管の解剖について示す．

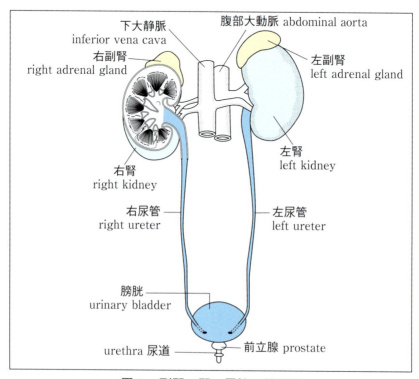

図1　副腎・腎・尿管の前面図

[1] 副腎

副腎 adrenal gland は，左右腎の上方・後腹膜腔内にあり，右は肝の後方，左は胃の後方に位置する．副腎の形状は，右が三角状，左が半月状を成す．重さは5gほどの内分泌器官である．副腎の内部は，内側の髄質 medulla とそれを取り巻く皮質 cortex の二層構造を成し，発生や機能も異なる．身体の恒常性を保持するために重要なホルモンを分泌する器官である．

[2] 腎

腎 kidney は，脊柱の両側に位置する後腹膜臓器でソラマメ型をしている．大きさは長径12cm，短径6cm，重さは150gほどである．腎中央の陥凹部分が腎門で動静脈，リンパ管，尿管が出入りする．腎の働きは尿を産生することで体液恒常性の維持，蛋白分解などで生じた有害物質の除去，血圧調整などの内分泌機能をもつ臓器である．副腎・腎・尿管の前面図を示す（図1）．

[3] 尿管

尿管は尿の導管で左右の腎盂から膀胱に至る管である．腎門の内側から出て腸腰筋の前面を斜め下方に走行し，第4腰椎の高さで総腸骨動静脈の前を横切り骨盤の側壁に沿って走行し膀胱に開口する．尿管には3箇所の生理的狭窄部がみられる．

- 尿管の生理的狭窄部
a 腎盂尿管移行部，
b 総腸骨動脈交差部，
c 尿管膀胱移行部である．図2は，尿管の走行と生理的狭窄部を示す．尿管結石が通過障害を生ずる部位でもある（赤丸）．

- 尿管区分
「尿路結石症治療ガイドライン」より，上部尿管は腎盂尿管移行部から腸骨稜上縁まで，中部尿管は腸骨に重なる部位，下部尿管は腸骨に重ならない遠位尿管と区分される．

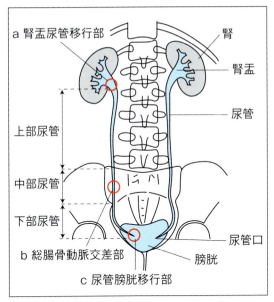

図2　尿管走行と生理的狭窄部

[4] 腎の大きさ

腎は長軸走査で最大割面で計測する（図3）．

- 腫大は，長径12 cm，短径6 cm以上あれば腫大を疑う．腫大を示す疾患には，急性腎不全，急性腎盂腎炎，糖尿病性腎症，代償性肥大などがある．
- 萎縮は，長径8 cm，短径4 cm以下であれば萎縮を疑う．萎縮を示す疾患には，慢性腎不全，形成不全などがある．腎の大きさには個体差があり腎実質のエコーレベルや腎全体のバランスから判定する．

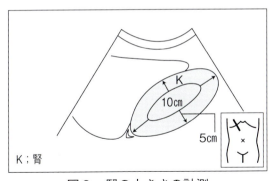

図3　腎の大きさの計測

[5] 水浸法でみる正常腎の像

摘出した正常腎を水浸法でみたものである．腎皮質（実質）部分は低エコー像（矢印），髄質部分は高エコーで描出され（矢頭），中心部高エコー域 central echo complex と呼ばれる（図4）．図5は水浸法でみた副腎を示す（矢印）．矢頭は腎の上極である．

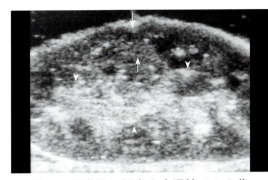

図4　正常腎の標本を水浸法でみた像

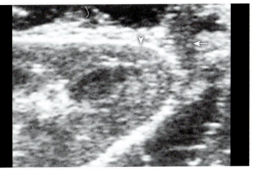

図5　水浸法による副腎の像

[6] 後腹膜

後腹膜 retroperitoneum は，3つの独立した部分に分かれる．

- 前腎傍腔 anterior pararenal space は，腹膜と前腎筋膜に挟まれた領域で，上行結腸，下行結腸，十二指腸，膵，腹部大動脈，下大静脈，近位部の上腸間膜動静脈などが位置している．
- 腎周囲腔 perirenal space は，前腎筋膜と後腎筋膜に挟まれた領域で，腎・副腎・近位尿管が位置する．
- 後腎傍腔 posterior pararenal space は，後腎筋膜と腰方形筋膜との間に位置する領域で充実性臓器はない．図6は後腹膜について示す．

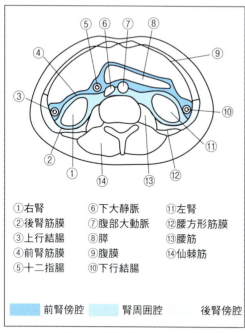

①右腎　⑥下大静脈　⑪左腎
②後腎筋膜　⑦腹部大動脈　⑫腰方形筋膜
③上行結腸　⑧膵　⑬腰筋
④前腎筋膜　⑨腹膜　⑭仙棘筋
⑤十二指腸　⑩下行結腸

前腎傍腔　腎周囲腔　後腎傍腔

図6　後腹膜について

[7] ホルモンの機能と内分泌・外分泌

ホルモンは，微量で特定の細胞に作用し細胞の活動を調整するもので，内分泌腺と外分泌腺がある．内分泌ホルモンは，内分泌腺で産生され血流により標的器官に作用する．内分泌腺には導管はなく，分泌されたホルモンは直接血流に入る．外分泌ホルモンは，皮脂腺や汗腺，乳腺などで産生され，それぞれの導管を通って分泌される．甲状腺，副腎あるいは性腺ホルモンの分泌は，視床下部や下垂体から分泌されるホルモンの指令を受け，それに対応する分泌腺からホルモンが分泌される．血中濃度が一定量に達すると，視床下部や下垂体からのホルモンの分泌が抑制されることでホルモンの血中濃度が一定に維持される仕組みである．図7は内分泌腺を示す．

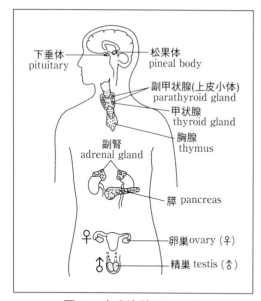

図7　内分泌腺について

[8] 腎の偽腫瘍

腎の偽腫瘍について示す．

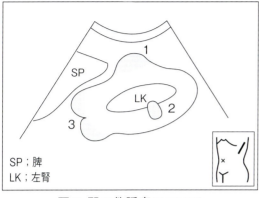

図8 腎の偽腫瘍について

SP；脾
LK；左腎

1. **ひとこぶらくだ dromedary hump kidney**
   ひとこぶらくだの像は，左腎の張り出しが腫瘍と類似像を示す．腫瘍との鑑別は，突出部分が皮質とエコーレベルが同じであれば偽腫瘍である．カラードプラで血流評価するとよい．血流は腎皮質と同様である．
2. **ベルタン柱 Bertin's column**
   ベルタン柱は，腎皮質の過形成変化によるもので腎盂癌との鑑別を要す．鑑別困難な場合は経過観察がよい．
3. **胎生分葉 fetal lobulation**
   胎生分葉は，腎の分葉が腫瘍と類似像を示す．図8は，腎の偽腫瘍を示す．

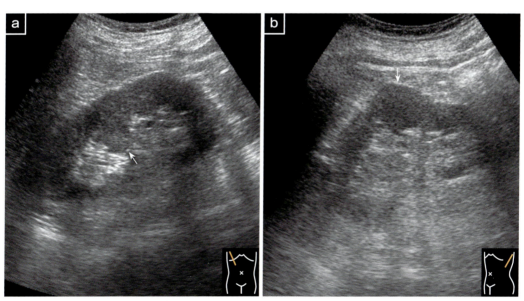

ベルタン柱の像　　　　　　ひとこぶらくだの像

a ベルタン柱 Bertin's column のエコー像を示す（矢印）．**b** ひとこぶらくだ dromedary hump kidney を示す（矢印）．いずれも悪性病変との鑑別を要すが，カラードプラ（パワードプラ）で疑わしき部位に血流分布や亢進がみられなければ偽腫瘍である．

2 副腎・腎・尿管の基本走査と正常像

超音波で腎の基本走査を行うために知っておきたい腎と周辺臓器について示す（図9）．図中の番号は腎の走査部位である．得られる正常像を番号順に示す．

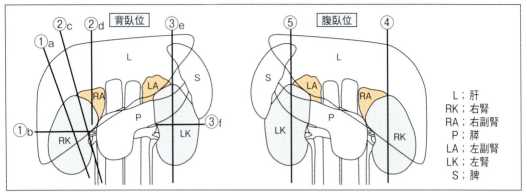

図9 腎の走査部位と周辺臓器

L；肝
RK；右腎
RA；右副腎
P；膵
LA；左副腎
LK；左腎
S；脾

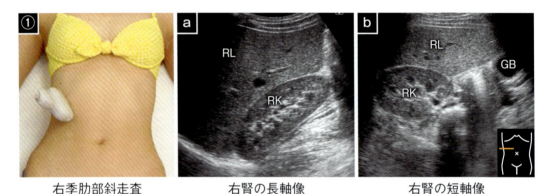

右季肋部斜走査　　　右腎の長軸像　　　右腎の短軸像

①右季肋部斜走査で，a 肝右葉（RL）を介し，右腎（RK）の長軸像をみたものである．吸気の状態で右腎が明瞭に描出されたら呼吸停止を指示し，右腎の描出から漸減・消失までを扇状走査で観察する．b 右腎の短軸像である．長軸像で所見が疑われる箇所を再確認する．GB；胆嚢

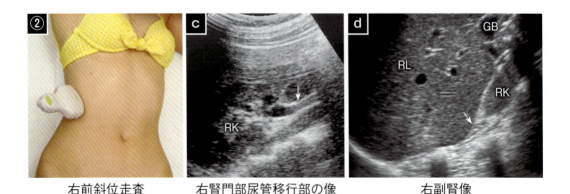

右前斜位走査　　　右腎門部尿管移行部の像　　　右副腎像

②右前斜位または右季肋部斜走査で，c 右腎盂尿管移行部（矢印）をみたものである．尿管の描出は腎門部尿管から追跡する．d 右副腎をみたものである．肝右葉（RL）下面，右腎（RK）上極に長細い低エコー像としてとらえられているが（矢印），正常副腎の同定は困難である．GB；胆嚢．

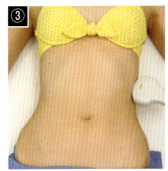
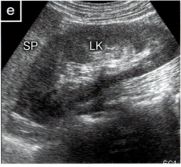
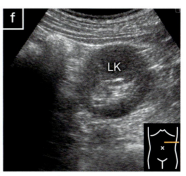

左側腹部縦走査　　　　　　左腎の長軸像　　　　　　　左腎の短軸像

③左側腹部縦走査で，e 脾（SP）を介し左腎（LK）の長軸像をみたものである．右腎の観察要領で，描出・漸減・消失を繰り返し腎および周辺を観察する．特に腎上極・下極の描出には消化管ガスなどの影響により描出困難な場合があり注意深い走査が大切である．f 左腎の短軸像である．右腎短軸の走査要領で観察する．腎の固定が困難な場合，体位変換（腹臥位）などで対応するとよい．

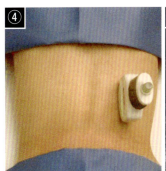
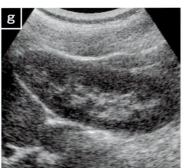
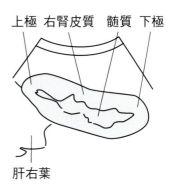

腹臥位 右背部縦走査　　　　右腎の長軸像

④腹臥位による右背部走査で，g 右腎の長軸像をみたものである．背臥位で右腎の描出が困難な場合に有効である．特に，水腎症を認めた場合，上部尿管結石や腫瘍性病変などの存在を確認するのによい．

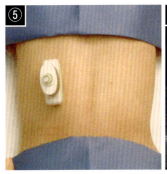
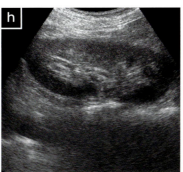
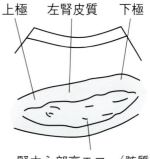

腹臥位 左背部縦走査　　　　左腎の長軸像

⑤腹臥位による左背部走査で，h 左腎の長軸像をみたものである．背臥位で左腎の描出が困難な場合に有効であり右腎と同様である．

3 超音波でみる副腎・腎・尿管疾患のチェックポイント

副腎・腎・尿管疾患などのチェックポイントを番号順に示す．

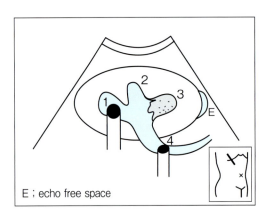

E；echo free space

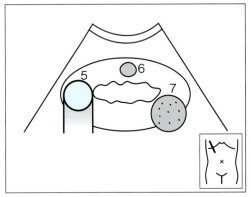

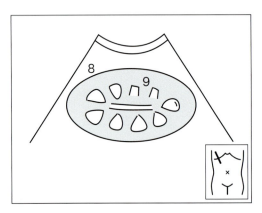

1．腎結石
音響陰影を伴う高エコー像を示す．
・結石の位置により水腎症を伴うことがある．

2．水腎症
腎中心部の高エコー領域内に紡錘状の無エコー域を示す．
・無エコー域に内部エコーがあれば，腎盂腫瘍，血液，膿瘍が示唆される．
・急性期の水腎症は腎盂・腎杯の拡張が不明瞭なことがあり，被膜内にecho free spaceを示すことがある．
・水腎症を伴う尿管結石の多くが超音波で指摘できる．
・傍腎盂嚢胞が水腎症と類似像を示すことがある．

3．腎盂腫瘍
拡張した腎盂内に内部エコーを示す．
・腎盂内 debris が腫瘍と類似像を示すことがある．
・ベルタン Bertin 柱と腎盂腫瘍との鑑別に注意する．

4．上部尿管結石
拡張した尿管内に音響陰影を伴う高エコー像を示す．
・拡張する尿管を追跡することで尿管結石の描出が可能である．

5．腎嚢胞
円形・楕円形の無エコーを示し，後方エコーの増強を伴う．
・嚢胞は単発，多発など大きさもさまざまである．
・常染色体優性多発嚢胞腎 autosomal dominant polycystic kidney disease；ADPKDは，両側腎に多発嚢胞が進行性に発生，増大し末期腎不全に至るもので超音波検査による経過観察が重要になる．
・腎盂・腎杯の近傍にある嚢胞では水腎症との鑑別を要することがある．
・腎動脈瘤との鑑別を要することがあるためカラードプラによる血流評価が重要である．

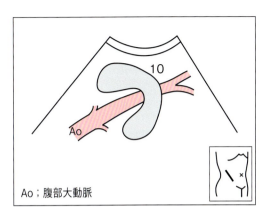

Ao；腹部大動脈

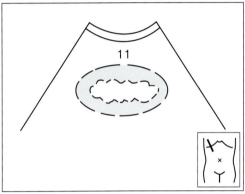

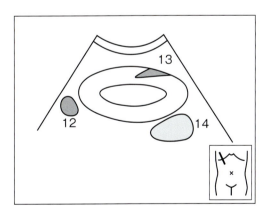

6. 腎血管筋脂肪腫
腎皮質にエコーレベルの高い円形の腫瘤を示す．
・エコーレベルの高い腎癌もあることから経過観察が重要である．

7. 腎癌
円形・楕円形を呈する低エコー像が腎外への張り出し像を示す．
・張り出しのない腫瘍の指摘は困難なことがある．
・腎の分葉も腫瘍と類似像を示す．
・カラードプラを多用し血流分布や血流亢進に注目する．

8. 急性腎障害
腎の腫大と腎皮質（実質）のエコーレベルの増強により髄質エコーが低エコー化を示す．

9. 腎石灰化症・海綿腎
両腎の髄質部分に高エコー像の多発を示す．

10. 馬蹄腎
腹部大動脈の前面に左右腎を連結する像が低エコー像を示す．

11. 慢性腎臓病（慢性腎不全）
慢性糸球体腎炎や腎硬化症では両腎の萎縮，腎実質および中心部エコーの不明瞭化を示す．
・糖尿病腎症では正常なエコー像を示し，萎縮は軽度である．透析の経過と共に実質エコーレベルの上昇，中心部エコーの不明瞭化がみられる．

12. 副腎腫瘍
腎上極に低エコー腫瘤を示す．

13. 腎梗塞
腎実質内にくさび状の低エコー像を示す．
・外傷などによる腎動脈本幹の閉塞では腎の萎縮を伴う．
・カラードプラで腎の血流欠損は梗塞が疑われる．

14. 後腹膜腫瘍
腎の背側に低エコー腫瘤を示す．

4 症例　副腎・腎・尿管

副腎・腎・尿管などの症例を示す．

症例　単腎　solitary kidney

a 右季肋部縦走査で肝右葉（RL）を介し右腎（RK）をみたものである．肝は脂肪滴の沈着によりエコーレベルの高い像を示し，肝腎コントラストを呈している．反対側左腎の輪郭は描出されず手術既往がないことから単腎による右腎の代償性肥大が示唆される（矢印）．**b** CT像を示す．脾（Sp）の内側には左腎の輪郭はなく（矢印），単腎と診断された．腎摘出後の場合も代償性肥大を伴う．

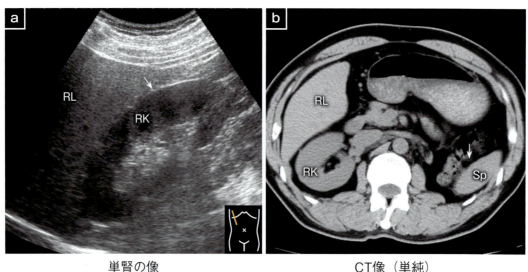

単腎の像　　　　　　　　　　　　CT像（単純）

症例　腎形成不全　hypoplastic kidney

a 右季肋部縦走査で肝右葉（RL）を介し右腎をみたものである．腎の輪郭は小さく萎縮像を呈している（矢印）．**b** 左側腹部より縦走査で左腎をみたものである．軽度水腎症（矢頭）を伴い代償性肥大の左腎が認められる（矢印）．

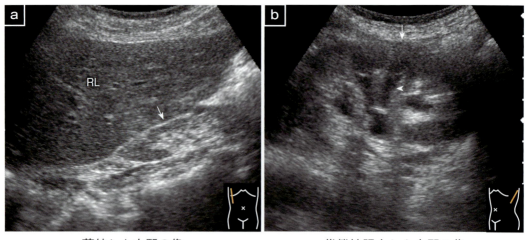

萎縮した右腎の像　　　　　　　代償性肥大した左腎の像

症例　腎奇形　renal malformation

おもな腎奇形について，a，b，c，d の模式図と，これに対応するエコー像を下記に示す．

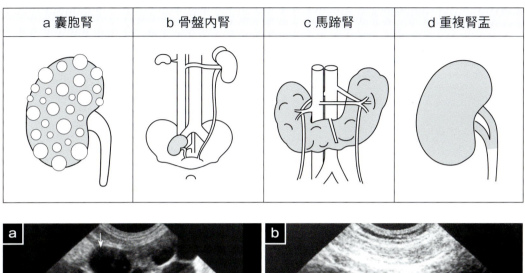

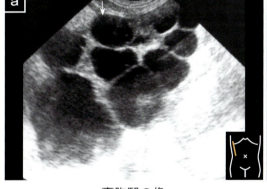

囊胞腎の像

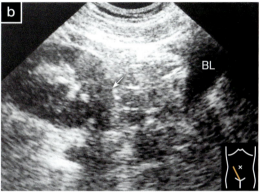

骨盤内腎の像

a 囊胞腎 polycystic kidney である．囊胞の多発が両側腎に認められる（矢印）．**b** 骨盤内腎 pelvic kidney である．膀胱（BL）近傍に腎の下極がみられる（矢印）．移植腎も同様の像を示す．

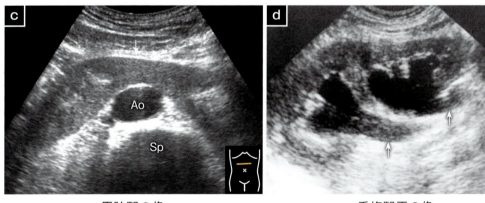

馬蹄腎の像　　　　　　　　　　　　重複腎盂の像

c 馬蹄腎 horseshoe kidney である．腹部大動脈（Ao）に接し腹側を横走する帯状低エコー像を示す（矢印）．**d** 重複腎盂尿管の水腎症 hydronephrosis of double renal pelvis である．上極・下極には水腎症を伴い，腎盂尿管移行部には重複尿管の拡張がみられる（矢印）．Sp；椎体

症例　融合腎　fused kidney

　右下腹部の右腎と左腎の融合状態をみたものである．膀胱近傍には腎の下端が認められる．超音波検査は同一面で臓器の全体像を描出するのが困難であり，部分的画像を観察しながら臨床に合致した画像を構築する検査でもある．

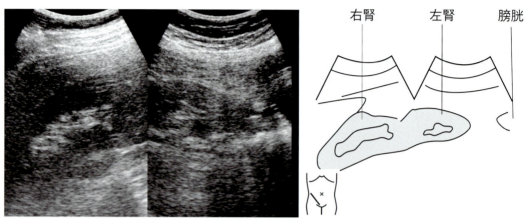

融合腎の像

症例　腎結核　renal tuberculosis

　右季肋部縦走査で肝を介し右腎の長軸像をみたものである．腎上極の内部エコーは不均一である．検査の結果，腎結核と診断された．

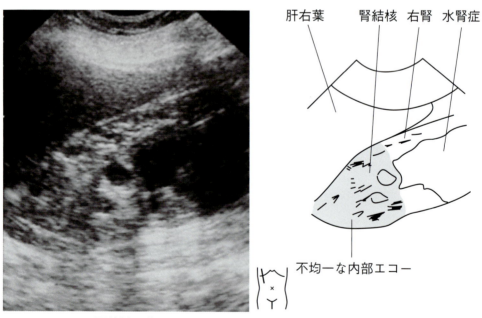

腎結核の像

症例　急性腎盂腎炎　acute pyelonephritis

a 右季肋部縦走査で右腎（RK）の長軸像を描出したものである．腎全体が腫大し（矢印），皮質（実質）領域の拡大により腎中心部高エコー領域（矢頭）の減少がみられる．**b** 右腎と比較する意味で左腎（LK）をみたものである（矢印）．腎の腫大はなく中心部高エコー領域（矢頭）に変化は認められない．

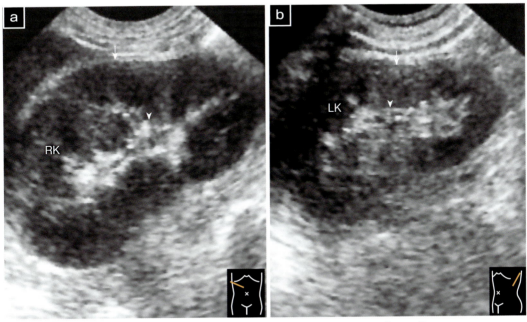

急性腎盂腎炎の像　　　　　　　　　　　正常腎の像

症例　急性腎障害　acute kidney injury：AKI

右季肋部縦走査で右腎の長軸像をみたものである．腎皮質のエコーレベルの上昇に伴い髄質部分の明瞭化がみられる．右側腹部痛，腎機能低下で超音波検査を施行したもので，急性腎障害によるものであった．

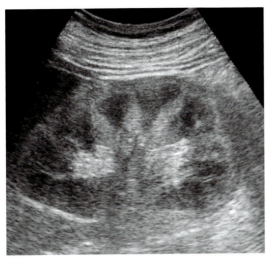

急性腎障害の像

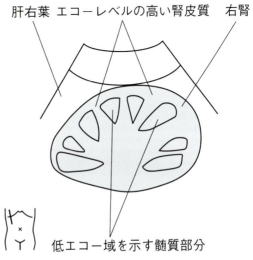

肝右葉　エコーレベルの高い腎皮質　右腎

低エコー域を示す髄質部分

症例　慢性腎臓病　chronic kidney disease：CKD　－皮質輝度増強例－

右季肋部縦走査で右腎の長軸像をみたものである．慢性腎臓病（慢性腎不全）は腎皮質の菲薄化および輝度増強となり腎の輪郭は不明瞭で萎縮がみられる．慢性腎臓病ではこのような所見が両腎に認められる．近年，糖尿病腎症によるCKDが増加傾向にあり正常像を呈するものもある．

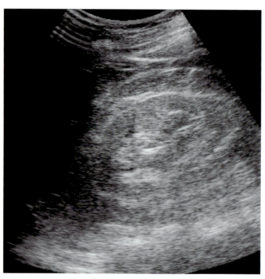

慢性腎臓病の像（透析例）

症例　慢性腎臓病　chronic kidney disease：CKD　－腎萎縮著明例－

右季肋部縦走査で肝右葉を介し右腎の長軸像をみたものである．腎皮質および中心部エコーの不明瞭化と萎縮腎内には音響陰影を伴う結石の多発がみられる．囊胞の存在は指摘できない．右腎のみの呈示であるが，左腎も同様のエコーパターンを呈する．透析後の超音波検査では後天性に囊胞が発生し長期化に伴い数が増し増大するといわれる．CKDの経過観察では囊胞内血腫や腫瘍の存在に注目することである．

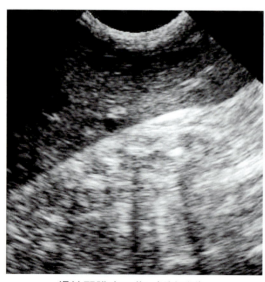
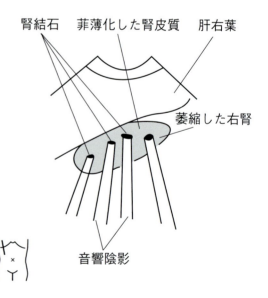

慢性腎臓病の像（透析例）

[1] 水浸法でみた正常肝・正常腎・慢性腎臓病のエコーレベル

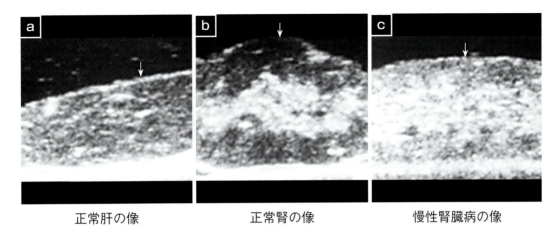

正常肝の像　　　　　正常腎の像　　　　　慢性腎臓病の像

　慢性腎臓病 chronic kidney disease；CKD をみるには肝と腎実質エコーの対比が重要になる．上図は剖検で摘出した正常肝と腎のエコーレベルを比較したものである．**a** 正常肝，**b** 正常腎，**c** 慢性腎臓病の超音波像をそれぞれ示す．正常肝と正常腎の皮質のエコーレベルはほぼ同等であるが（矢印），慢性腎臓病では腎皮質のエコーレベルが正常肝や正常腎に比べて高い（矢印）ことから腎中心部高エコーとのコントラストがなくなり腎の不明瞭化を来す．

[2] 超音波でみる正常腎と慢性腎臓病の程度

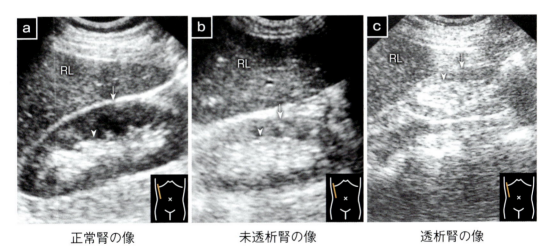

正常腎の像　　　　　未透析腎の像　　　　　透析腎の像

　超音波でみる慢性腎臓病の程度について正常腎，未透析例，透析例についてみたものである．**a** 正常腎の皮質部分は肝のエコーレベルとほぼ同等であり，腎の萎縮もみられない（矢印）．矢頭は腎中心部高エコー central echo complex（CEC）を示す．**b** 未透析例になると皮質（矢印）のエコーレベルは肝より高くなるため CEC とのエコーレベルの差は小さくなり，正常腎に比べ腎は不鮮明になり，萎縮がみられるようになる．**c** 透析例になると腎皮質（矢印）のエコーレベルは肝より高く，皮質の菲薄化と萎縮が著明になり，CEC（矢頭）も未透析例より縮小する．しかし，糖尿病性腎症 diabetic nephropathy では皮質のエコーレベルは上昇するが腎の萎縮は軽度である．

症例　腎結石　renal stone, renal calculus

腎結石のさまざまな超音波像を示す．

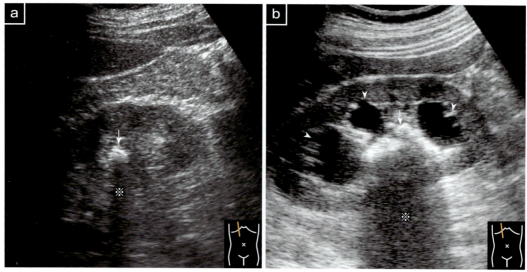

腎結石の像　　　　　　　　　　　腎門部結石・水腎症の像

a 腎結石である．音響陰影（※）を伴う高エコー像を認めるが（矢印），水腎症はみられない．
b 腎結石である．拡張した腎杯（水腎症）と音響陰影（※）を伴う結石が腎盂内に高エコー像で描出されている（矢印）．矢頭は水腎症を示す．腎結石は，尿中に溶解している物質が析出しさらに凝集，成長し結石になる．尿路内（腎盂腎杯）にできたものを腎結石といい，髄質に認められる腎石灰化症 nephrocalcinosis とは区別される．

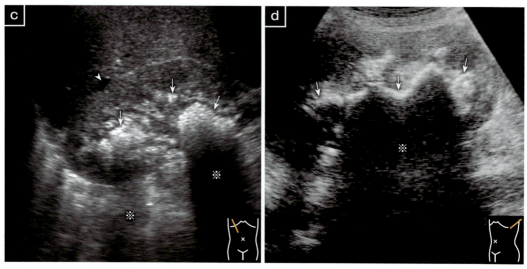

腎結石多発の像　　　　　　　　　　珊瑚状結石の像

c 腎結石の多発である．腎内には大小の結石が音響陰影を伴い（※）高エコー像で認められる（矢印）．矢頭は腎嚢胞を示す．**d** 珊瑚状結石である．音響陰影（※）を伴う結石が腎盂内に高エコー像で認められる（矢印）．

症例　水腎症　hydronephrosis

水腎症のさまざまな超音波像について示す．

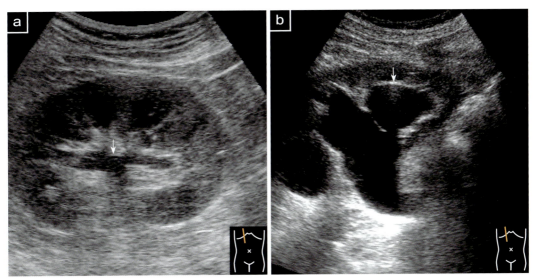

水腎症（軽度）の像　　　　　　　　水腎症（中等度）の像

a 軽度の水腎症である（矢印）．上部尿管結石によるものであった．**b** 中等度の水腎症である（矢印）．前立腺肥大症が原因の水腎症であった．

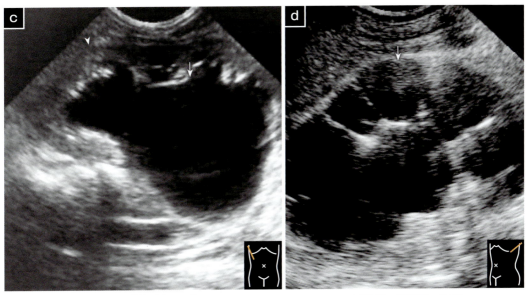

水腎症（高度）の像　　　　　　　　水腎症（高度）の像

c 高度の水腎症である（矢印）．腎皮質の菲薄化がみられる（矢頭）．**d** 高度の水腎症である（矢印）．皮質部分は認められない．

症例 尿管結石 ureteral stone

尿管結石を示す．

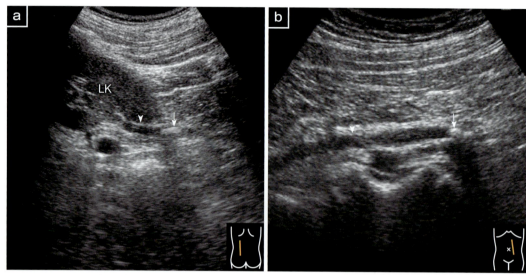

上部尿管結石の像　　　　　　　　中部尿管結石の像

a 左上部尿管結石である（矢印）．背側より左腎（LK）をとらえたもので，上部尿管結石は側腹部縦走査で追求できるが，結石の描出が困難な場合，背部からの走査も試してみるとよい．矢頭は拡張した上部尿管である．**b** 別症例の中部尿管結石である（矢印）．結石より腎側尿管の拡張が認められる（矢頭）．

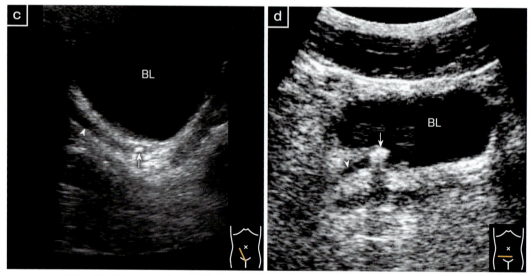

遠位（下部）尿管結石の像　　　　尿管膀胱移行部結石の像

c 遠位（下部）尿管結石である．充満した膀胱を介し腎側尿管の拡張と結石を認める．矢頭は拡張した尿管，矢印が結石である．**d** 別症例の尿管膀胱移行部結石である．尿管下端の拡張（矢頭）と音響陰影を伴う結石が認められる（矢印）．BL：膀胱．

症例　尿管腫瘍　tumor of ureter　－上部尿管例－

a 左側腹部縦走査で左腎の長軸像をみたものである．水腎症（矢頭）と上部尿管の拡張が認められる（矢印）．**b** 拡張尿管をさらに追求すると尿管内には形状不整な内部エコーが認められる（矢印）．**c** MRI像を示す．矢印が腫瘍である．

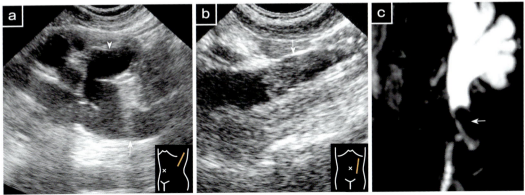

水腎症の像　　　　　　中部尿管腫瘍の像　　　　　　MRI像

症例　尿管腫瘍　tumor of ureter　－尿管膀胱移行部例－

a 膀胱（BL）を介し右尿管膀胱移行部の長軸像である．拡張した尿管内には内部エコーを伴う充実性腫瘍が尿管に沿って認められる（矢印）．**b** CT像を示す．矢印が尿管腫瘍である．本症は水腎症を伴うことが多く，超音波検査は上腹部で終わらないで膀胱まで含めた一連の検査として行うことが大切である．

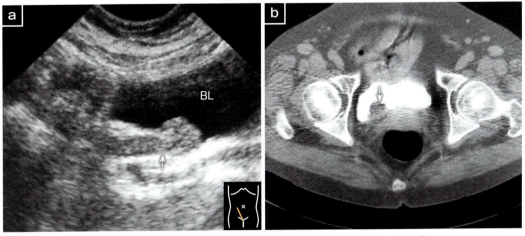

尿管膀胱移行部腫瘍の像　　　　　　CT像（造影）

症例　腎囊胞　renal cyst

右季肋部縦走査で右腎の長軸像をみたものである．下極には大きな囊胞，小さな囊胞が後方エコーの増強を伴って認められるが，水腎症はみられない．

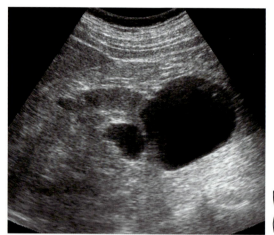

腎囊胞の像

症例　腎囊胞　renal cyst　－傍腎盂囊胞－

右季肋部縦走査で右腎の長軸像をみたものである．中心部高エコー central echo complex (CEC) 領域内に円形の囊胞が認められる．囊胞が変形していれば水腎症との鑑別が困難なことや囊胞に腎盂尿管が圧迫され水腎症を来すこともある．いずれの場合も画像に習熟すれば鑑別は容易である．腎動脈瘤との鑑別にはカラードプラの観察が重要である．

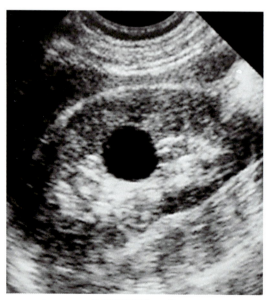

傍腎盂囊胞の像

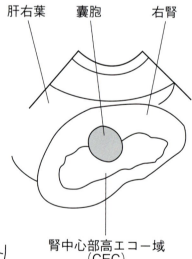

症例　腎膿瘍　renal abscess

a 左側腹部縦走査で左腎（LK）の長軸像を描出したものである．上極には隔壁を伴い内部エコーを有する囊胞領域が認められる（矢印）．発熱と同部位に圧痛を認めたことから腎膿瘍が疑われる．パワードプラを施行したが囊胞領域には血流信号は認められない．**b** CT像を示す．矢印が膿瘍である．

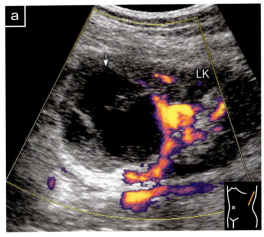

腎膿瘍の像

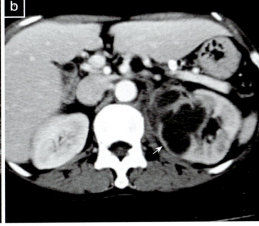

CT像（造影）

症例　水膿腎症　hydropyonephrosis

左側腹部縦走査で左腎の長軸像をみたものである．高度な水腎症の内部には微細エコーが認められる．同部位に圧痛，発熱がみられたため腎膿瘍が示唆された．検査の結果，水膿腎症であった．本症は，水腎症に細菌感染が付随し腎実質へ感染が拡大し発症する疾患である．急性腹症例である．

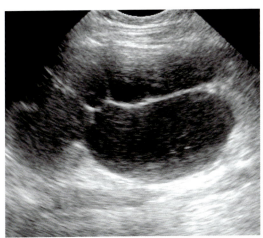

水膿腎症の像

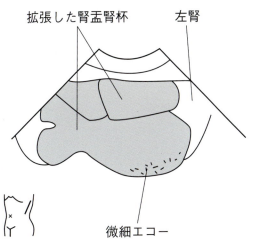

症例　腎梗塞　renal infarction

a 右季肋部縦走査で右腎の長軸像を描出したものである．腎上極には，皮質のエコーレベルの増強が限局性に認められる．b 同部位をパワードプラで観察すると血流信号の欠損域がみられ，腎梗塞が示唆される（矢印）．c 腎血管造影像を示す．矢印が梗塞部位である．

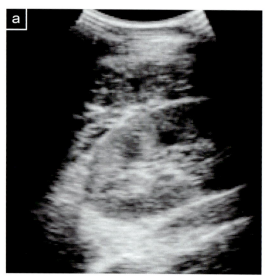

右腎梗塞の像

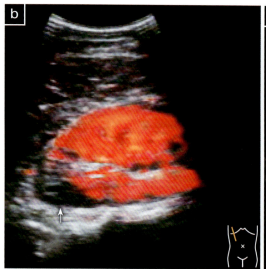

パワードプラ

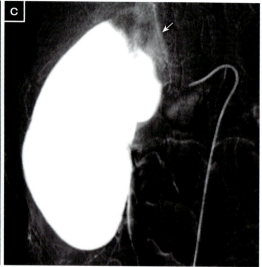

腎血管造影像

> **memo**　　　　腎梗塞　renal infarction
>
> 　腎梗塞には動脈性と静脈性がある．動脈性は腎動脈またはその分枝の閉塞により血管支配領域の組織が虚血性壊死に陥ることをいう．静脈性は出血性梗塞であり腎静脈血栓によるものである．突然の腹痛発作で発症する．

症例　海綿腎　medullary sponge kidney

　左側腹部縦走査で左腎の長軸像をみたものである．腎盂・腎杯には高輝度エコーがみられるが音響陰影は認められない．本症は，腎の先天性異常の一つで，集合管が囊状に拡張し腎が海綿状を呈する疾患で，両側性に発生することが多い．合併症としては結石形成と感染症がある．

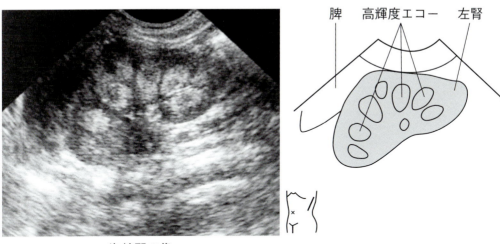

海綿腎の像

症例　腎石灰化症　medullary nephrocalcinosis

　右季肋部走査で右腎の長軸像をみたものである．髄質には音響陰影を伴う高エコーの多発がみられる．本症は，おもに髄質にび漫性の石灰沈着を来すもので，両側性に発生することが多い．高カルシウム血症を来す疾患が原因となるが，原発性副甲状腺（上皮小体）機能亢進症が最も多く，海綿腎なども挙げられる．

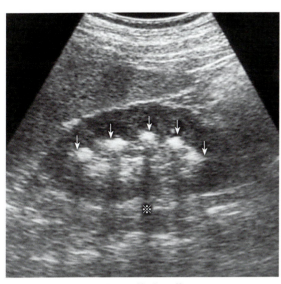

腎石灰化症の像

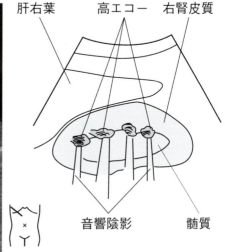

症例　腎被膜内血腫　perinephric hematoma

左腎生検後 24 時間後の経過観察である．左背部縦走査で左腎をみたものである．下極，被膜内には医原性出血を示唆する echo free space が認められる．これより数週間後には echo free space は消失していた．超音波検査は害がなく，簡便な走査で繰り返し経過観察可能な検査といえる．

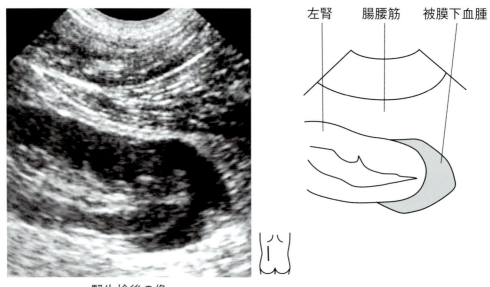

腎生検後の像

症例　腎損傷　renal injury

a 右季肋部縦走査で肝右葉（RL）を介し右腎（RK）の長軸像をみたものである．上極には被膜下血腫がエコーレベルの高い像を呈している（矢印）．右腎と肝右葉のモリソン窩 Morison's pouch にも echo free space が認められる（矢頭）．b CT像を示す．矢印が損傷した右腎である．

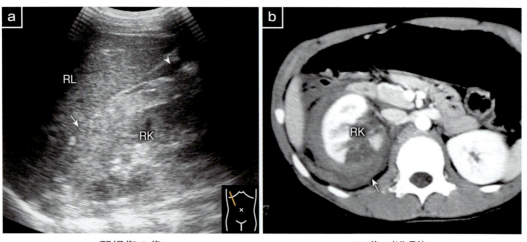

腎損傷の像　　　　　　　　　　　　　　CT像（造影）

症例　腎血管筋脂肪腫　renal angiomyolipoma

さまざまな腎血管筋脂肪腫の超音波像とCT像を対比して示す．

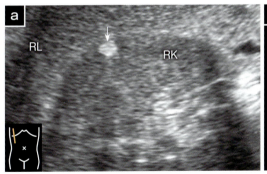
小さな腎血管筋脂肪腫の像

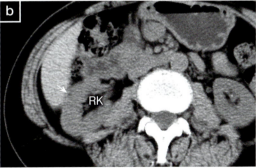
CT像（単純）

a 小さな腎血管筋脂肪腫である．腎皮質内に境界明瞭，円形の高エコー腫瘤がみられる（矢印）．
b 同例のCT像である．矢印が腫瘤を示す．本症は，腎の過誤腫で脂肪組織や平滑筋，血管を含む腫瘤であるが，腎細胞癌との鑑別が困難な場合がある．RL；肝右葉，RK；右腎．

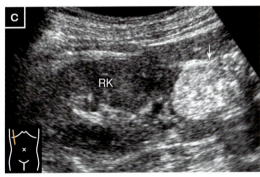
中等度の腎血管筋脂肪腫の像

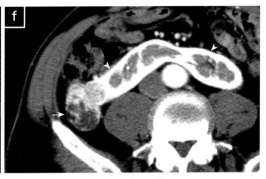
CT像（造影）

c 中等度の腎血管筋脂肪腫である．右腎下極には境界明瞭な円形の高エコー腫瘤がみられる（矢印）．**d** 同例のCT像を示す．矢印が腫瘤である．RK；右腎．

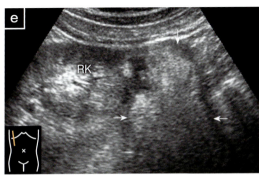
大きな腎血管筋脂肪腫の像

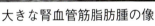
CT像（造影）

e 大きな腎血管筋脂肪腫である．右腎下極，馬蹄腎の移行部には境界不明瞭，不整形な高エコー腫瘤がみられる（矢印）．**f** 同例のCT像を示す．矢印が腫瘤，矢頭は馬蹄腎である．RK；右腎．

症例　腎癌　renal cell carcinoma

腎癌のさまざまな像を示す．

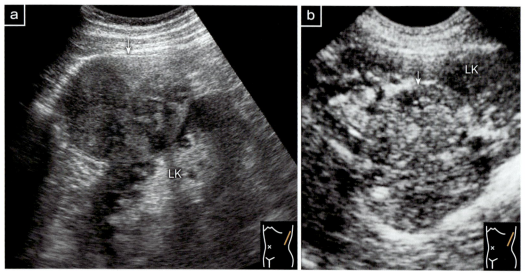

不均一な腎癌の像　　　　　　　　　エコーレベルの高い腎癌の像

a 左腎癌である．腎体部より外側に張り出した腫瘍は，境界明瞭，形状円形，内部エコー不均一である（矢印）．**b** 左腎癌である．腎体部内側に張り出した腫瘍は，境界やや不明瞭，形状円形，内部エコーは高い像を呈している（矢印）．

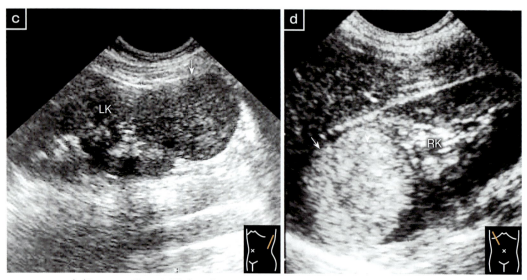

内部エコー均一な腎癌の像　　　　　　　　高エコーの腎癌の像

c 左腎癌である．下極には境界明瞭，内部エコー均一，形状半円形を示す低エコー腫瘍がみられる（矢印）．**d** 右腎癌である．上極には境界明瞭，内部エコー均一，円形を示す高エコー腫瘍がみられる（矢印）．本例は腎血管筋脂肪腫が疑われ経過観察されていたが，腫瘍の増大傾向がみられたため，手術が施行された．病理組織診断は腎細胞癌であった．

症例　腎癌　renal cell carcinoma

a 右季肋部縦走査で右腎（RK）の長軸像を経肝的に描出したものである．腎上極，肝床側には腎皮質とほぼ同等のエコーレベルを有する腫瘍の張り出しがみられる（矢印）．腫瘍の境界はやや不明瞭，内部エコーはほぼ均一な円形の腫瘍である．**b** 摘出標本を示す．矢印が腎癌である．RL；肝右葉．

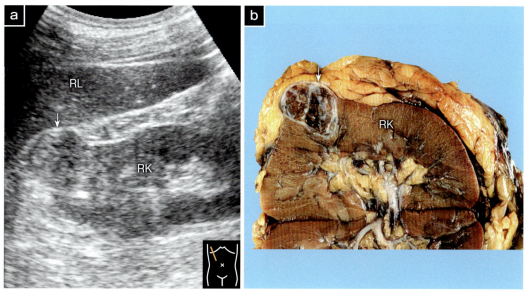

腎癌の像　　　　　　　　　　　　　摘出標本

症例　腎癌　renal cell carcinoma　－尿管浸潤例－

a 左側腹部縦走査で左腎（LK）の長軸像を描出したものである．下極側には境界不明瞭，内部エコー不均一な低エコー腫瘍が認められる（矢印）．拡張した尿管内には内部エコーを認め尿管浸潤が示唆される（矢頭）．**b** 心窩部縦走査で下大静脈（IVC）の長軸像をみたものである．内部にはエコーレベルの高い腫瘍が認められ，腫瘍塞栓と診断された（矢印）．L；肝．

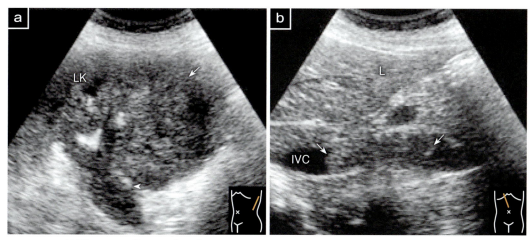

尿管浸潤を伴う腎癌の像　　　　　　下大静脈腫瘍塞栓の像

症例　副腎腫瘍　adrenal tumor　―左副腎の部位確認例―

a 左側腹部縦走査で左腎の長軸像をみたものである．左腎上極内側には副腎腫瘍が円形の低エコー像を示している．**b** 走査方向を変え，左上腹部斜走査で左腎上極に注目したものである．腹壁より胃（St），膵尾部（Pt）を介し左副腎腫瘍が認められる（矢印）．**c** CT像を示す．矢印が副腎腫瘍である．左腹壁からの走査では左副腎の描出は困難な場合が多い．LL；肝左葉，LK；左腎，SP；脾，St；胃，Pt；膵尾部，Ao；腹部大動脈．

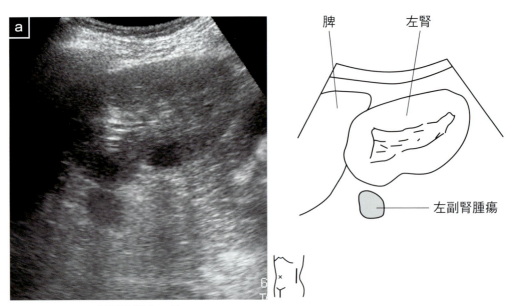

左副腎腫瘍の像

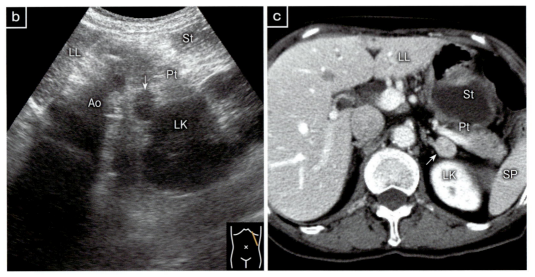

左副腎腫瘍の像（腹壁より）　　　　　CT像（造影）

症例　副腎腫瘍　adrenal tumor　－褐色細胞腫例－

a 右肋間走査で肝右葉（RL）下面をみたものである．肝に接し低エコーを伴った円形の充実性腫瘍が認められる（矢印）．画面右側には音響陰影を伴う胆嚢結石が描出されている（矢頭）．b 摘出標本を示す．矢印が腫瘍である．病理組織診断は褐色細胞腫 pheochromocytoma であった．大きな右副腎腫瘍は肝腫瘍との鑑別を要することがある．本例は腫瘍に接する肝の境界線が内側に陥凹した像を呈していることから肝外性腫瘍を示すサイン inward displacement of liver capsul であることから同症と判定できる．

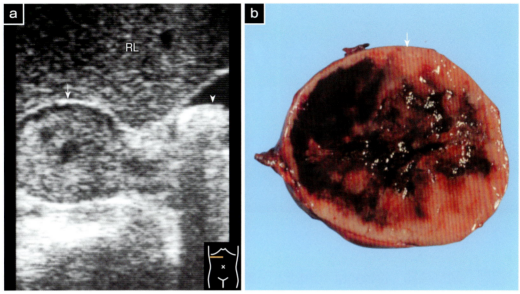

副腎腫瘍の像　　　　　　　　　　　摘出標本

症例　副腎腫瘍　adrenal tumor　－腺腫例－

a 右肋弓下走査で肝右葉（RL）を介し右腎（RK）を同一面で描出したものである．腎上極，肝下面の下大静脈（IVC）側には低エコー腫瘍が認められる（矢印）．b CT像を示す．矢印が腫瘍である．病理組織診断は副腎腺腫であった．

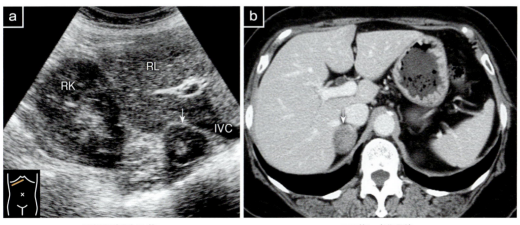

副腎腺腫の像　　　　　　　　　　　CT像（造影）

症例　副腎腫瘍　adrenal tumor　－肝癌からの転移例－

a 右肋弓下走査で肝右葉下面を描出したものである．肝（RL）に接し境界明瞭，形状楕円形，内部エコー均一な低エコー腫瘍が認められる．パワードプラでは軽度の血流信号がみられ，腫瘍と肝右葉の境界線は内側へ陥凹する像を呈していることから副腎腫瘍が示唆される（矢印）．
b CT像を示す．矢印が腫瘍である．検査の結果，肝癌からの副腎転移であった．

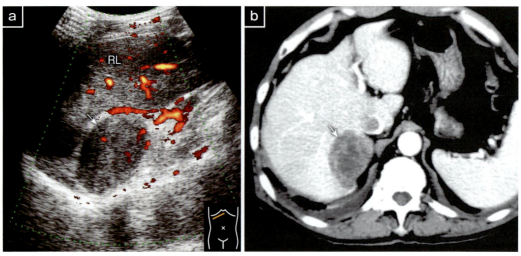

副腎腫瘍の像　　　　　　　　　　　　　CT像（造影）

症例　副腎腫瘍　adrenal tumor　－膀胱癌からの転移例－

a 左側腹部より縦走査で脾を介し左腎（LK）上極をみたものである．脾（SP）と左腎上極の間には，境界明瞭，形状円形，内部エコー均一な低エコー腫瘍が認められる（矢印）．膀胱癌の経過観察による術後1年目の像である．**b** 術後1年2ヶ月後の像を示す．腫瘍径の増大が認められる（矢印）．検査の結果，膀胱癌からの副腎転移であった．

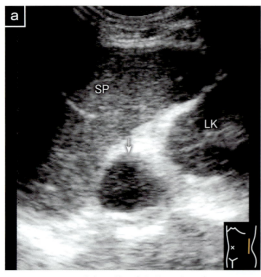 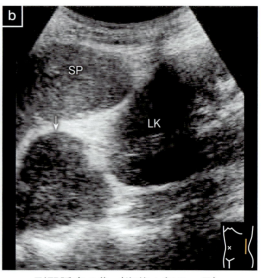

副腎腫瘍の像（術後1年目）　　　　　　副腎腫瘍の像（術後1年2ヶ月）

症例　腎盂癌　renal pelvis cancer　－腎盂癌例－

a 左側腹部縦走査で左腎（LK）の長軸像をみたものである．腎中心部高エコー領域内には皮質よりエコーレベルの高い幅のある像が上極側に認められる（矢印）．水腎症で内部エコーを伴う像との鑑別を要すが，画像に習熟すれば鑑別は容易である．**b** CT像を示す．矢印が腫瘍である．

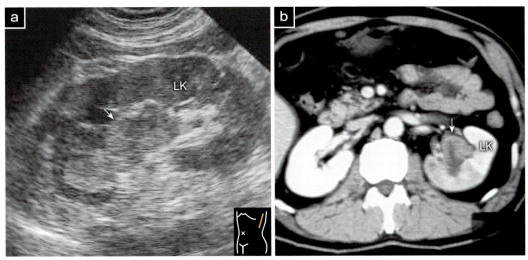

腎盂癌の像　　　　　　　　　　　　　CT像（造影）

症例　腎盂癌　renal pelvis cancer　－腎盂癌経過例－

a 左側腹部縦走査で左腎長軸像を描出したものである．下極には小嚢胞（矢印）がみられるものの水腎症は認められない．**b** 約6ヶ月後の左腎長軸像である．水腎症内には内部エコーが認められる（矢印）．**c** CT 前額断像を示す．矢印が腫瘍である．経過観察の必要性を教えてくれた症例である．腎盂腫瘍は，腎盂腎杯の尿路をおおう移行上皮から発生する乳頭状の移行上皮腫瘍で良性では乳頭腫，悪性では腎盂癌となる．

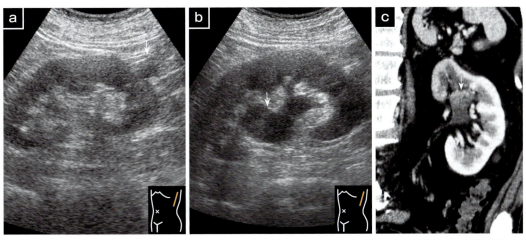

左腎の像（2016.8）　　　左腎盂癌の像（2017.2）　　　CT 前額断像（造影）

症例　後腹膜腫瘍　retroperitoneal tumor　－脂肪肉腫経過例－

a 右季肋部縦走査で経肝的に右腎（RK）の長軸像をみたものである．下極側には円形状の低エコー腫瘍が内側へ張り出し像を呈している（矢印）．b 初回時にみられた腫瘍は増大し，不整形な囊胞性腫瘤（矢印）を示し，周囲には脂肪織の輝度増強が認められる（矢頭）．c 同部位に対しカラードプラを施行すると豊富な血流信号が認められる（矢印）．d CT像を示す．矢印が腫瘍である．後腹膜脂肪肉腫であった．RL；肝右葉．

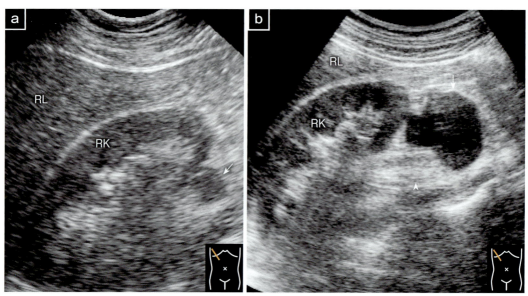

脂肪肉腫の像（初回）　　　　　脂肪肉腫の像（1年半後）

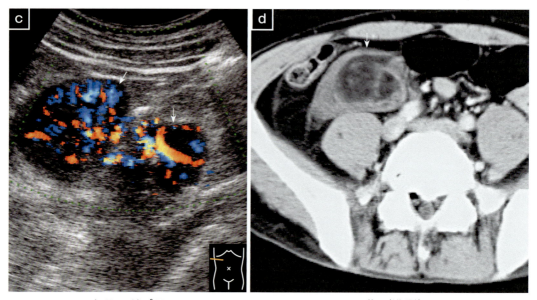

カラードプラ　　　　　　　　　CT像（造影）

症例　後腹膜腫瘍　retroperitoneal tumor　−平滑筋腫例−

a 右肋弓下横走査で肝右葉（RL）を介し右腎（RK）の短軸像をみたものである．肝下面には右腎に接し境界明瞭，内部エコー不均一な低エコー腫瘍が認められる（矢印）．**b** CT像を示す．矢印は超音波で指摘された腫瘍である．平滑筋腫 leiomyoma であった．GB；胆囊．

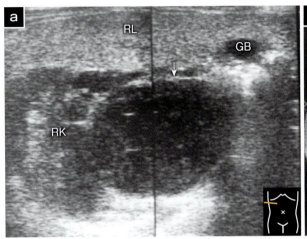
後腹膜腫瘍の像

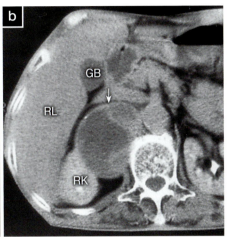
CT像（造影）

症例　後腹膜腫瘍　retroperitoneal tumor　−奇形腫例−

　　左背面より縦走査で左腎の長軸像をみたものである．皮膚直下には中心部高エコーを伴う正常腎がみられる．左腎の画面下方には境界不明瞭，内部には囊胞域や高エコーを伴う不均一な腫瘤が左腎を背側へ圧排している．病理組織診断は奇形腫であった．本例は前面からの経腹的走査では消化管ガスなどの影響により腫瘤の同定が困難であった．超音波検査はさまざまな方向・角度から走査することが可能であり，その大切さを教えてくれた症例である．

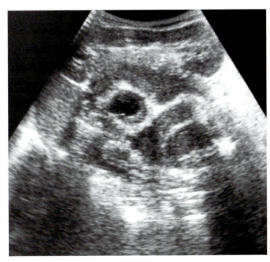
後腹膜腫瘍の像

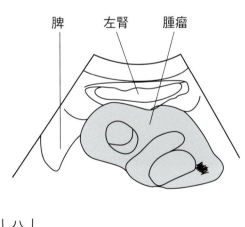

症例　腸腰筋膿瘍　iliopsoas abscess　－スクリーニング指摘例－

a 左側腹部縦走査で腸腰筋をみたものである．紡錘状を呈する腫瘤の境界は明瞭，内部エコー不均一な低エコー像がみられる（矢印）．b 同部位のパワードプラである．腫瘤内には血流信号は認められない．c CT像を示す．矢印が腸腰筋膿瘍である．本例は腹部スクリーニングで指摘された症例である．

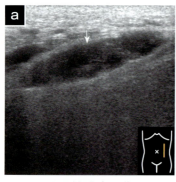
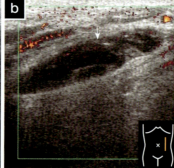
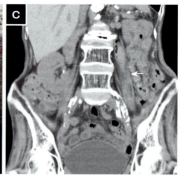

腸腰筋膿瘍の像　　　　　　パワードプラ　　　　　　CT 前額断像（単純）

症例　腸腰筋膿瘍　iliopsoas abscess　－炎症原因検索例－

a 左側腹部からの縦走査で腸腰筋をみたものである．腸管（Bo）を介し左腎（LK）下極には紡錘状を呈する内部エコー不均一な囊胞域が認められる（矢印）．血流信号はなく発熱や炎症反応が強いことから腸腰筋膿瘍が示唆された．b CT 前額断像を示す．矢印が腸腰筋膿瘍である．

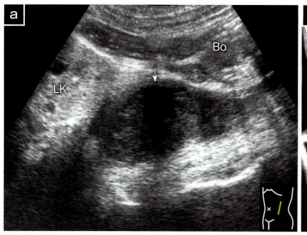
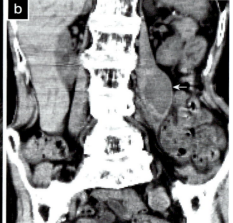

腸腰筋膿瘍の像　　　　　　　　　　　　CT 前額断像（単純）

> **memo**　腸腰筋膿瘍　iliopsoas abscess
>
> 腸腰筋は，腰椎と大腿骨を結ぶ筋肉群で，大腿を挙上する働きをしていることから膿瘍が生じた場合，発熱や全身倦怠感がみられ，足の挙上や歩行時に大腿部痛がみられる．本症の発病しやすい年齢は中高年以降の高齢者で，栄養状態の不良，糖尿病やステロイド使用による合併があるものといわれる．また，腸腰筋に近い臓器の炎症で，脊椎カリエスなどの筋骨格感染症，虫垂炎などの消化器疾患や尿路感染症などがハイリスクといわれる．

症例　新生児副腎出血　neonatal adrenal hemorrhage

　本例は難産で鎖骨骨折がみられた生後1日目の腹部超音波検査である．**a** リニア探触子を用い，拡大像で右季肋部縦走査で肝を介し右腎を描出したものである．肝下面，右腎上極の横隔膜側にはくさび状の囊胞域が認められる．**b** 同部位をパワードプラでみたが，血流信号は認められない．後日の検査で囊胞域は消失していた．副腎出血と診断された．超音波検査は，おなかに探触子を当てるだけで臨床的意義ある情報が瞬時に得られることから積極的に活用するとよい．特に新生児ではX線による被曝もなく繰り返し検査できる特徴を有しているからでもある．

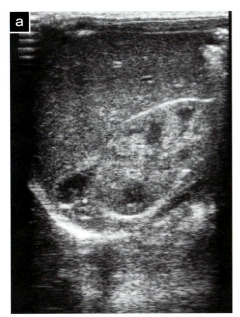

後腹膜腔内 echo free space の像

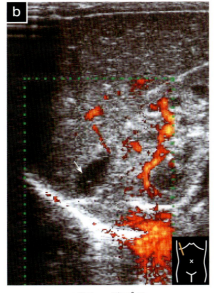

パワードプラ

2. 腎動脈 renal artery・腎静脈 renal vein

1 解剖

腎は血流豊富な臓器であり，カラードプラ法が積極的に臨床応用されている．腎の血管解剖について示す．

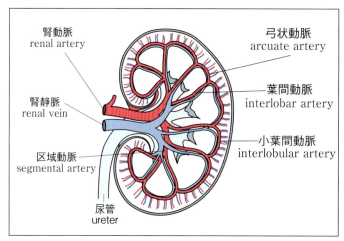

図1　腎皮質内の血管走行

[1] 腎動静脈

- 腎動脈 renal artery は，第1腰椎レベルで腹部大動脈から左右1本ずつ分岐し（複数本の腎動脈が25%ほどに存在する），腎門部で2分岐後，区域動脈となり腎皮質内を葉間動脈から皮質と髄質の境界部を屈曲走行後，弓状動脈は小葉間動脈になる．腎静脈 renal vein は，腎内から腎門部まで同名動脈で併走し，腎門部から腎動脈の前面を走行し下大静脈に注ぐ．左腎静脈は腹部大動脈と交差する部位で上腸間膜動脈の背側を走行する．図1は腎皮質内の血管走行を示す．

[2] 腎の血流評価

腎葉間動脈は探触子とほぼ垂直に走行するので安定した血流波形が計測できる．これについて示す．

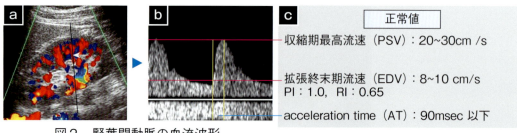

図2　腎葉間動脈の血流波形

a 腎葉間動脈をカラードプラ法で確認し，サンプルポイントを設定する（矢印）．**b** 同部位の血流波形から，収縮期最高流速 peak systolic velocity：PSV，拡張終末期流速 end diastolic velocity：EDV，pulsatile index（PI），resistive index（RI），収縮期の立ち上がりからピークまでの時間 accelerationtime：AT を計測する．おもな測定部位（b）と正常値を**c**に示す．

2 腎血管の基本走査と正常カラードプラ・パルスドプラ像

超音波で腎血管の走査を行うために知っておきたい周辺血管について示す（図3）．図中の番号は腎葉間動脈，腎動脈本幹，左腎静脈の通常計測する走査部位と正常波形を番号順に示す．

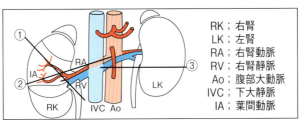

図3　腎血管の走査部位と周辺血管

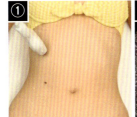 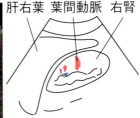 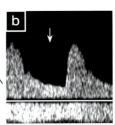

右季肋部斜走査　　　腎葉間動脈カラードプラ　　　　　　　　　　　　　パルスドプラ

①右季肋部斜走査で，流速レンジを10cm/s程度に設定し，a 葉間動脈から小葉間動脈のカラードプラである．安定した血流信号が得られる部位にサンプルポイントを設定し（矢印），b パルスドプラによる血流波形を矢印に示す．PSV，EDV，PI，RI，ATを計測する．正常値を前頁に示す．

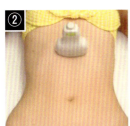 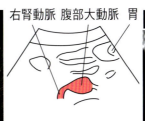 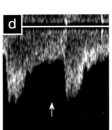

正中部横走査　　　腎動脈本幹カラードプラ　　　　　　　　　　　　　パルスドプラ

②正中部横走査で，消化管ガスを避けるため探触子で圧迫を加えながら，流速レンジを20cm/s以上に設定し，カラーゲインを低めに，c 腹部大動脈7～9時方向の右腎動脈本幹のカラードプラである．同部位にサンプルポイントを設定し（矢印），d パルスドプラによる血流波形を矢印に示す．

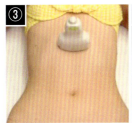 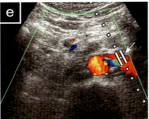 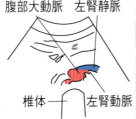 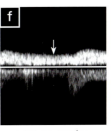

正中部横走査　　　左腎静脈カラードプラ　　　　　　　　　　　　　　パルスドプラ

③正中部横走査で，e 腹部大動脈上方を走行する左腎静脈のカラードプラである．サンプルポイントを設定し（矢印），f パルスドプラによる血流波形を示す（矢印）．PSVは11cm/sの定常波である．

3 腎カラードプラ・パルスドプラのチェックポイント

腎のカラードプラ・パルスドプラのチェックポイントを番号順に示す．

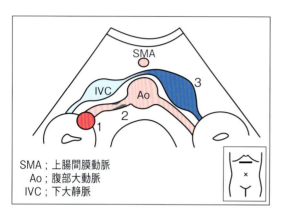

SMA；上腸間膜動脈
Ao；腹部大動脈
IVC；下大静脈

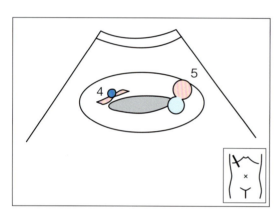

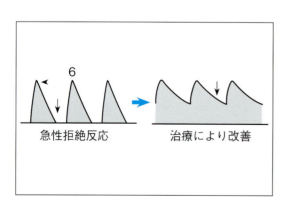

急性拒絶反応　　　治療により改善

1．腎動脈瘤
腎門部や腎洞部に腎動脈と連続する円形の嚢胞性腫瘤を示し，血流信号が得られる．
・石灰化を伴うことがある．
・カラードプラ法で必ず観察する．

2．腎血管性高血圧症
腎動脈狭窄部にモザイク状のカラー表示を示し，血流波形より狭窄部の収縮期最高流速は180〜200cm/s 以上を呈する．
・腎動脈起始部より 2 cm 以内に狭窄の多くが認められる．
・超音波ビームと腎動脈本幹が平行になるように設定する．

3．ナットクラッカー症候群
左腎静脈の拡張を示す．
・腹部大動脈（Ao）と上腸間膜動脈（SMA）の圧迫により血流速の上昇がみられる．
・側副血行路の存在に注目する．
・尿潜血の原因の一つといわれているが，慎重な判断が必要とされる．
・起立性蛋白尿の原因になるとの報告もある．

4．動静脈奇形
腎内部を屈曲蛇行する限局性の管腔像を示し，カラードプラで血流信号が得られる．
・先天性である．

5．動静脈瘻（A-V shunt）
Bモードでは指摘できないためカラードプラでシャント部周囲に血流信号を示す．
・外傷性や医原性など後天性のものをいう．

6．移植腎の評価
急性拒絶反応時の血流波形は，収縮期最高血流速のピークに変化はみられないが（左矢頭），末梢血管抵抗の上昇により著明な拡張期血流低下を示す（矢印）．
・治療により拡張終末期流速の上昇（改善）がみられる（右矢印）．血流波形の経過観察がよい．

4 症例　腎血管

腎血管性病変などの症例を示す．

症例　腎動脈瘤　aneurysma of renal artery

a 右肋弓下走査で肝右葉（RL）下面をみたものである．円形の囊胞が肝に接し認められる（矢印）．b 囊胞と動脈瘤との鑑別をカラードプラで観察すると血流信号が認められる（矢印）．c 動脈・静脈の鑑別をパルスドプラでみると動脈波がとらえられ（矢印），腎動脈瘤が示唆された．d 血管造影像を示す．矢印が腎動脈瘤である．RK；右腎．

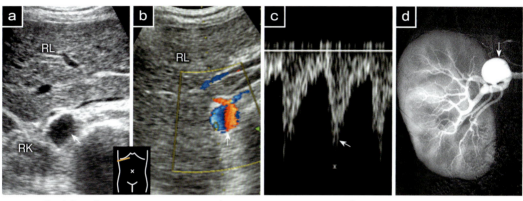

腎動脈瘤の像　　カラードプラ　　パルスドプラ　　血管造影像

症例　腎血管性高血圧症　renovascular hypertension

a セクタ探触子を用い，心窩部横走査で左腎動脈をカラードプラでみたものである．モザイク血流 mosaic flow が認められる（矢印）．b 同部位の連続波ドプラ波形をみると最高血流速度は約 4.5 m/sec と高値であった（矢印）．c 左腎動脈血管造影像を示す．矢印が狭窄部位である．

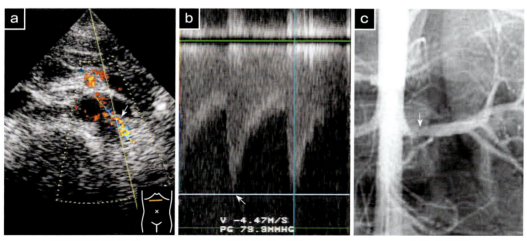

左腎動脈狭窄の像　　連続波ドプラ　　血管造影像

症例　ナットクラッカーサイン　nutcracker sign

a 心窩部横走査で腹部大動脈（Ao）と上腸間膜動脈（SMA）の間を走行する左腎静脈（LRV）をみたものである．左腎静脈の囊胞状拡張が認められる（矢印）．**b** 同部位のカラードプラである．モザイク血流がみられる（矢印）．**c** 同部位のドプラ波形を示す．定常波（静脈波）で 1.6 m/secと速い血流速度を示している（矢印）．本症は尿潜血の原因として注目される．LL；肝左葉，Pa；膵，PV；門脈，IVC；下大静脈．

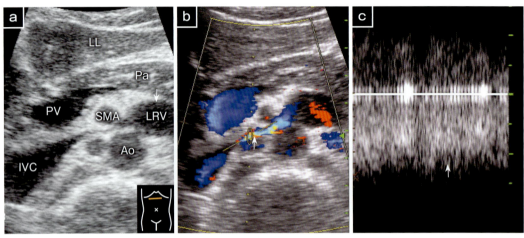

ナットクラッカーサインの像　　　カラードプラ　　　ドプラ波形

症例　腎動静脈奇形　renal arteriovenous malformation

a 右季肋部縦走査で経肝的に右腎（RK）の長軸像をみたものである．上極には小囊胞の集簇（矢印）がみられ，下極には軽度水腎症が認められる（矢頭）．**b** 同部位のカラードプラを示す．小囊胞には血流信号がみられる（矢印）．**c** 血管造影像を示す．矢印が動静脈奇形像である．RL；肝右葉．

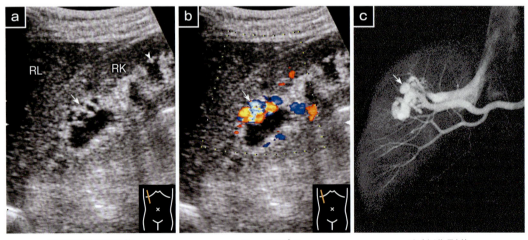

動静脈奇形の像　　　カラードプラ　　　血管造影像

症例　外傷性腎動静脈瘻　traumatic renal arteriovenous fistula

a 左側腹部縦走査で左腎の長軸像をみたものである．腎には囊胞性病変に加え，中心部に音響陰影を伴う結石が認められ水腎症が示唆される．**b** カラードプラを施行すると水腎症と思われる囊胞領域内には血流信号がみられる（矢印）．**c** 血管造影像を示す．腹部大動脈（Ao）造影直後に下大静脈（IVC）が造影され（矢印），過去に刃物で刺された既往があることから外傷性腎動静脈瘻と診断された．本例は急性腹症例である．

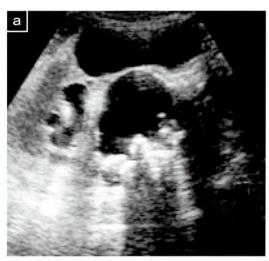
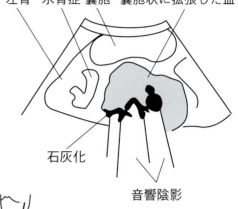

腎動静脈瘻の像

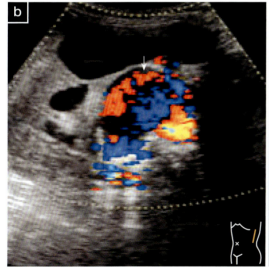

カラードプラ

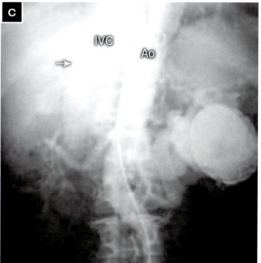

血管造影像

memo　腎動脈の血流速度　blood flow velocity of renal artery

腎動脈本幹の正常血流値を目安として示す．
　収縮期最高流速（PSV）70~80cm/s，拡張終末期流速（EDV）25~30cm/s，この他，pulsatile index（PI）1.0，resistive index（RI）0.65，acceleration time（AT）：90msec 以下で，葉間動脈とほぼ同様である．

症例 腎癌 renal cell carcinoma －カラードプラ有用例－

a 左側腹部縦走査像である．左腎下極側には腎皮質とほぼ同等のエコーレベルを有する腫瘍像がみられ，中心部高エコーの圧排が示唆される．**b** 同部位をカラードプラで観察したものである．腫瘍の周囲および内部には豊富な血流信号が認められる（矢印）．**c** 摘出標本を示す．矢印が腫瘍である．病理組織診断は renal cell carcinoma であった．小さな腫瘍や非典型例では B モードのみの診断では困難な場合があり，カラードプラは腫瘍の検出と鑑別診断に有用である．

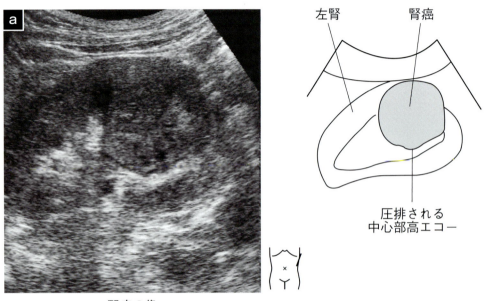

腎癌の像

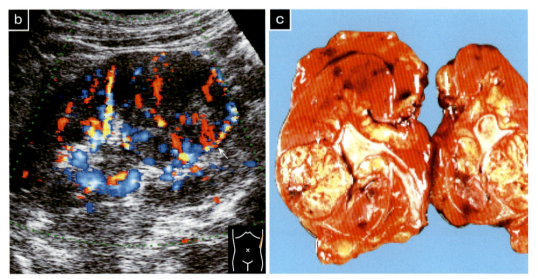

カラードプラ　　　　摘出標本

症例　移植腎　transplanted kidney

a 右季肋部斜走査で肝右葉（RL）を介し右腎（RK）をみたものである．腎皮質のエコーレベルの上昇により腎中心部高エコーとの境界が不明瞭となり，腎全体の萎縮が両腎にみられることから，慢性腎臓病のエコーパターンを呈している（矢印）．**b** 腎移植後のＣＴ像である．矢印が移植された腎を示す．**c** 急性拒絶反応時のパルスドプラを示す．収縮期最高流速に変化はみられないが（矢頭），末梢血管抵抗の上昇により著明な拡張終末期流速の低下がみられる（矢印）．**d** 治療により，腎葉間動脈の収縮期最高血流速は 26cm/s，PI 0.9 と正常に近い値に改善されている（矢印）．

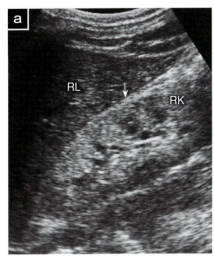

慢性腎臓病の像

移植された腎の CT像（単純）

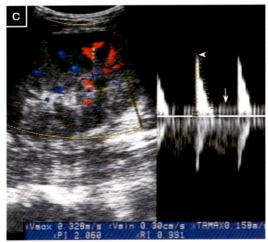

急性拒絶反応時のパルスドプラ

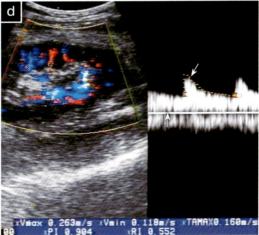

改善された腎のパルスドプラ

3. 膀胱 urinary bladder・前立腺 prostate

1 解 剖

膀胱・前立腺の解剖について示す．

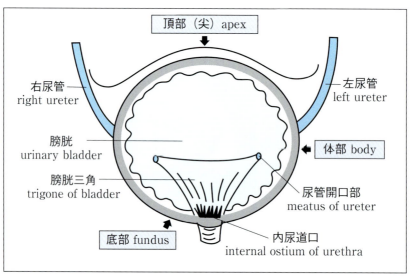

図1　膀胱の解剖

[1]膀胱

膀胱 urinary bladder は，腎で産生された尿を一時的に貯える囊状器官で，恥骨結合の背側にある．男性では直腸の前，女性では腟と子宮の前に位置する．膀胱は充満するとピラミッド状を呈し，頂部にあたる部分が尖 apex，底面部分が底部 fundus，尖と底部の間が体部 body になる．底部の粘膜面は両側の尿管開口部と内尿道口を結ぶと三角形を呈していることから膀胱三角といわれる．膀胱容量は成人では，300〜500 ccで，200 cc以上の尿が貯まると尿意を示すといわれる．膀胱壁は，粘膜・筋層・線維膜の3層よりなり尖から臍に向かって索状の結合組織，正中臍帯 median umbilical ligament が前腹壁の内面を上行する．正中臍帯は，胎生期の尿膜管 urachus の遺残であり，閉鎖が不完全な場合，臍に開いて臍尿瘻などを生じることがある．図1は膀胱の解剖を示す．

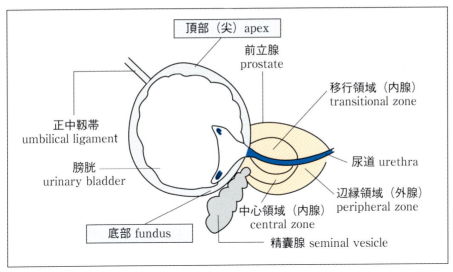

図2 前立腺と周辺器官

[2] 前立腺

前立腺 prostate は，膀胱の尾側に接し尿道を取り囲むように存在し，前立腺の背側には直腸が隣接する．正常前立腺は栗の実の形状をなす．移行領域 transitional zone と中心領域 central zone からなる内腺と辺縁領域 peripheral zone からなる外腺がある．一般に前立腺肥大症は移行領域から発生し，前立腺癌の約 70% は辺縁領域から発生するといわれる．前立腺は男性のみの臓器で，前立腺で作られる前立腺液は精液成分の3割を占め，精液の液化と殺菌，精子の活動維持に関わる．図2は前立腺と周辺器官を示す．

[3] 精囊腺

精囊腺 seminal vesicle は，精管終末部の一部で膀胱の背側に位置する．内腔は単一の管でコイル状に蛇行し多数の小室に分かれているようにみえる．下端はまっすぐ細い管となり射精管になる．内腔の円柱上皮は黄色味を帯びた粘性のアルカリ性液体を分泌し射精の際，精子の運動を盛んにする働きがある．

memo　前立腺肥大症と前立腺癌の発生部位　prostatic hyperplasia and prostatic cancer site

前立腺肥大症は移行領域（内線）の肥大により，尿道が圧迫され排尿障害になる．前立腺癌では辺縁領域（外線）に発生するといわれ，辺縁領域の内部エコーに注目する．図3は前立腺肥大症と前立腺癌の発生部位を模式図に示す．

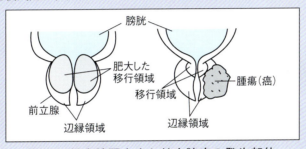

図3 前立腺肥大症と前立腺癌の発生部位

2 膀胱・前立腺の基本走査と正常像

超音波で膀胱・前立腺の基本走査を行うために知っておきたい膀胱・前立腺と周辺臓器について示す（図4）．図中の番号は膀胱・前立腺の走査部位である．得られる正常像を番号順に示す．

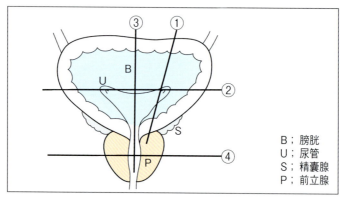

図4 膀胱・前立腺の走査部位と周辺臓器

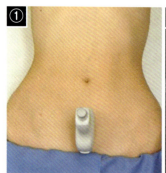
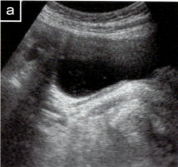
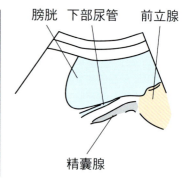

下腹部正中縦走査　　膀胱縦断像（精嚢腺レベル）

①下腹部正中縦走査で，a 膀胱の縦断像を描出したものである．適度な膀胱容量で探触子による圧を加えながら膀胱の描出から漸減・消失までを扇状走査で観察する．過度な膀胱容量では詳細な観察は困難になる．膀胱の観察は壁の厚さ，壁の凹凸変化，腫瘤性病変の存在について注目する．

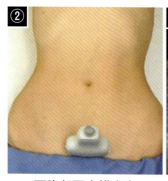
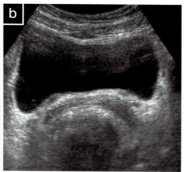
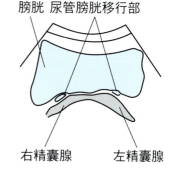

下腹部正中横走査　　膀胱横断像（尿管膀胱移行部）

②下腹部正中横走査で，b 尿管膀胱移行部（精嚢腺レベル）の膀胱横断像を描出したものである．膀胱の縦走査と同様の走査要領で観察する．適度な膀胱容量がよい．

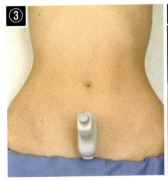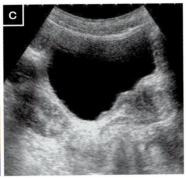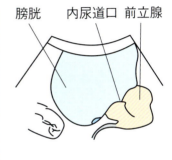

下腹部正中縦走査　　　前立腺縦断像

③下腹部正中縦走査で，**c** 前立腺の縦断像を描出したものである．適度な膀胱容量で，膀胱に圧を加えながら扇状走査などで観察する．過度な膀胱容量では被検者の負担も大きく探触子による圧迫が困難になるため丁寧な検査はできない．

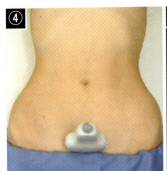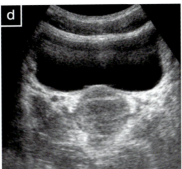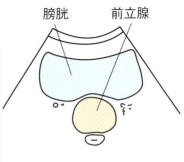

下腹部正中横走査　　　前立腺横断像

④下腹部正中横走査で，**d** 前立腺レベルの横断像を描出したものである．下腹部正中縦走査と同様の走査要領で観察する．前立腺の大きさ，内部のエコーレベルなどに注目する．

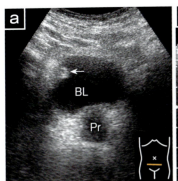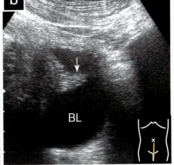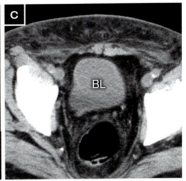

膀胱横断像　　　　　膀胱縦断像　　　　　CT像（単純）

a 適度な膀胱容量で膀胱（BL）の横断像をみたものである．膀胱の右側壁には高エコーの張り出しがみられる（矢印）．**b** 膀胱の縦走査で高エコーの張り出しを観察すると腫瘍性病変にしては不自然な像であることから腫瘍の存在は否定できる（矢印）．**c** 同例のCT像を示す．腫瘍性病変は認められない．超音波検査は2方向以上の観察が大切である．Pr；前立腺．

3 超音波でみる膀胱・前立腺疾患のチェックポイント

膀胱・前立腺疾患のチェックポイントを番号順に示す．

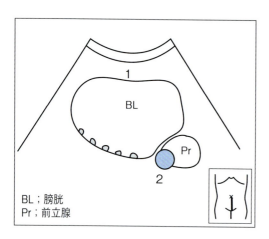

BL；膀胱
Pr；前立腺

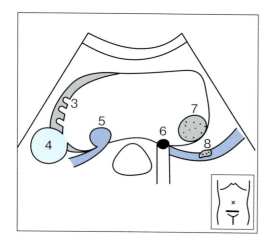

1．尿閉・神経因性膀胱
膀胱容量の著明な拡大を示し，水腎症を伴うことがある．
・肉柱壁肥厚や膀胱憩室を伴うことが多い．
・排尿後も膀胱容量に大きな変化がみられないこともある．
・女性では卵巣嚢腫と膀胱との鑑別を要することがあり排尿の有無を確認するとよい．

2．傍尿道嚢胞
内尿道口近傍に円形の嚢胞像を示す．

3．膀胱炎
膀胱壁の肥厚を示す．
・膀胱容量が少ない場合，壁は厚く描出される．
・膀胱壁の肉柱形性像と腫瘍との鑑別を要すが，画像に習熟すれば鑑別は可能である．

4．膀胱憩室
膀胱内腔と連続する不規則な嚢胞域の突出像を示す．
・子宮筋腫や消化管による膀胱への圧排像が憩室と類似像を示すことがある．

5．尿管瘤
膀胱後壁にリング状の高エコー像を示す．
・尿管の蠕動により瘤の形状が変化することから尿管由来のものとわかる．

6．膀胱結石・尿管膀胱移行部結石
音響陰影を伴う高エコー像を示す．
・尿管膀胱移行部結石では腎側尿管の拡張がみられ，体位変換でも結石の移動はみられない．

7．膀胱腫瘍
膀胱壁に連続しエコーレベルの高い腫瘍像を示す．
・腫瘍の大きさ，存在部位の診断が可能である．
・壁内尿管（尿管膀胱移行部）や膀胱内腔に突出する前立腺肥大と膀胱腫瘍との鑑別に注意する．鑑別は前立腺の縦・横走査で前立腺からの連続性を観察すればよい．

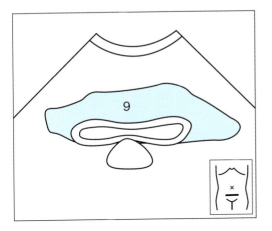

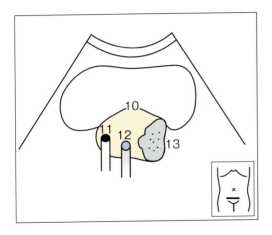

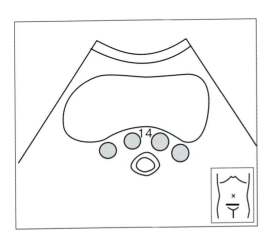

8．尿管腫瘍
水腎症を伴い拡張尿管内に内部エコーを示す．

9．膀胱損傷
膀胱内腔が不明瞭化となり，近傍には漏出した尿などが echo free space を示す．
- echo free space がみられた場合，肝硬変など他疾患との鑑別に注意する．

10．前立腺肥大
前立腺の肥大を示す．
- 前立腺肥大症は移行領域（内腺）の肥大が原因で起こる．
- 前立腺が膀胱腔内へ突出している場合，排尿障害が疑われる．
- 膀胱底部側に発生した膀胱癌との鑑別を要することがある．

11．前立腺結石
前立腺内に音響陰影を伴う高エコー像を示す．
- 結石は移行領域と辺縁領域との間にできやすい．
- 尿道結石との鑑別が困難なことがある．
- 前立腺結石は臨床的にあまり意味をなさない．

12．前立腺嚢胞
後方エコーの増強を伴う円形の嚢胞像を示す．
- 前立腺膿瘍では嚢胞内に内部エコーを示す．

13．前立腺癌
前立腺内に辺縁不整な低エコー領域を示し，微細石灰化を伴うことがある．
- 癌の多くは辺縁領域（外腺）に発生するが，内腺である移行領域と辺縁領域との鑑別は困難であり早期癌の発見は難しい．

14．精嚢腺腫大
数珠状に拡張した嚢胞域が膀胱背側に認められる．

4 症例 膀胱・前立腺

膀胱・前立腺疾患などの症例を示す．

症例 尿閉 urinary retention　－両腎水腎症を伴う例－

a 下腹部正中横走査で膀胱（BL）の横断像をみたものである．膀胱容量の増大がみられ，後壁側の子宮（UT）近傍には拡張した尿管の短軸像が両側に認められる（矢印）．**b** 右腎（RK），**c** 左腎（LK）の水腎症をそれぞれみたものである．両腎に水腎症が認められる（矢印）．

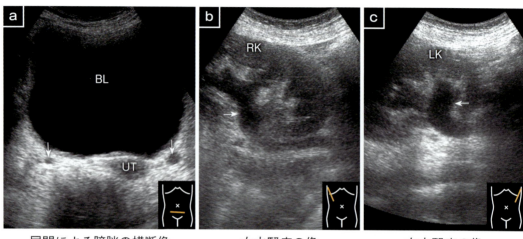

尿閉による膀胱の横断像　　　右水腎症の像　　　左水腎症の像

症例 尿閉 urinary retention　－肉柱壁例－

a 下腹部正中縦走査で膀胱（BL）をみたものである．膀胱壁は肉柱状を呈している（矢印）．**b** 同部位の短軸像である．膀胱壁の凹凸不整像がみられるが（矢印），腫瘍性病変は認められない．肉柱壁の場合，膀胱腫瘍との鑑別を要することがある．

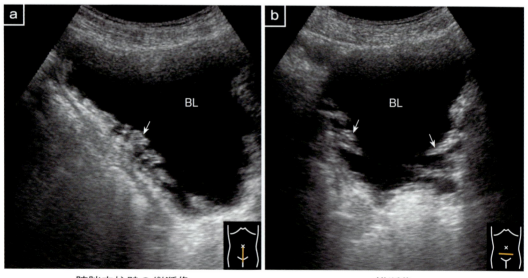

膀胱肉柱壁の縦断像　　　　　横断像

症例　急性膀胱炎　acute cystitis

　下腹部正中縦走査で膀胱の縦断像をみたものである．膀胱壁は全周性の肥厚を呈している．検査の結果，出血性膀胱炎 hemorrhagic cystitis であった．膀胱容量が少ない場合，壁肥厚様に描出されるため適度な膀胱容量で検査することが大切である．

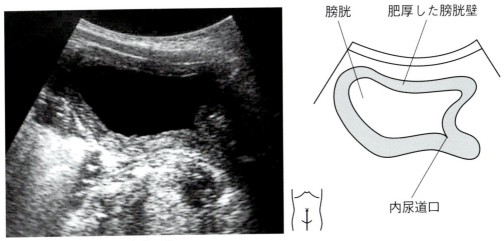

膀胱炎の像

症例　膀胱カテーテル　catheterization of bladder

a 下腹部正中縦走査で膀胱（BL）をみたものである．膀胱内には串刺しダンゴ状を呈する像が膀胱内のバルーンカテーテル balloon catheter である（矢印）．前立腺（Pr）肥大症による排尿困難で留置されたもので，カテーテルの先端，画面左側には肥厚した膀胱壁の凸凹（矢頭）が認められる．肥厚が限局している場合，膀胱腫瘍との鑑別を要すことがある．**b** CT前額断像を示す．矢印がバルーンカテーテルである．

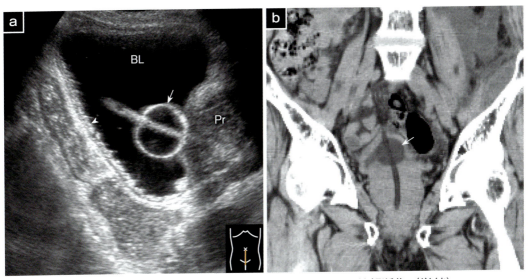

膀胱カテーテルの像　　　　　　　CT前額断像（単純）

症例　膀胱周囲膿瘍　perivesical abscess

下腹部正中縦走査で膀胱の縦断像をみたものである．膀胱頂部に接し境界明瞭，辺縁不整，内部エコー不均一な低エコー像が認められる．膀胱腫瘍による浸潤または消化管疾患との鑑別は困難である．悪性腫瘍も考えられ手術が施行されたが，膀胱周囲膿瘍と判明した．本症は，膀胱近接臓器からの炎症波及によるものが考えられ，原因疾患とし虫垂炎，腸管の炎症や穿孔，子宮周囲炎，付属器炎，尿膜管炎や前立腺炎などの報告がある．

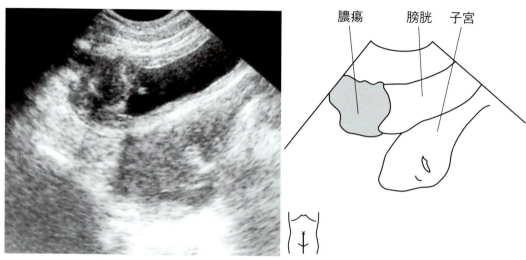

膀胱周囲膿瘍の像

症例　傍尿道嚢腫　paraurethral cyst

a 正中部縦走査で膀胱（BL）を介し子宮（UT）の長軸像を描出したものである．膀胱背側，腟側には境界明瞭，形状円形の嚢腫が認められる（矢印）．b CT像を示す．矢印が傍尿道嚢腫である．

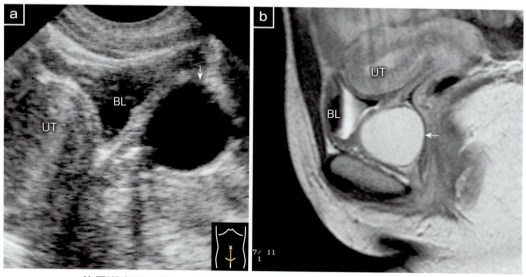

傍尿道嚢腫の像　　　　　　　　　　MRI（造影）

症例　膀胱結石　bladder stone, bladder calculus

さまざまな膀胱結石の超音波像を示す.

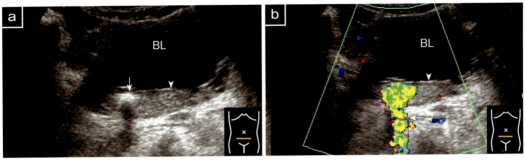

a 膀胱結石とデブリの像　　　　b 結石のカラードプラ

a 膀胱結石とデブリである. 膀胱デブリ debris（矢頭）内には音響陰影を伴う結石が高エコー像でみられる（矢印）. b 同部位のカラードプラである. 膀胱結石からのツインクルアーチファクト twinkle artifac が認められる（矢印）. 矢頭は debris である. BL：膀胱.

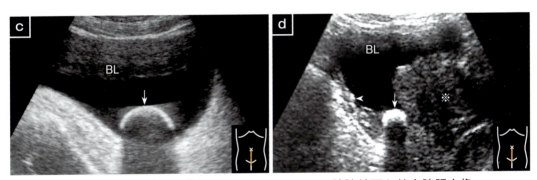

c 大きな膀胱結石の像　　　　d 膀胱結石と前立腺肥大像

c 大きな膀胱結石である. 音響陰影を伴う半円形の高エコー像を呈している（矢印）. d 膀胱結石と前立腺肥大症である. 著明に肥大した前立腺（※）と, 壁肥厚を伴う膀胱（矢頭）の間に結石が高エコー像で認められる（矢印）.

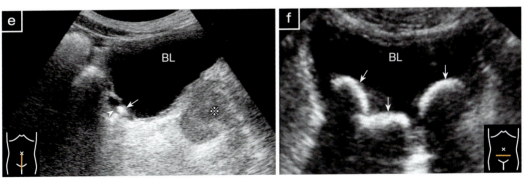

e 膀胱憩室内結石の像　　　　f 膀胱結石の多発像

e 膀胱の憩室内結石である. 憩室内には（矢頭）, 弱い音響陰影を伴う高エコー像が結石である（矢印）. ※は前立腺を示す. f 膀胱多発結石である. 膀胱内には多発した結石が音響陰影を伴い高エコー像でみられる（矢印）.

症例　膀胱腫瘍　bladder tumor　−膀胱乳頭腫例1−

a 下腹部正中横走査で膀胱（BL）をみたものである．膀胱壁から突出する円形状の腫瘍がみられる（矢印）．b 膀胱の縦走査で同腫瘍をカラードプラでみたものである．腫瘍内の血流信号は確認できない．c CT像を示す．矢印が腫瘍である．経尿道的切除術が施行され，病理組織診断は内反性乳頭腫 inverted papilloma であった．本症は，移行上皮が間質内に内反性に増殖し，ポリープ様に発育する全尿路腫瘍の1%以下といわれている．Pr：前立腺．

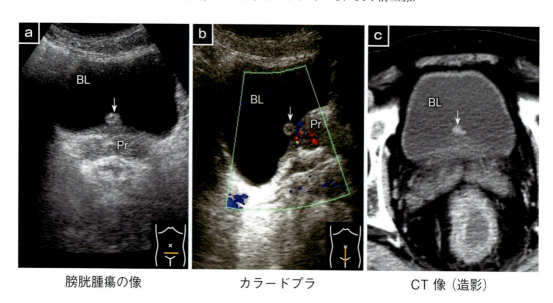

膀胱腫瘍の像　　　　カラードプラ　　　　CT像（造影）

症例　膀胱腫瘍　bladder tumor　−膀胱乳頭腫例2−

下腹部正中縦走査で充満した膀胱をみたものである．膀胱三角部には高エコー像の張り出しがみられる．膀胱癌が示唆され，経尿道的切除術が施行された．腫瘍径 13mm の内反性乳頭腫であった．良・悪性の鑑別は腫瘍の形状や大きさ，腫瘍内血流の存在により判定することになるが，小さな病変では良悪性の鑑別は困難であるが，膀胱腫瘍の存在を知るには超音波検査が最も優れた方法と考えられる．

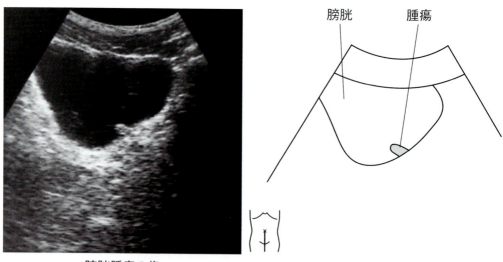

膀胱腫瘍の像

> **症例　膀胱血腫　hematoma of bladder　－小血腫例－**
> a 下腹部正中横走査で膀胱（BL）の横断像をみたものである．充満した膀胱の右側壁（画面左）には円形状を示す高エコー像が認められる（矢印）．b 悪性病変との鑑別を体位変換でみたものである．高エコー像は画面右側へ移動し，形状変化がみられ血腫と診断された（矢印）．血腫は膀胱癌と類似像を示すことから，体位変換あるいはカラードプラの観察が重要である．UT；子宮．

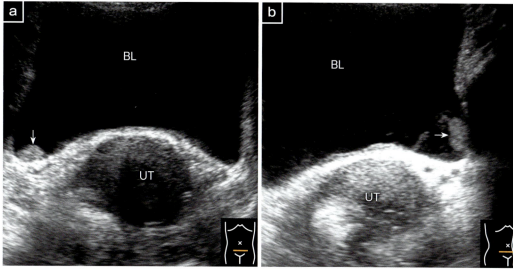

膀胱血腫の像　　　　　　　　　　　血腫の体位変換像

> **症例　膀胱血腫　hematoma of bladder　－大きな血腫例－**
> a 膀胱（BL）の横走査像である．内腔の多くが不整形な内部エコーにより占拠されている（矢印）．b 大きな膀胱癌または血腫との鑑別を行うため体位変換を加えながら，探触子で加圧したところ形状に変化を認め血腫と（矢印），右側壁には腫瘍を示唆する像が認められる（矢頭）．

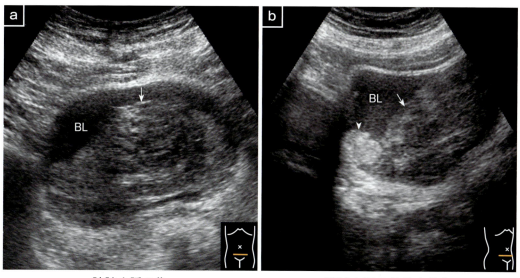

膀胱血腫の像　　　　　　　　　　　膀胱血腫の体位変換像

症例　膀胱癌　bladder carcinoma　－小さな膀胱癌例 1 －

下腹部正中縦走査で充満した膀胱をみたものである．膀胱三角部には膀胱壁より突出する高エコー像がみられるが，音響陰影は認められない．経尿道的膀胱腫瘍切除術 transurethral resection of bladder tumor（TUR-Bt）により腫瘍径 3 mm の移行上皮癌 transitional cell carcinoma であった．膀胱癌の発生部位は膀胱三角部や尿管口付近に多いといわれる．表在性癌の予後は良好であるが，浸潤癌の予後は不良である．症状は無症候性血尿であることから，膀胱への超音波検査の有用性が確認された症例である．

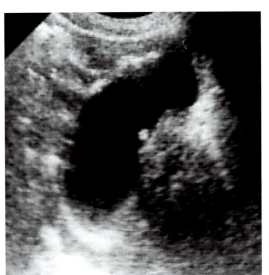
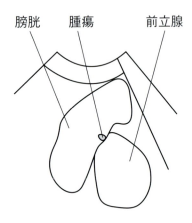

膀胱癌の像

症例　膀胱癌　bladder carcinoma　－小さな膀胱癌例 2 －

a 下腹部横走査で充満した膀胱（BL）の横断像である．膀胱三角部には円形の高エコー像が認められる（矢印）．**b** 同部位のパワードプラである．腫瘍内には血流信号がみられ（矢印），腫瘍性病変が示唆される．**c** CT の前額断像を示す．膀胱癌であった（矢印）．

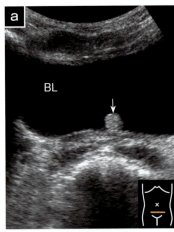
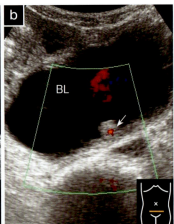
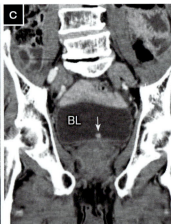

膀胱癌の像　　　　　　　　　パワードプラ　　　　　　　　CT 前額断像（造影）

症例　膀胱癌　bladder carcinoma　−大きな膀胱癌例−

a 下腹部正中横走査で描出した膀胱（BL）の横断像である．膀胱壁から張り出す円形の広基性腫瘍がみられる．腫瘍の境界は明瞭，内部エコー均一，エコーレベルの高い像として認められる（矢印）．**b** 同部位のパワードプラである．腫瘍内には豊富な血流信号がみられる（矢印）．**c** CT像を示す．矢印が膀胱腫瘍である．膀胱癌であった．

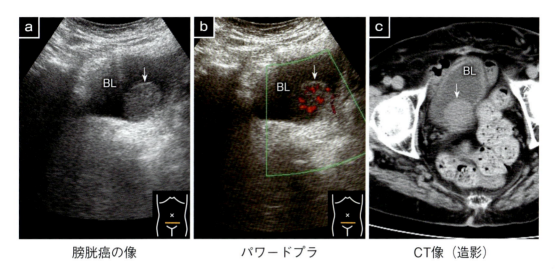

膀胱癌の像　　　　　パワードプラ　　　　　CT像（造影）

症例　膀胱癌　bladder carcinoma　−膀胱癌と尿流例−

下腹部横走査で充満した膀胱の横断像である．膀胱壁からは境界明瞭，辺縁不整なエコーレベルの高い腫瘍の張り出し像が認められる．腫瘍と尿管膀胱移行部の関係をカラードプラでみると，腫瘍近傍の尿管口からは尿流 jet が赤信号で描出されているが，腫瘍内の血流信号は豊富ではない．膀胱癌は尿路腫瘍の中で最も頻度が高く，病理組織型は移行上皮癌 transitional cell carcinoma，扁平上皮癌 squamous cell carcinoma，腺癌 adenocarcinoma などに分けられるが，90〜95％は移行上皮癌といわれる．本例も移行上皮癌であった．

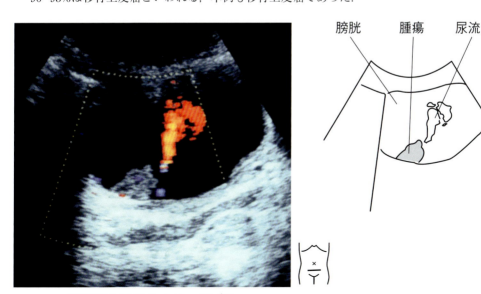

膀胱癌と尿流のカラードプラ

症例　尿管瘤　ureterocele　―経時的観察例―

a 下腹部正中縦走査で充満する膀胱後壁，右尿管膀胱移行部の縦断像である．尿管の瘤状拡張が認められる（矢印）．**b** 経時的観察により右尿管膀胱移行部が最も瘤状に描出された像をとらえたものである（矢印）．尿管瘤は尿管の蠕動による瘤径変化の様子をリアルタイムで観察できる．BL；膀胱.

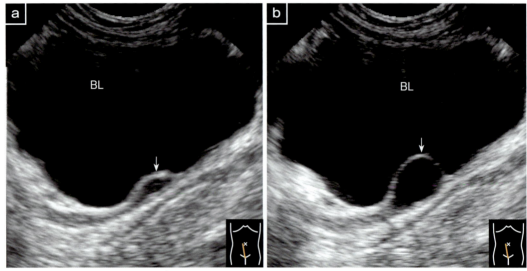

尿管瘤収縮の像　　　　　　　　　　　尿管瘤拡張の像

症例　尿管瘤　ureterocele　―嚢状拡張例―

a 下腹部正中縦走査で膀胱後壁，左尿管膀胱移行部をみたものである．膀胱後壁には尿管の瘤状拡張がリング状の像を呈しているが，瘤内には内部エコーは認められない（矢印）．**b** 点滴静脈腎盂造影 drip infusion pyelography（DIP）像を示す．矢印が拡張した尿管（尿管瘤）である．BL；膀胱.

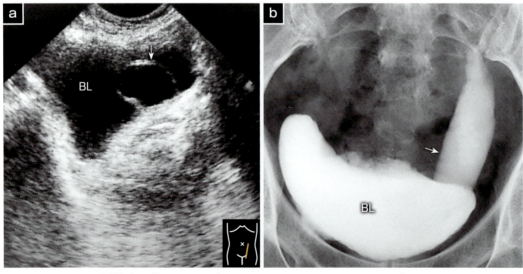

尿管瘤の像　　　　　　　　　　　　　DIP像

症例　尿管瘤　ureterocele　－瘤内結石例－

a 下腹部縦走査で膀胱（BL）をみたものである．膀胱内には音響陰影を伴う半円形の結石と（矢印），結石表面には不均一な膜様像がみられ（矢頭），体位変換でも結石の移動はみられない（矢印）．**b** 膀胱の横走査でも結石周辺の膜様エコーの変化はみられず（矢頭），左尿管瘤内の結石が示唆される（矢印）．**c** 左腎（LK）の長軸像である．腎内には低エコー帯（矢印）がみられ重複腎盂が疑われる．**d** 点滴静脈腎盂造影（DIP）像を示す．矢印が重複腎盂尿管，膀胱には瘤内結石を示唆する像が認められる（矢頭）．

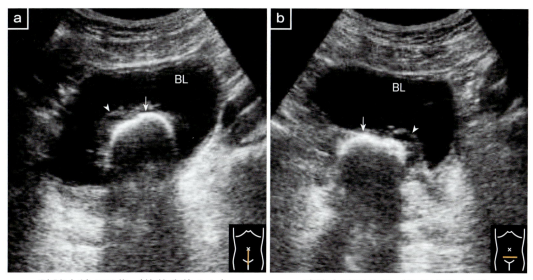

膀胱内結石の像（体位変換なし）　　　膀胱内結石の像（体位変換あり）

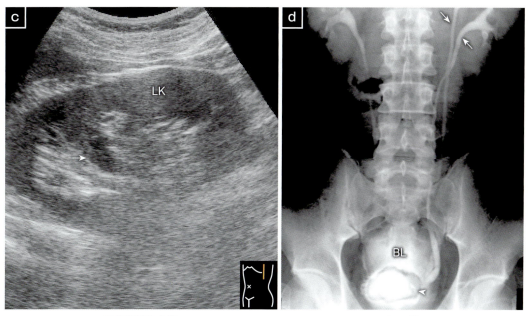

重複腎盂の像　　　DIP像

症例　膀胱憩室　diverticulum of bladder　−大きな憩室例−

a 下腹部正中縦走査で膀胱の縦断像をカラードプラでみたものである．膀胱背側には憩室（Dv）と膀胱（BL）との交通が示唆されたため（矢頭），探触子で膀胱への加圧を解除すると憩室から膀胱内へ尿の流入が赤色表示されている（矢印）．**b** 膀胱憩室のCT像を示す．矢印が憩室である．

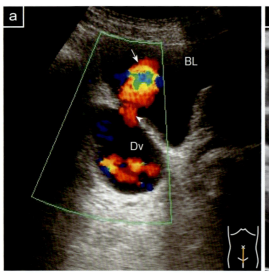

カラードプラでみた憩室からの流出像　　　　　　CT像（単純）

症例　膀胱憩室　diverticulum of bladder　−小さな憩室例−

a 下腹部正中横走査で膀胱（BL）の横断像をみたものである．腹側に嚢胞域を認めたため，カラードプラで膀胱と嚢胞域との交通を確認したものである．探触子で膀胱を加圧すると，膀胱から憩室内へ尿の流入が赤信号で認められた（矢印）．**b** 再度，圧を加えると憩室から膀胱内へ尿の流出が青信号でとらえられた（矢印）．

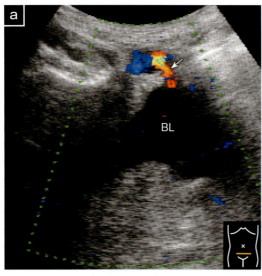 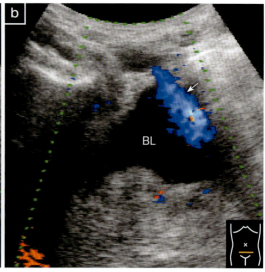

カラードプラでみた憩室への流入像　　　　カラードプラでみた憩室からの流出像

症例　膀胱憩室　diverticulum of bladder　－多発憩室例－

　下腹部正中横走査で膀胱の横断像をみたものである．膀胱の両側壁には大小憩室の多発が認められる．憩室内には腫瘍や結石などの存在はみられない．憩室内病変の有無についても注意深い観察が必要である．

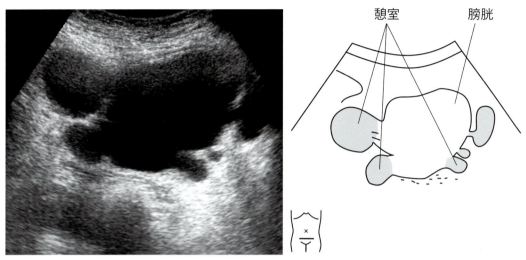

膀胱多発憩室の像

症例　膀胱破裂　bladder injury（rupture）

　a 下腹部正中縦走査で膀胱をみたものである．萎縮した膀胱（BL）に接し頭側には echo free space が認められる（矢印）．**b** 膀胱造影によるX線像を示す．骨盤腔内には膀胱からの造影剤の溢流がみられ（矢印）膀胱破裂と診断された．膀胱破裂は，尿が充満し過伸展状態にある場合，下腹部に外力が直接加わったときや，骨盤骨折による骨片あるいは膀胱を固定する靱帯の強い牽引によって生ずる．その他，膀胱に潰瘍などの病変があり過伸展したときや，外傷がなくても腹圧や軽い圧迫で自然破裂することがある．本例は自然破裂であった．

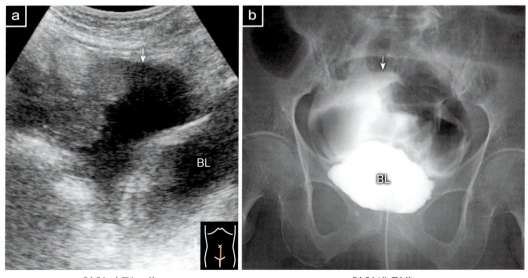

膀胱破裂の像　　　　　　　　　膀胱造影像

症例　前立腺肥大症　prostatic hypertrophy

a 下腹部正中横走査で膀胱（BL）を介し前立腺（Pr）の横断像をみたものである．肥大（腫大）した前立腺が膀胱後壁を押し上げた像を呈し（矢印），背側には石灰化がみられる（矢頭）．
b CT像を示す．矢印が肥大した前立腺，矢頭は前立腺石灰化（結石）である．前立腺肥大の症状は，尿路圧迫による排尿障害が中心であるが，前立腺の大きさと臨床症状は相関しない場合が多いといわれる．

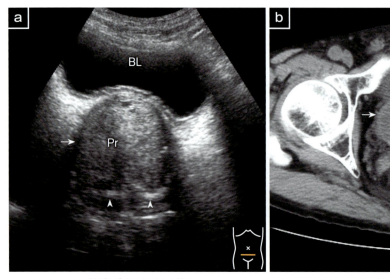

前立腺肥大症の像　　　　　　　　　　　　CT像（単純）

症例　前立腺肥大症　prostatic hypertrophy　－カテーテル挿入例－

下腹部正中縦走査で膀胱を介し前立腺の縦断像をみたものである．肥大した前立腺が膀胱内腔へ突出した像を呈している．排尿障害の緩和目的で膀胱カテーテルの留置がされている．前立腺肥大症は，加齢と精巣ホルモンの要因によって発生するといわれるが，詳細は不明である．

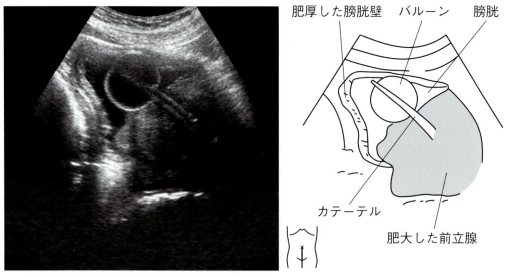

前立腺肥大症とカテーテルの像

症例　前立腺石灰化　prostatic calculus（stone）

下腹部正中横走査で膀胱を介し前立腺の横断像をみたものである．栗の実状を呈した前立腺内には音響陰影を伴う石灰化が高エコー像で認められる．前立腺石灰化は，自然排石されることはない．成分はリン酸カルシウムが多い．

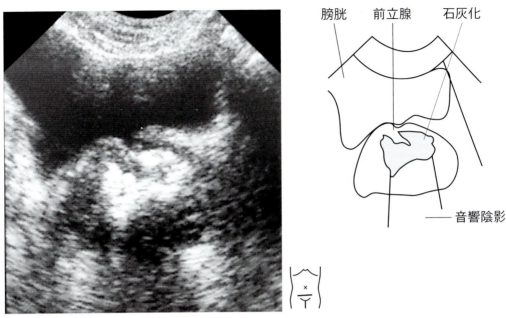

前立腺石灰化の像

症例　前立腺肥大症　prostatic hypertrophy　－術前・術後の比較例－

a 下腹部正中縦走査で膀胱（BL）の縦断像をみたものである．膀胱内腔へ突出する肥大した前立腺が認められる（矢印）．**b** 経尿道的前立腺切除術 transurethral resection of prostate（TUR-P）後の像を示す．矢印が切除部位である．前立腺肥大症の術前，術後を同一例で示したものである．

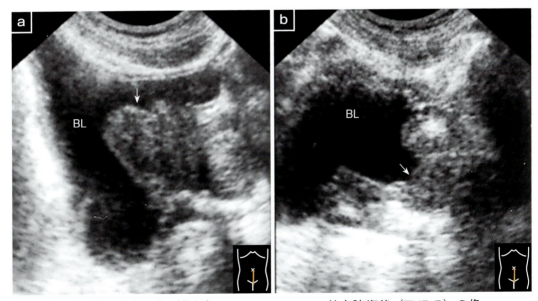

前立腺肥大症の像（術前）　　　前立腺術後（TUR-P）の像

症例　前立腺膿瘍　prostatic abscess

下腹部正中縦走査で膀胱を介し前立腺の縦断像をみたものである．前立腺は，不均一な内部エコーを伴い嚢胞像を呈している．CRP 12.2 mg/dl, 白血球 13,700/μlと高値であり，臨床的に膿瘍が疑われ，穿刺吸引により 40 ccの膿が吸引された．本症は，糖尿病や免疫力低下にみられる．

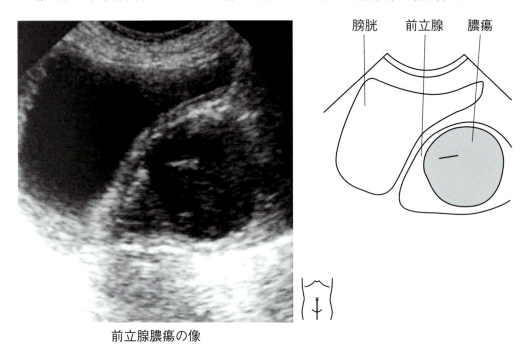

前立腺膿瘍の像

症例　前立腺嚢胞　prostatic cyst

下腹部正中横走査で膀胱を介し前立腺の横断像を描出したものである．肥大した前立腺の左側には後方エコーの増強を伴う円形の嚢胞が認められる．前立腺中心部の音響陰影像はカテーテル留置によるアーチファクトである．

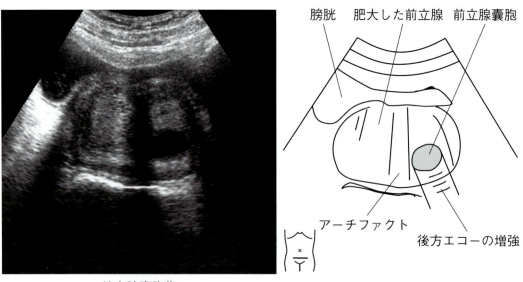

前立腺嚢胞像

症例　前立腺癌　prostatic cancer

a 下腹部正中横走査で膀胱を介し前立腺の横断像をみたものである．腫大（肥大）した右葉の辺縁領域（外腺）には微細高エコーの集簇（矢印）と，右側への張り出しが示唆される（矢頭）．b 膀胱内腔への不整な張り出しがみられ，パワードプラでみると血流信号が得られた（矢印）．前立腺特異抗原 prostate specific antigen：PSA 12.0 ng/mL（70歳の基準値 4.0 ng/mL）と高値であった．c T1WI 造影像を示す．右葉を主座とする前立腺癌（矢印）で，膀胱内浸潤が疑われた（矢頭）．わが国の男子の泌尿器悪性疾患の中で最も頻度が高く，50歳以下で発生することは少ないといわれる．組織学的には腺癌であるが，ほかに扁平上皮癌などがみられる．BL；膀胱，Re；直腸，SV；精囊腺．

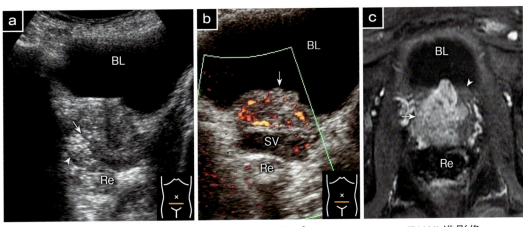

前立腺癌の像　　　　パワードプラ　　　　T1WI 造影像

症例　精囊腺腫大　swelling of seminal vesicle

a 下腹部正中縦走査で膀胱（BL）を介し右精囊腺の縦断像をみたものである．前立腺（Pr）に接し頭側には紡錘状を呈する囊胞像が腫大した精囊腺である（矢印）．b 精囊腺の横断像である．左右精囊腺が数珠状に認められる（矢印）．Re；直腸．

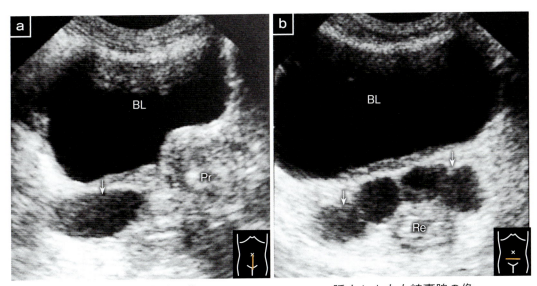

腫大した精囊腺の像　　　　腫大した左右精囊腺の像

4. 陰嚢 scrotum

1 解 剖

陰嚢（精巣・精巣上体）の解剖について示す．

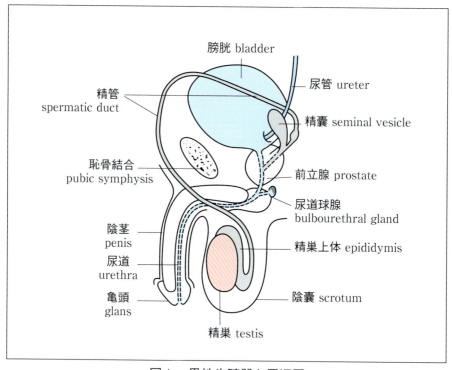

図1　男性生殖器と周辺図

[1] 陰嚢

陰嚢 scrotum は，男性の股間にあり内部には精巣（睾丸）testis，精巣上体（副睾丸）epididymis，精管 spermatic duct（seminal duct）を入れる囊状器官で中隔で仕切られる．腎や心臓疾患で腹水を伴う場合，陰嚢にも液体貯留がみられることがある．外鼠径ヘルニアの場合には腸管の一部が鼠径管を通って陰嚢内に下がり，陰嚢が腫脹することがある．図1は男性生殖器と周辺図を示す．

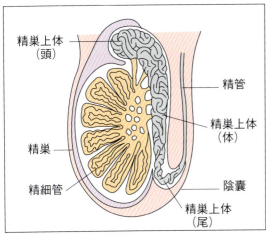

[2] 精巣（睾丸）

精巣は，陰嚢内に左右一対ある楕円形の実質器官である．胎児のときには腹腔内にあり，生まれるまでには鼠径管を下降し，陰嚢内におさまる．役割は，男性ホルモンの分泌と造精器官でもある．精巣・精巣上体図を示す（図2）．

[3] 精巣上体（副睾丸）

精巣上体の上端にある帽子状の部分が精巣上体頭，精巣に沿って下がる部分が精巣上体体，下の部分が精巣上体尾となる．精巣上体は蛇行しながら走行する．役割は，精巣から精子を精管へ送る器官である．この部分に細菌感染を受けると精巣上体炎になる．

図2　精巣・精巣上体図

2　陰嚢（精巣・精巣上体）の基本走査と正常像

超音波で陰嚢の走査を行うために知っておきたい陰嚢と周辺器官について示す（図3）．図中の番号は陰嚢の走査部位である．得られる正常像を番号順に示す．

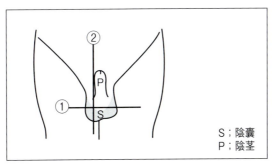

図3　精巣の走査部位と周辺器官

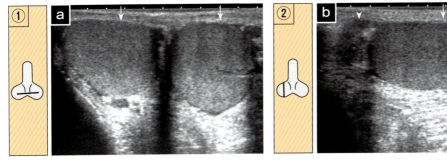

　　　左右精巣の短軸像　　　　　　　　　精巣の長軸像

①左右陰嚢（精巣・精巣上体）を横走査で，**a** 左右精巣の短軸像を描出したものである．内部エコー均一，ややエコーレベルの低い楕円形の像を示す（矢印）．走査は，精巣の描出から漸減・消失までを観察する．膀胱蓄尿の必要はない．②陰嚢の縦走査で，**b** 右精巣の長軸像を描出したものである．精巣（矢印）と，精巣上体（矢頭）がみられる．左精巣も同様に観察し，左右を比較するとよい．

3 超音波でみる精巣・精巣上体疾患のチェックポイント

陰嚢（精巣・精巣上体）疾患のチェックポイントを番号順に示す．

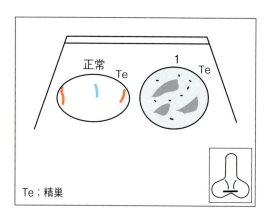

Te；精巣

1．精巣捻転
捻転により球形を示し，内部エコーは不均一な像を示す．
- 精巣内に血流信号がみられない．
- 本来，精巣は血流信号が乏しい器官であるためカラー調整に注意する．
- 左右精巣のBモード像やカラードプラで血流信号を比較観察する．
- 精巣垂捻転も痛みを伴うが，カラードプラで精巣に血流信号が得られれば精巣捻転は否定できる．

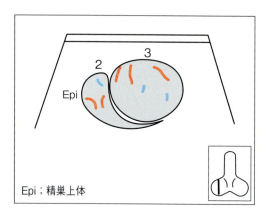

Epi；精巣上体

2．急性精巣上体炎
精巣上体の腫大と不均一なエコー像を示し，同部位に圧痛が認められる．
- 精巣上体の血流亢進がみられる．
- 左右精巣上体のBモード像やカラードプラで比較観察する．

3．急性精巣炎
正常精巣に比較し全体にエコーレベルの低下を示し，腫大した精巣内には血流亢進がみられる．
- 左右精巣のBモード像やカラードプラで比較観察する．

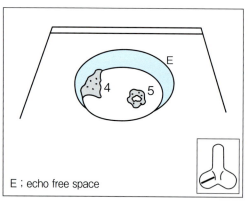

E；echo free space

4．精巣損傷
精巣内には辺縁不整，不均一なエコー像を示し，周囲に血腫が echo free space を示す．

5．精巣腫瘍
精巣内に内部エコー不均一な腫瘍像を示す．
- 左右精巣のBモード像やカラードプラで比較観察する．
- 精巣の悪性リンパ腫は低エコーを示し，カラードプラでは血流亢進が著明である．

4 症例　精巣・精巣上体

精巣・精巣上体の症例を呈示する．

症例　精巣炎　testitis

a リニア探触子を用い拡大像で左右精巣を同一面で比較したものである．患側右精巣（矢印）は健側左精巣（矢頭）に比べエコーレベルの低下と腫大を認める．**b** 患側精巣のカラードプラである．正常精巣は本来，血流信号に乏しい器官であるが，本症では血流亢進が認められる（矢印）．おたふく風邪，頭痛，陰嚢痛を主訴に超音波検査を施行したものである．矢頭は陰嚢周囲のecho free space を示す．

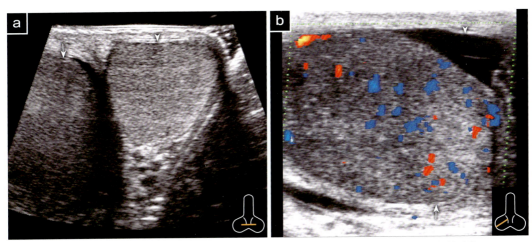

患側（右精巣）と健側（左精巣）の比較像　　　カラードプラ（患側右精巣）

症例　精巣捻転　torsion of testis

a リニア探触子を用い拡大像で右精巣（患側）の長軸像をみたものである．精巣は球形を呈し，不均一な内部エコーを認める（矢印）．陰嚢周囲には軽度の echo free space（矢頭）と，陰嚢壁の肥厚が認められる（※）．**b** 同部位のカラードプラである．精巣周囲には血流信号がみられるものの内部には血流信号は認められない（矢印）．**c** 左右精巣を比較するため，左精巣（健側）の血流をみたものである．精巣内には血流信号が認められる（矢印）．手術により精巣捻転と判明した．12歳，下腹部痛で検査した症例である．

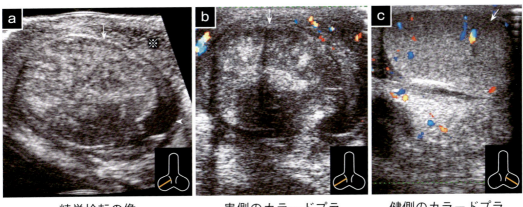

精巣捻転の像　　　患側のカラードプラ　　　健側のカラードプラ

症例　精巣腫瘍　testicular tumor　－セルトリ腫瘍例－

a リニア探触子を用い拡大像で左精巣の長軸像をみたものである．精巣内には石灰化を伴う低エコー腫瘍が認められる（矢印）．悪性腫瘍も考えられ手術が施行された．**b** 摘出標本を示す．腫瘍径は12 mm大で，白色を呈し（矢印），病理組織診断は sertoli cell tumor であった．本症は，発生頻度が低い腫瘍であるが，他の悪性腫瘍と異なり好発年齢が20～30歳代で，進行癌となり全身転移の可能性もあり臨床的には重要な疾患といわれている．

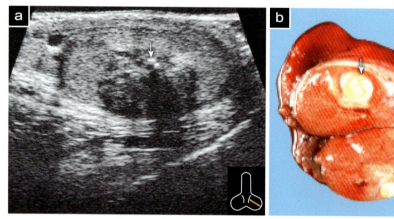

精巣腫瘍の像　　　　　　　　　摘出標本

症例　精巣腫瘍　testicular tumor　－悪性リンパ腫例－

a リニア探触子を用い拡大像で腫大した左陰嚢の長軸像をみたものである．球形に腫大した精巣のエコーレベルは極めて低い像を呈している（矢印）．**b** 同精巣のカラードプラである．豊富な血流信号が精巣全体に認められる（矢印）．**c** 摘出した精巣を示す．精巣は黄白色の充実性腫瘍でほぼ精巣全体に腫瘍が認められる（矢印）．病理組織診断は悪性リンパ腫 malignant lymphoma であった．本症は，50歳以上の高年者に発生することが多いといわれている．精巣腫瘍の症状は通常，一側精巣の無痛性腫脹で初期には他の症状を訴えないことが多い．

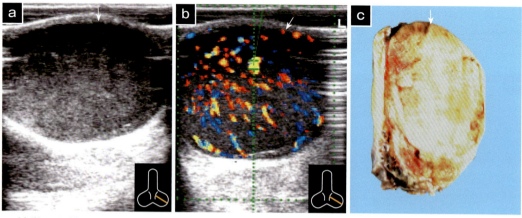

精巣の悪性リンパ腫の像　　　　カラードプラ　　　　摘出標本

症例　精巣腫瘍　testicular tumor　－セミノーマ例－

a 左頸部腫瘤触知のためリニア探触子を用い，拡大像で左頸部の縦断像をみたものである．境界明瞭，円形状を示すややエコーレベルの高い腫瘤が腫大したリンパ節である（矢印）．生検の結果，精巣由来の悪性疾患が示唆された．**b** 左精巣の長軸像である．精巣内には境界明瞭，辺縁不整，一部に囊胞域を伴う内部エコー不均一な腫瘍が認められる（矢印）．**c** 精巣の摘出標本を示す．矢印が腫瘍である．病理組織診断は 精上皮腫 seminoma であった．

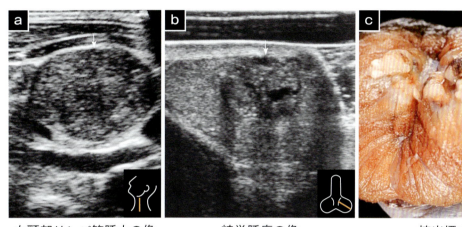

左頸部リンパ節腫大の像　　精巣腫瘍の像　　摘出標本

症例　陰囊損傷　testicular injury

a 左右精巣を同一面でとらえたものである．健側右精巣（RT）に比べ患側左精巣（LT）は，腫大し，白膜の断裂（矢頭）と周辺には内部エコーを伴う血腫が認められる（矢印）．**b** 摘出標本を示す．矢印が損傷部位である．本例は，芝刈り中に外陰部に石が当たり緊急搬送され超音波検査を施行した症例である．

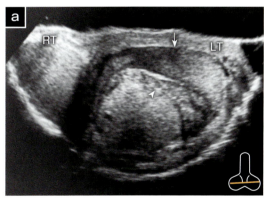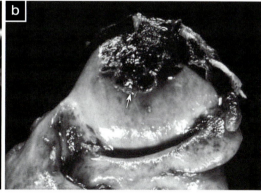

右精巣（健側）左精巣（患側）の像　　摘出標本

症例　精巣上体炎　epididymitis　－精巣炎合併例－

a リニア探触子による拡大像で健側右精巣上体（矢印）と，**b** 患側左精巣上体（矢印）とを比較したものである．圧痛ある左精巣上体は腫大し不均一な低エコー像を呈している．**c** 患側左精巣上体のカラードプラである．炎症により精巣上体（矢印）・精巣（矢頭）の血流亢進がみられる．精巣上体炎は，特異性精巣上体炎と非特異性精巣上体炎に分けられる．特異性精巣上体炎は淋菌や結核性精巣上体炎が代表である．非特異性精巣上体炎は主として大腸菌などにより惹起されるもので感染経路は尿道，前立腺などから精管を通じて逆行性に感染するといわれる．Te；精巣．

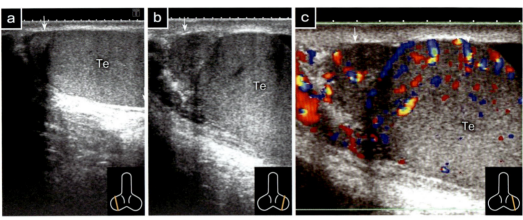

健側（右精巣上体）の像　　患側（左精巣上体）の像　　カラードプラ

症例　精索静脈瘤　spermatic varicocele

a リニア探触子を用い拡大像で左鼠径部の圧痛部位をみたものである．鼠径部には数珠状拡張を呈する管腔像が認められる（矢印）．**b** 同部位をカラードプラー観察すると管腔内には血流信号を認めたため（矢印），精索静脈瘤と診断された．

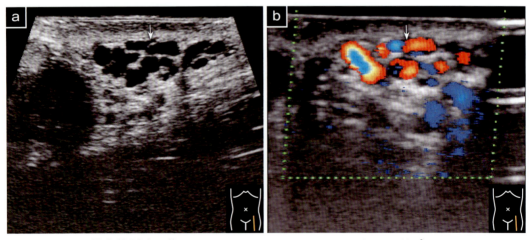

精索静脈瘤の像　　　　　　カラードプラ

症例　停留精巣　retention testis

リニア探触子を用い下腹部正中縦走査で膀胱周辺をみたものである．膀胱の腹壁側には内部エコー均一なエコーレベルの高い像が精巣で周囲には液体貯留 echo free space が認められる．停留精巣は，陰囊内に精巣が触れない状態であり，男児の生殖器異常としては最も多い疾患といわれる．

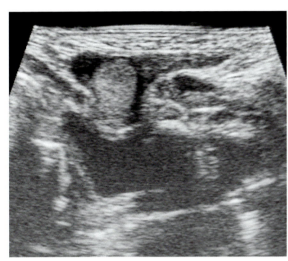

停留精巣の像

> **memo**
>
> ### 停留精巣　retention testis
>
> 胎生初期に第2腰椎の高さで発生分化した精巣は，妊娠後半になると，腹膜に沿って下行し鼠径管を経て陰囊内に達する．この下行路に停滞して，陰囊内に存在しないものを停留精巣という．停留する原因としては精巣発育不全，精巣導帯の付着異常，精巣血管ないし精管の発育異常，鼠径管異常などが挙げられる．停留部位により，1）外鼠径輪より上方，前腹壁筋膜内，2）陰茎基部，3）会陰部，4）大腿部に位置するものがある．図4は停留精巣部位について示す．

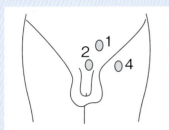 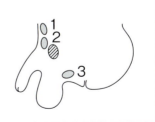

図4　停留精巣部位

Ⅳ　婦人科

子宮 uterus・卵巣 ovary

1　解 剖

子宮と卵巣の解剖について示す．

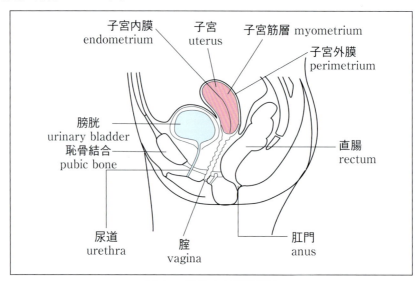

図1　子宮と周辺臓器

[1] 子宮の周辺臓器
子宮（uterus）は骨盤腔のほぼ中央にあり膀胱の後方，直腸の前にある．膀胱側へ屈曲する子宮を子宮前屈 anteflexion of uterus，直腸側へ屈曲する子宮を子宮後屈 retroflexion of uterus という．図1は子宮と周辺臓器を示す．

[2] 子宮と卵巣
子宮は，子宮体と子宮頸の2部位に分けられる．子宮上部の丸い部分を子宮底，体部と頸部のくびれ部分を子宮峡部ともいわれる．子宮の長さは7cmほどで，形状は扁平でナス状を呈し，壁は発達した筋層で子宮内膜，子宮筋層，子宮外膜となっている．卵巣は子宮の両側やや後上方に一対あり，大きさは3～4cmで母指頭大の楕円球状である．図2は子宮・卵巣・卵管の断面図を示す．

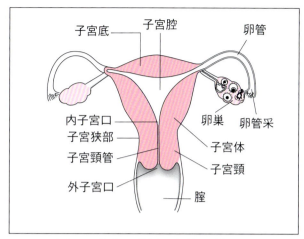

図2 子宮・卵巣・卵管の断面図

[3] 卵管

卵管 ovarian duct は，左右一対あり，子宮の左右両側上端より発し，両側卵巣を取り囲むように存在する．先端は骨盤内に遊離し可動性がある．卵管は長さ 10cm ほどあり細長い管状組織である．先端にはイソギンチャクの触手のような卵管采があり，卵巣から排卵によって放出される卵を卵管内へ誘導する働きがある．

[4] 卵巣周期と子宮内膜の関係

卵巣 ovary は，視床下部の指令により脳下垂体から卵胞ホルモン，黄体ホルモンが性周期に応じ分泌される．卵巣周期は，卵胞ホルモンにより初期卵胞，成熟卵胞，排卵となり，排卵後は黄体，白体に変化する．子宮内膜周期は，増殖期，分泌期，月経期の周期で子宮内膜からの出血が月経となる．妊娠すると黄体ホルモンの働きにより胎児発育の子宮内変化に移行する．図3は卵巣周期と子宮内膜周期の関係を示す．

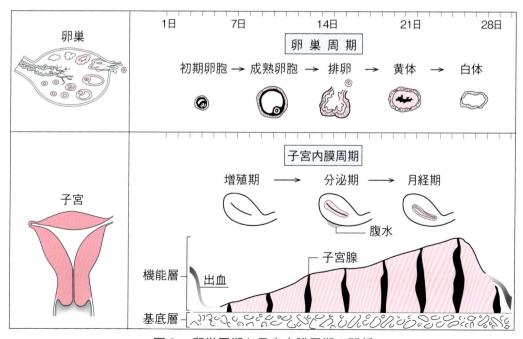

図3 卵巣周期と子宮内膜周期の関係

2 子宮・卵巣の走査と正常像

超音波で子宮・卵巣の基本走査を行うために知っておきたい周辺臓器について示す（図4）．図中の番号は子宮・卵巣の走査部位である．得られる正常像を番号順に示す．

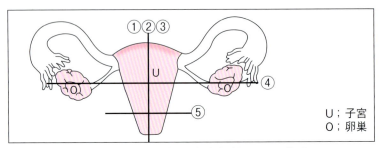

図4　子宮・卵巣の走査部位と周辺臓器

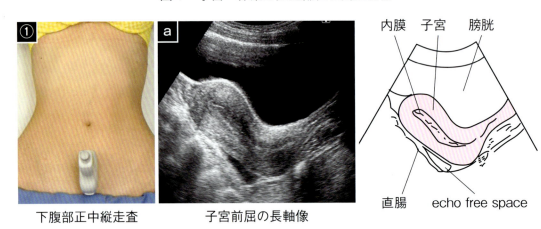

下腹部正中縦走査　　　　子宮前屈の長軸像

①下腹部正中縦走査で，a 膀胱を介し子宮前屈の長軸像を描出したものである．探触子で軽度の圧を加えながら子宮の描出から漸減・消失までを扇状走査する．適切な膀胱容量がないと子宮前屈は"く"の字状を呈するため正確な観察は困難になる．膀胱や直腸についても観察する．

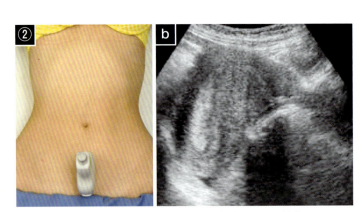
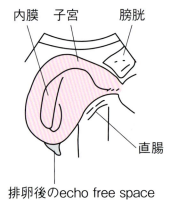

下腹部正中縦走査　　　　子宮後屈の長軸像

②下腹部正中縦走査で，b 子宮後屈の長軸像を描出したものである．適度な圧を加えながら子宮の描出から漸減・消失までを子宮前屈の走査要領で観察する．適度な膀胱容量が必要であるが，子宮前屈時の描出に比べ子宮底部は背側方向にあるため全体像の観察は困難な場合が多い．

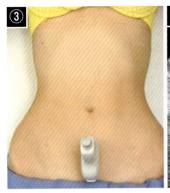 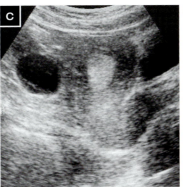 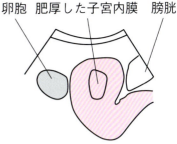

下腹部正中縦走査　　　子宮の長軸像

卵胞　肥厚した子宮内膜　膀胱

③下腹部正中縦走査で，c 膀胱を介し子宮前屈の長軸像を描出したものである．内膜肥厚（分泌中期）がみられる．子宮体部ダグラス窩には卵胞が描出されているが，排卵に伴う echo free space はみられないことから排卵前と推測される．

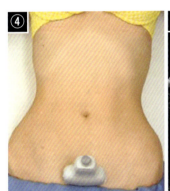 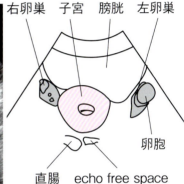

下腹部正中横走査　　　右・左卵巣の像

右卵巣　子宮　膀胱　左卵巣
卵胞
直腸　echo free space

④下腹部正中横走査で，d 膀胱を介し子宮の短軸像を描出したものである．子宮の両側には左右卵巣がみられる．消化管との鑑別を要すことがある．膀胱や直腸についても横走査で観察する．

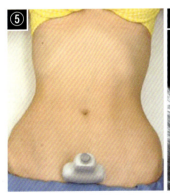 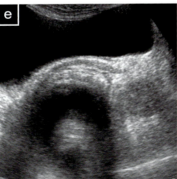 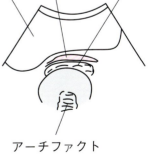

下腹部正中横走査　　　嚢腫を示すアーチファクト像

膀胱　子宮頸部　直腸内ガス
アーチファクト

⑤下腹部正中横走査で，e 膀胱を介し子宮頸部（腟側）を描出したものである．膀胱に接し子宮頸部と直腸内ガスにより卵巣嚢腫と類似像を示すことがある．また，恥骨尾骨筋などの筋層が腫瘍性病変と類似像を呈する場合があり鑑別を要すことがある．疑わしき場合には経過観察がよい．

3 超音波でみる子宮・卵巣疾患のチェックポイント

★ 子宮疾患のチェックポイント

子宮疾患のチェックポイントを番号順に示す．

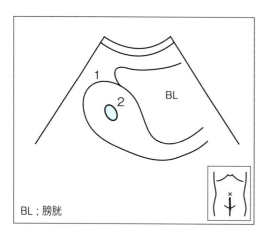

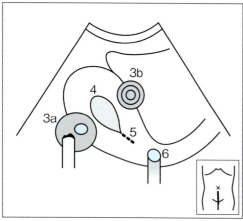

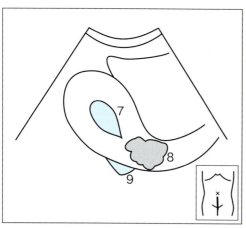

1．子宮の形状

子宮の大きさ，位置や傾きがわかる．
- 分娩後の子宮や筋腫，双角子宮，体癌などでは子宮は増大する．
- 形成不全の子宮は小さい．

2．妊娠

子宮内腔に胎嚢 gestational sac (GS) がみられ，子宮の増大を示す．
- 妊娠初期では胎嚢の大きさから妊娠週数の推定が可能である．
- 多胎妊娠の診断が可能である．
- 子宮留水腫，ナボット嚢胞では，GS との鑑別を要すことがある．

3．子宮筋腫

a 筋腫核が硝子化や赤色変性により，び漫性低エコーまたは高エコーあるいは混合型内部エコーを示す．
- 筋腫核の壊死や嚢胞形成では無エコー域を示し，石灰化では音響陰影を伴う高エコーがみられる．
- 漿膜下筋腫は外向発育を示し，子宮全体の形状変化は少ないが，卵巣線維腫との鑑別が困難である．

b 境界明瞭な筋腫核が低エコー像を示し，子宮外へ張り出し像を示す．

4．子宮内膜肥厚

子宮内膜が幅のある高エコー像を示す．

5．避妊具

子宮内に点状または線状高エコーを示す．
- 腟内のタンポン air in tampon も線状高エコー像でみられる．

6．ナボット嚢胞

子宮頸部に後方エコーの増強を伴う嚢胞像を示す．
- 妊娠腔との鑑別を要すが，本症は子宮の頸部にみられることから両者の鑑別はつく．

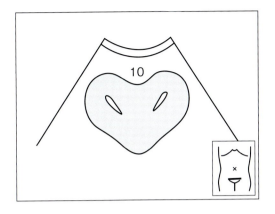

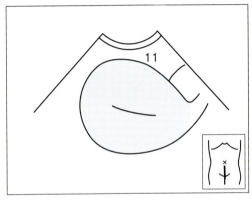

7. 子宮留水腫・子宮留膿腫

子宮腔内に液体貯留を示す.
- 子宮留水腫では無エコー,留血腫・膿腫では微細エコーを伴う.
- 子宮頸癌や体癌の内膜浸潤では子宮腔内に液体貯留がみられる.
- 処女膜閉鎖では月経血貯留により内腔拡張を示す.

8. 子宮癌

進行癌では子宮の腫大と子宮内膜の不均一な高エコー域を示す.
- 子宮頸癌では子宮腔内に液体貯留を伴うことがある.
- 閉経後で 7 mm 以上の内膜肥厚を有すれば精査の対象になる.

9. 腹水

ダグラス窩に echo free space を示す.
- 排卵による生理的 echo free space と血腫との鑑別は超音波像からは困難である.

10. 双角子宮

子宮体部に分離する 2 つの内膜像を示す.
- 分泌期では内膜が高エコー像を呈するため同定し易い.
- 筋腫や卵巣腫大との鑑別を要することがある.

11. 子宮腺筋症

風船状に増大する子宮には筋腫核を呈さない.

---

memo　妊娠週数の評価　evaluation of number of gestational weeks

エコーでみる胎児発育過程と妊娠週数の評価について示す(図5).

	GS；妊娠腔 5~8週	CRL；頭臀長 8~12週	BPD；児頭大横径 20~36週
計測方法			
週数算定式	GS径（cm）＋ 4	CRL径（cm）＋ 7	BPD径（cm）× 4
予想される週数	1 cm＋ 4 ‥ 5 週 2 cm＋ 4 ‥ 6 週 3 cm＋ 4 ‥ 7 週 4 cm＋ 4 ‥ 8 週	1 cm＋ 7 ‥ 8 週 2 cm＋ 7 ‥ 9 週 3 cm＋ 7 ‥ 10 週 4 cm＋ 7 ‥ 11 週	5 cm×4 ‥ 20週 6 cm×4 ‥ 24週 7 cm×4 ‥ 28週 8 cm×4 ‥ 32週 9 cm×4 ‥ 36週 ・BPD 2 cm で妊娠12週から 　BPD 3 cm で妊娠15週

図5　妊娠週数の評価

★ 卵巣疾患のチェックポイント

卵巣疾患のチェックポイントを番号順に示す．

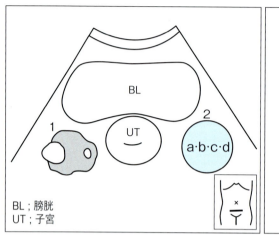

卵巣嚢腫（a, b, c, d）のエコーパターン

1．卵巣腫大

子宮近傍にエコーレベルの低い円形の腫瘤像を示し，圧痛がみられる．
- 成熟卵胞は嚢胞像を示すことから嚢腫との鑑別に経過観察がよい．
- 充実性領域が大きい場合には腫瘍も考えカラードプラで血流信号をみる．

2．卵巣嚢腫

子宮近傍に a, b, c, d いずれかの嚢腫像を示す（右図）．
- 嚢胞内のエコー像により判定する．
- カラードプラで観察し嚢腫内に血流信号の存在は悪性病変を考える．
- 大きな嚢腫やダグラス窩に存在する腫瘤では，左右の判別や筋腫との鑑別が困難な場合がある．

a 漿液性嚢腫
嚢胞内には内部エコーを欠く単胞性のことが多い．

b 粘液性嚢腫
嚢胞内に薄い隔壁を伴い，微細エコーを示す．

c 類皮性嚢腫
嚢胞内に骨などが音響陰影を伴う高エコー像を示し，不均一な内部エコーを呈する．
- 腸管との鑑別を要することが多い．

d チョコレート嚢腫
嚢胞内に微細エコーを伴う像を示す．
- 液面形成 fluid-fluid level を示すことがある．

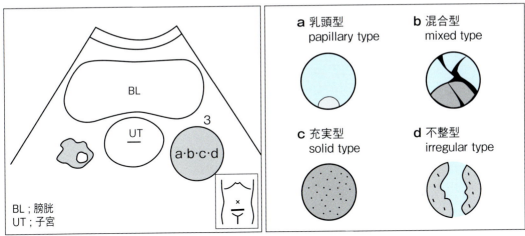

卵巣腫瘍（a, b, c, d）のエコーパターン

3．卵巣癌
　子宮近傍に a, b, c, d いずれかの腫瘍像を示す（右図）．
a 乳頭型は，嚢胞内に張り出し像を示す．
b 混合型は，嚢胞内に隔壁の肥厚と不均一な内部エコーを示す．
c 充実型は，嚢胞内に均一または不均一な充実性低エコ像を示す．
d 腫瘍形成をしないで外方へ発育し不整像を示す．
・カラードプラにより充実性部分に血流信号がみられる．
・外方へ張り出す有形漿膜下筋腫との鑑別が困難なことがある．

> **memo　　　卵巣腫瘍　ovarian tumor**
> 　卵巣腫瘍には，悪性，良性，境界悪性の3種類がある．現在のところ悪性腫瘍の特異的マーカはないが，卵巣腫瘍の診断に最も有用な検査法が超音波診断である．本法は，膀胱に尿を溜めた状態で経腹的走査により骨盤内に限局性腫瘍の存在を知ることができる．卵巣癌の場合，嚢胞内に液体成分のほかに充実性部分を認めればカラードプラを施行し，同部位に血流信号が得られれば悪性が示唆される．良性，悪性が疑わしい場合，CTやMRIなどの検査を施行することでさらに画像診断の質を高めることができ，超音波による経過観察も可能である．

> **memo　　　子宮外妊娠　ectopic pregnancy**
> 　子宮外妊娠（異所性妊娠ともいう）は，受精卵が子宮内腔以外に着床したもので，多くが卵管妊娠といわれる．本症は妊娠徴候がありながら超音波診断法により子宮内に胎嚢 gestational sac（GS）または胎芽（胎児）を認めない場合，本疾患が疑われる．一般に卵管破裂では症状が急激で重篤となり疼痛と出血のためショック状態に陥ることがある．

4 症例　子宮・卵巣

子宮・卵巣疾患について示す．

症例　妊娠　pregnancy
正常妊娠（多胎妊娠），胎児について示す．

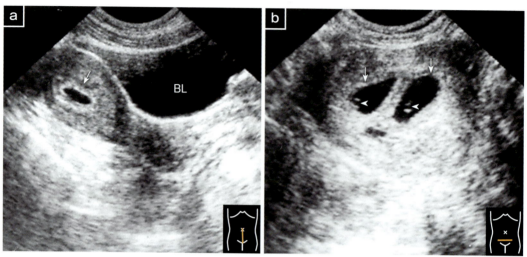

妊娠の像（5週）　　　　　　　　　　双胎妊娠の像（6週）

a 妊娠5週である．胎嚢 gestational sac（GS）が ホワイトリング white ring としてみられる（矢印）．**b** 双胎妊娠6週である．GS が2つみられ（矢印），内部に胎芽（矢頭）が認められる．妊娠とは受精卵が卵管から子宮壁に着床しその後，胚は細胞分裂を繰り返す．胎芽（胎児）を包む羊膜は臍帯の表面を覆い羊膜腔内には羊水が満たされる．胎芽とは妊娠8週未満をいい，8週以降は胎児と呼ばれる．BL；膀胱．

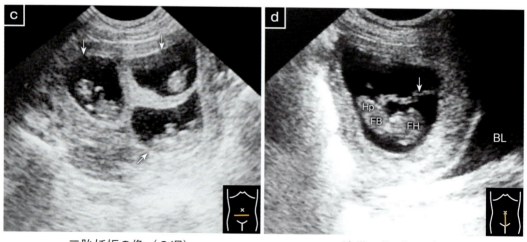

三胎妊娠の像（8週）　　　　　　　　臍帯の像（9週）

c 三胎妊娠8週の像である．胎児心拍動をリアルタイムで観察できる．**d** 妊娠9週の胎児と臍帯である．妊娠腔内には臍帯（矢印）と胎児の頭部（FH），体部（FB），臀部（Hp）がみられる．

症例　胎盤の位置　position of placenta

胎盤の正常位と低置胎盤などについて示す．

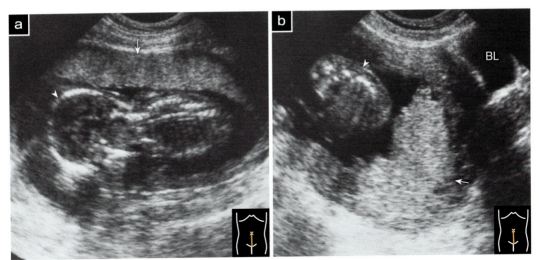

正常位胎盤と逆子の像　　　　　　　　　前置胎盤の像

a 正常位胎盤である．コンベックス探触子で胎盤をみると扁平でエコーレベルの高い均一な像として描出され，子宮の前壁に位置していることから正常位とわかる（矢印）．児頭（矢頭）は母体頭側にあり逆子である．胎児は胎内でよく動くことから児頭位は変化する．**b** 前置胎盤である．胎児と胎盤の位置をみると，胎盤は内子宮口を覆うように認められ前置胎盤とわかる（矢印）．矢頭は胎児を示す．BL；膀胱．

> **memo**　　　　　胎盤付着部位　placental site
>
> 　胎盤の付着部位が低く，内子宮口を覆うか，またはその辺縁にあるものを前置胎盤 Placenta praevia といい，胎盤が子宮の下方に位置するが内子宮口には至らない場合を低置胎盤 low lying placenta という．胎盤が低位置にあると，突然出血を生じたりその後，出血を繰り返すことがあり，週数を重ねるにつれ子宮収縮や子宮口が開いてくるため大量出血を起こしやすいといわれる．図6は前置胎盤図を示す．

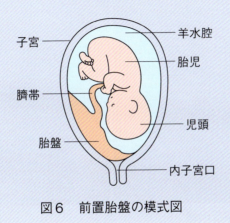

図6　前置胎盤の模式図

症例　双角子宮　bicornuate uterus

a コンベックス探触子で子宮底部側から横走査で斜め足方へ探触子を傾け，前額走査で子宮をとらえたものである．子宮内膜は子宮体部で2つの幅のあるエコーレベルの高い像を呈していることから双角子宮が示唆される（矢印）．双角子宮は分泌期に検査すると内膜が高エコー像でみられるため同定し易い．**b** 他例の双角子宮をaと同じ要領で前額走査したものである．画面左側には妊娠5週の胎嚢GS（矢印）と，胎嚢内には胎芽が認められる（矢頭）．反対側の子宮内膜は反応性に肥厚し，内腔には低エコー領域がみられる（※）．UT；子宮．

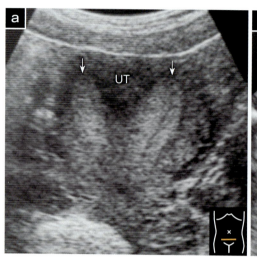

双角子宮の像　　　　　　　　　　　双角子宮の妊娠像

症例　子宮内膜増殖症　endometrial hyperplasia

a 下腹部正中縦走査で子宮の長軸像をみたものである．増大する子宮（UT）と子宮内膜の肥厚がみられる（矢印）．**b** 子宮の短軸像を示す．矢印が肥厚した内膜である．子宮内膜増殖症は，子宮内膜が過剰に増殖し，肥厚と内膜腺の形態異常を示す疾患である．上皮細胞の細胞異型の有無により，子宮内膜増殖症と子宮内膜異型増殖症に分類される．これら病変の一部は子宮体癌に進行するといわれる．超音波検診で指摘されたもので，子宮内膜増殖症と診断された．

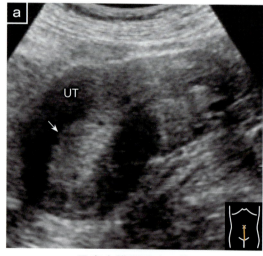 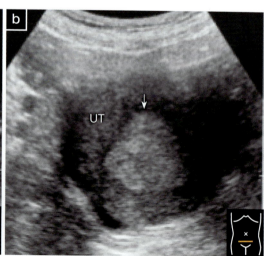

子宮内膜増殖症の像　　　　　　　　　短軸像

症例 ナボット囊胞 nabothian cyst

下腹部正中縦走査で蓄尿不足であるが膀胱を介し子宮の長軸像をみたものである．子宮頸部には後方エコーの増強を伴う囊胞が認められる．本疾患は妊娠でみられる胎囊と類似像を呈すが，発生部位が子宮頸部側にあることから頸部囊胞とも呼ばれ，両者の鑑別は可能である．囊胞は単発だけでなく複数みられることもあり，大きさもさまざまであるが，それほど大きなものはない．

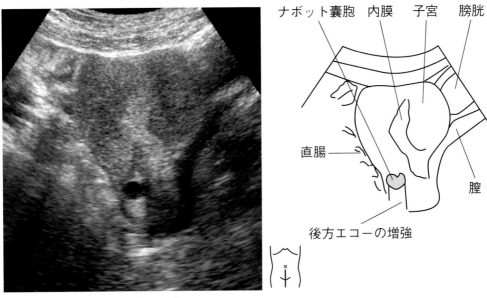

ナボット囊胞の像

症例 子宮腺筋症 adenomyosis of uterus

下腹部正中縦走査で膀胱を介し子宮の長軸像をみたものである．膀胱に接し風船状に増大した子宮がみられる．子宮腺筋症は，子宮筋層に内膜症病変が存在するもので内性子宮内膜症ともいわれる．周囲の正常筋組織に対し，び漫性に増殖しているので筋腫とは異なり被膜を持たない．

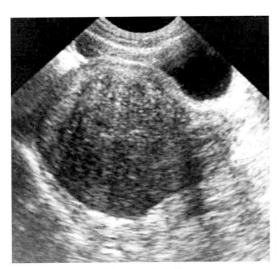

子宮腺筋症の像

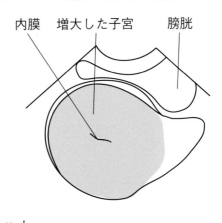

症例　避妊具　intrauterine device：IUD　－走査方向・探触子の違い例－

a 下腹部正中縦走査で子宮の長軸像をみたものである．子宮は前屈像を示し体部には避妊具（IUD）が線状高エコーで描出されている（矢印）．**b** 体部の短軸像では破線状の高エコーを（矢印），**c** 同例をリニア探触子で拡大してみると，後方エコーの欠損（矢頭）を伴う点状高エコーで描出されている（矢印）．超音波検査ではIUDの位置確認が可能である．

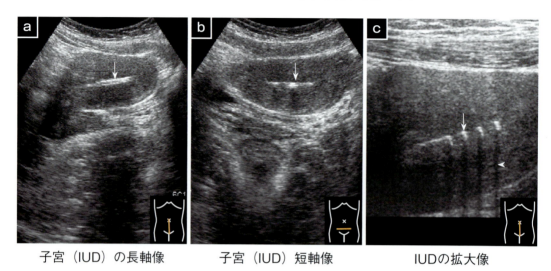

子宮（IUD）の長軸像　　　　子宮（IUD）短軸像　　　　IUDの拡大像

症例　避妊具　intrauterine device：IUD　－妊娠例－

下腹部正中縦走査で膀胱を介し子宮の長軸像をみたものである．子宮体部には避妊具（IUD）が点状高エコーで描出され，底部側には妊娠4週の胎嚢（GS）が認められる．IUD挿入下における妊娠例である．

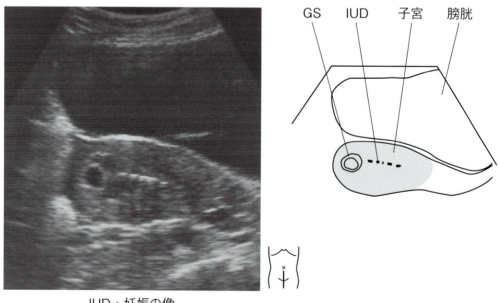

IUD・妊娠の像

症例　避妊具　intrauterine device：IUD　−腹腔内膿瘍例−

下腹部正中縦走査で膀胱を介し子宮の長軸像をみたものである．膀胱内にはバルーン balloon が，腹壁側の腹腔内には内部エコーを伴う囊胞領域が子宮に接してみられる．子宮には避妊具が点状高エコーで認められる．本例は避妊具が感染を惹起し腹腔内膿瘍を生じたものと診断された．

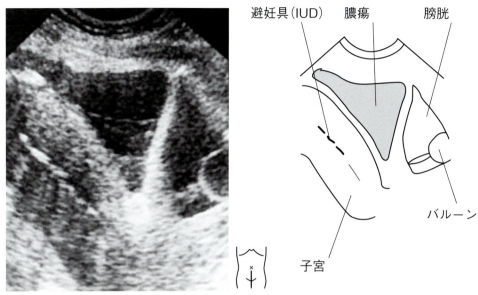

IUD・腹腔内膿瘍の像

症例　タンポン　air in tampon

下腹部正中縦走査で膀胱を介し子宮をみたものである．蓄尿不足の膀胱に接し，線状高エコーが認められる．避妊具（IUD）と類似像を示すが，高エコーの描出位置がIUDより足方であることやエコーパターンなどから両者の鑑別はつく．生殖年齢にある女性の下腹部検査ではたまにみられる所見である．

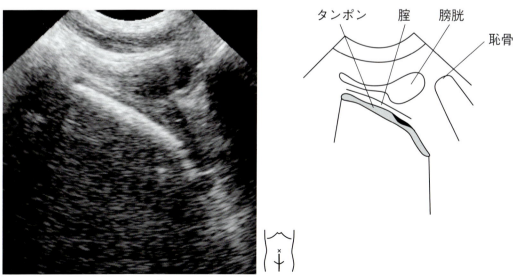

タンポンの像

症例　異所性妊娠　ectopic pregnancy　－未破裂例－

a コンタクトコンパウンドスキャン（接触複合走査）装置で，膀胱（BL）を介し子宮（UT）の長軸像をみたものである．子宮の背側には胎芽を示唆する胎嚢が認められる（矢印）．異所性妊娠（子宮外妊娠）の未破裂例である．**b** 摘出標本を示す．矢印が胎芽である．

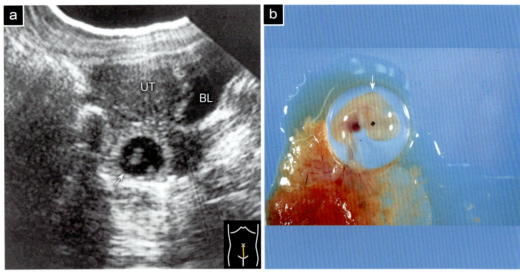

異所性妊娠の像　　　　　　　　　摘出標本

症例　異所性妊娠　ectopic pregnancy　－破裂例－

下腹部正中縦走査で子宮の長軸像をみたものである．子宮の周辺には血腫を示唆する不均一な内部エコーがみられ，膀胱を圧排する像を呈している．ダグラス窩には echo free space を認めることから異所性妊娠の破裂が疑われ，手術により確認された．同様のエコーパターンを呈するものに排卵出血（卵巣出血）がある．超音波像からは両者の鑑別は困難である．

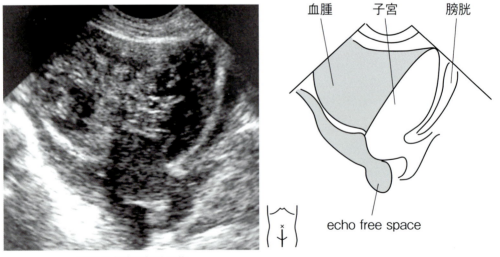

異所性妊娠破裂の像

症例　胞状奇胎　hydatidiform mole

a リニア探触子を用い下腹部正中縦走査で膀胱（BL）を介し子宮の長軸像をみたものである．増大した子宮腔内には GS（胎児・胎嚢）はなく，多発する小囊胞と充実部分の混在が認められる（矢印）．子宮内容除去術の結果，全胞状奇胎と診断された．**b** 摘出標本を示す（矢印）．本疾患は，絨毛性疾患の一つで絨毛の上皮が異常増殖により囊胞状に腫大する．これらの囊胞が連なってブドウの房のような外観を呈する．肉眼的に全ての絨毛が囊胞化する全胞状奇胎 complete hydatidiform mole と，一部の絨毛が囊胞化する部分胞状奇胎 partial hydatidiform mole がある．症状は子宮の妊娠週数に比較し過大なことが多い．

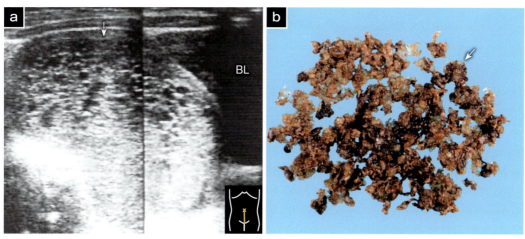

全胞状奇胎の像　　　　　　摘出標本

症例　分娩後子宮　postpartum uterus

下腹部正中縦走査で子宮の縦断像をみたものである．子宮は，頭側方向に長く張り出し，筋層部分が厚く，子宮中心部の内膜が線状高エコーを示しているが，子宮腔内には遺残物などは認められない．分娩直後の超音波検査のポイントは，子宮腔内の遺残物の存在や復古の状態とその周囲に注目する．

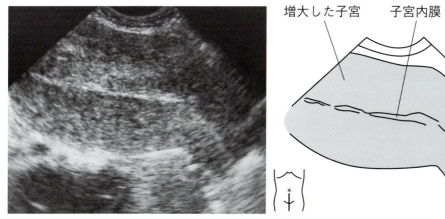

分娩直後の像

症例　子宮筋腫　myoma of uterus

子宮筋腫のさまざまな像を示す.

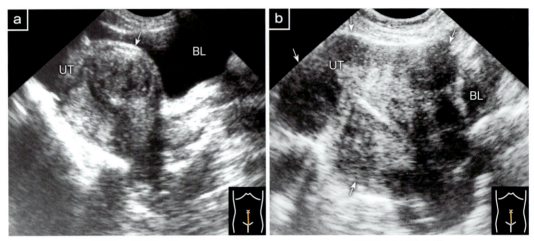

粘膜下筋腫の像　　　　　　　　　　　筋層内筋腫の像

a 粘膜下筋腫である. 筋腫は境界明瞭, 辺縁整, 円形像を呈し子宮（UT）の内膜と膀胱（BL）を圧排している（矢印）. **b** 漿膜下筋腫である. 増大する子宮の筋層内には, 多発する筋腫が円形状の低エコー像を示している（矢印）.

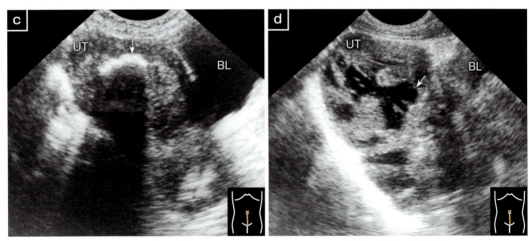

石灰化変性の筋腫像　　　　　　　　　囊胞変性の筋腫像

c 石灰化変性を伴う筋腫である. 子宮体部には音響陰影を伴う高エコー像が認められる（矢印）. **d** 囊胞変性を伴う筋腫である. 増大した子宮内部には囊胞領域を伴う不均一な像が認められる（矢印）. 本例は子宮癌との鑑別が困難である.

症例　子宮筋腫　myoma of uterus　―合併妊娠例―

a 下腹部正中縦走査で子宮の長軸像をみたものである．腹壁直下には胎芽を伴う妊娠腔（GS）が子宮底部にみられる．子宮の頸部背側には筋腫核が境界不明瞭，内部エコー不均一な像を呈し，子宮頸部を腹側へ圧排している．矢印は筋腫，矢頭が GS である．**b** 同例の筋腫全体像をみたものである．矢印が筋腫核，矢頭は子宮を示す．BL；膀胱．

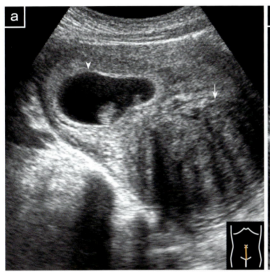

子宮筋腫合併妊娠の像

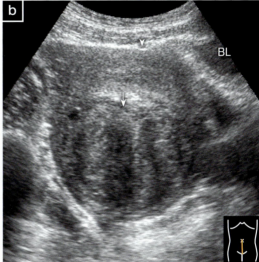

子宮筋腫の像

---

memo　　　　子宮筋腫　myoma of uterus

発育方向からみた筋腫の分類を示したものである（図7）．漿膜下筋腫は①・②，筋層内筋腫は③，粘膜下筋腫は④・⑤に分けられる．漿膜下筋腫は外向発育するため子宮全体の形状変化は少ないが，卵巣線維腫との鑑別が困難である．筋層内筋腫や粘膜下筋腫で腫瘍径が小さい場合，内部は低エコー像を示すことが多い．粘膜下筋腫では子宮内膜を分離する像を示す．筋腫の発育方向や大きさなどにより，過多月経に伴う貧血，月経困難症，骨盤内臓器への圧迫が主な症状である．また，不妊や流産の原因となり筋腫の二次的変性による疼痛を生ずることもある．

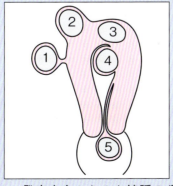

① 有茎漿膜下筋腫
② 漿膜下筋腫
③ 筋層内筋腫
④ 粘膜下筋腫
⑤ 粘膜下筋腫分娩

図7　発育方向からみた筋腫の分類

症例　処女膜閉鎖症　hymenal atresia

a 下腹部正中縦走査で子宮の長軸像をみたものである．子宮腔内には液体貯留，背側には微細エコーを伴う囊胞領域が認められる．**b** 同部位の短軸像である．検査の結果，双角子宮で腟中隔を有し，健側画面左の子宮からは月経血の排出をみたが，患側画面右の子宮は処女膜閉鎖による留血腫で，双角子宮の背側にみられる囊胞域は腟留血腫であった．子宮奇形で特に非対称性子宮奇形は泌尿器系の先天異常を合併するといわれているが，本例は左腎に形成不全が認められた．

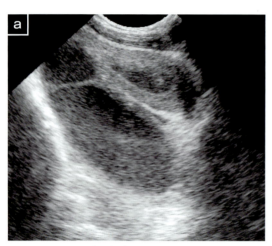

処女膜閉鎖の像

子宮腔内の液体貯留

微細エコーを伴う囊胞域

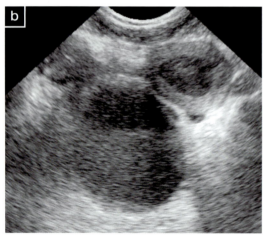

処女膜閉鎖の短軸像

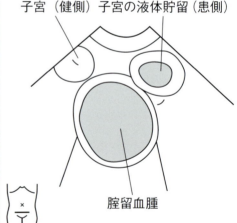

子宮（健側）　子宮の液体貯留（患側）

腟留血腫

memo　　処女膜閉鎖　hymenal atresia

処女膜閉鎖は，処女膜 hymen に開口部がなく完全に閉鎖されているものをいう．多くは先天性のもので，初潮発来以前に発見されることはまれである．思春期以降，月経血の排出がなく，月経時に一致して周期的な下腹部痛を訴える．排出されない月経血により腟留血腫，子宮留血腫さらには卵管留血腫をきたす．貯留した血液は赤褐色〜暗褐色で粘稠性である．

症例　子宮悪性腫瘍　malignant tumor of uterus

子宮の悪性腫瘍像を示す.

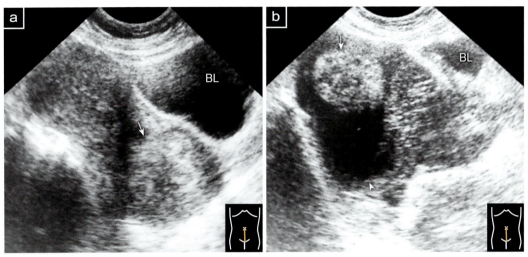

子宮頸癌の像　　　　　　　　　　　　　子宮体癌の像

a 子宮頸癌 cancer of uterine cervix である. 膀胱（BL）を介し子宮の長軸像をみると, 頸部の増大とエコーレベルの高い不均一な内部エコーが認められる（矢印）. **b** 子宮体癌 cancer of uterine body である. 子宮体部には円形の不均一な高エコー腫瘍（矢印）と, 腫瘍後方には極低エコーがみられる（矢頭）.

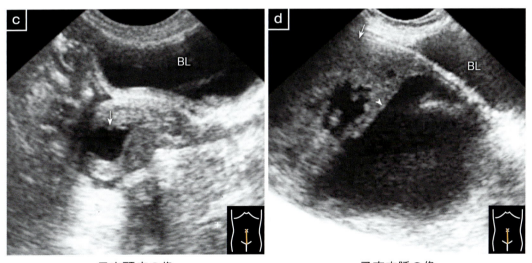

子宮頸癌の像　　　　　　　　　　　　　子宮肉腫の像

c 子宮頸癌である. 子宮底部側の腔内には液体貯留がみられ（矢印）, 子宮頸部側の分泌物通過障害により留水腫像を呈している. **d** 子宮肉腫 uterine sarcoma である. 子宮体部側には充実性領域（矢印）と, 頸部側には嚢胞領域（矢頭）の混在が認められる. 子宮から発生する悪性非上皮性腫瘍である.

症例　卵巣嚢腫　ovarian cyst

さまざまな卵巣嚢腫を示す．

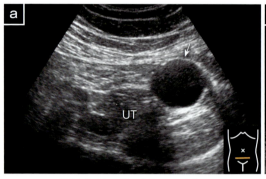

卵巣嚢腫の像（小さな例）

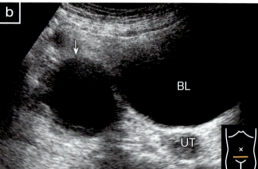

卵巣嚢腫の像（比較的小さな例）

a 卵巣嚢腫である．子宮近傍に円形の嚢胞が認められる（矢印）．卵胞との鑑別に経過観察がよい．**b** 卵巣嚢腫である．膀胱近傍に円形の嚢胞が認められる（矢印）．嚢胞内には隔壁や乳頭状の張りだし像はみられない．膀胱憩室との鑑別を要すことがある．BL；膀胱，UT；子宮．

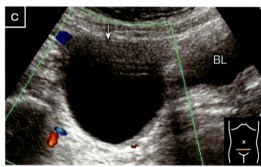

卵巣嚢腫の像（大きな例）

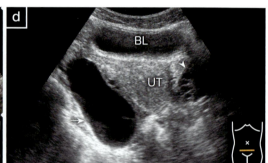

卵巣嚢腫の像（扁平例）

c 卵巣嚢腫である．膀胱近傍に円形の嚢胞がみられるが（矢印），内部エコーは認められない．**d** 卵巣嚢腫である．膀胱を介し子宮の右側には楕円状の嚢胞（矢印），左側には正常卵巣が認められる（矢頭）．BL；膀胱，UT；子宮．

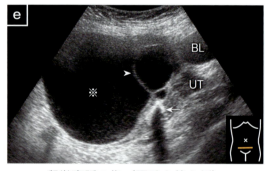

卵巣嚢腫の像（隔壁を伴う例）

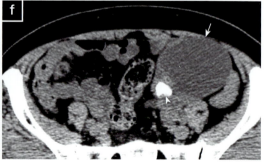

CT像（単純）

e 卵巣嚢腫である．隔壁（矢頭）と石灰化（矢印）を伴う嚢腫（※）が認められる．**f** 同症例のCT像を示す．矢印が超音波で指摘された卵巣嚢腫，矢頭は石灰化である．BL；膀胱．

症例　卵巣嚢腫　ovarian cyst　−合併妊娠例−

下腹部正中の縦断像である．腹壁直下には隔壁を伴う嚢腫が認められる．膀胱・嚢腫を介し子宮の長軸像をみると子宮体部には胎囊（GS）と胎芽が認められる．

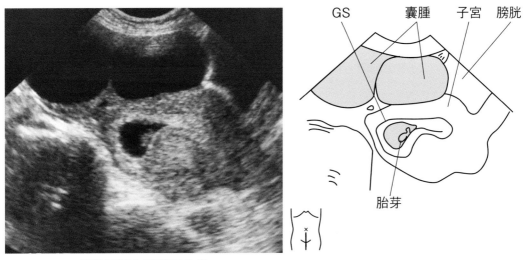

卵巣嚢腫合併妊娠の像

症例　卵巣嚢腫　ovarian cyst　−巨大嚢腫例−

a 下腹部正中の縦断像である．腹壁直下には膀胱を圧排する大きな嚢腫が認められる（矢印）．嚢腫内には隔壁や乳頭状の張り出し像は認められない．※はアーチファクトである．b CT像を示す．矢印が嚢腫である．漿液性嚢腫であった．本症は単房性のことが多い．UT；子宮，BL；膀胱．

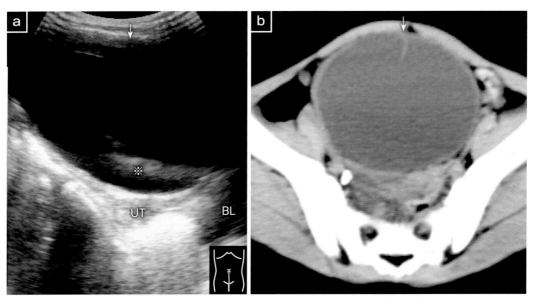

卵巣嚢腫の像　　　　　　　　　　CT像（造影）

症例　卵巣嚢腫　ovarian cyst　－茎捻転例－

下腹部正中縦走査で膀胱を目安に骨盤内をみたものである．膀胱前面には大きな嚢腫により膀胱の圧排像が認められる．手術の結果，卵巣嚢腫の茎捻転であった．本症は茎にあたる卵管，卵管間膜，卵管固有靱帯，卵巣堤靱帯が軸となって茎捻転を来す．捻転初期では動脈血は流入するが，静脈血は圧迫により流出しないため時間経過と共に腫瘤は増大する．急性腹症による超音波検査を施行した例である．

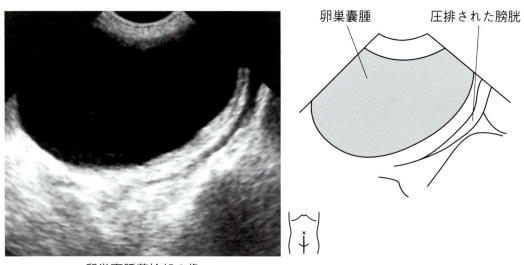

卵巣嚢腫茎捻転の像

症例　卵巣嚢腫　ovarian cyst　－粘液性嚢腫例－

腹部正中縦走査で膀胱を目安に子宮をみたものである．子宮体部腹壁側には点状高エコーを伴う多房性の嚢腫が認められる．粘液性嚢腫 mucinous cyst と診断された．本症は粘稠性ムチン様の嚢腫液を含み，多房性の腫瘤を形成する．

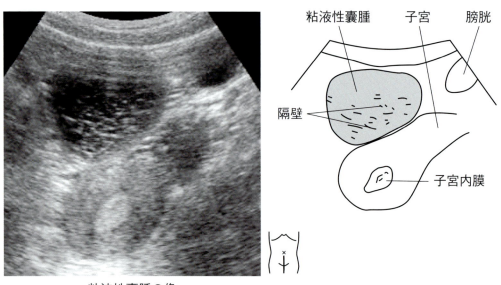

粘液性嚢腫の像

症例　卵巣嚢腫　ovarian cyst　－チョコレート嚢腫例 1－

a 下腹部正中横走査で緊満する膀胱（BL）を介し子宮の横断像をみたものである．子宮（UT）の左側には微細エコーを伴うヒョウタン状を呈する嚢腫が認められる（矢印）．**b** 嚢腫内の血流信号をパワードプラで観察したが血流信号はみられない（矢印）．チョコレート嚢腫 chocolate cyst である．

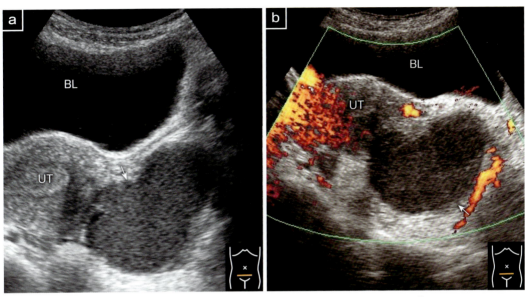

チョコレート嚢腫の像　　　　　　パワードプラ

症例　卵巣嚢腫　ovarian cyst　－チョコレート嚢腫例 2－

下腹部正中の横断像である．腹壁直下には微細エコーを伴う円形の嚢腫が認められる．嚢腫内には肥厚した隔壁や乳頭状の張り出し像は認められない．チョコレート嚢腫である．

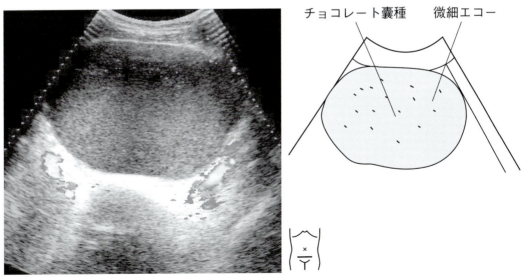

チョコレート嚢腫の像

症例　卵巣嚢腫　ovarian cyst　—類皮嚢腫例 1—

下腹部正中縦走査で骨盤腔内をみたものである．膀胱に接し腹壁直下にはボウル状の高エコー像を伴う嚢腫が認められる．類皮嚢腫は，皮脂，毛，骨，軟骨などが含まれているものであるが，本例は髪の毛がボウル状になった hair ball であった．

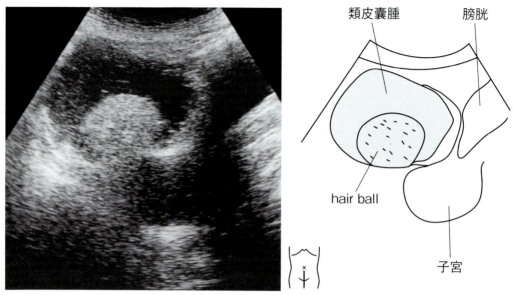

類皮嚢腫の像

症例　卵巣嚢腫　ovarian cyst　—類皮嚢腫例 2—

下腹部正中の横断像である．骨盤腔内には音響陰影を伴う石灰化と液面計形成 fluid-fluid level を有する腫瘤が認められる．石灰化は骨（歯）などが音源となったもので，類皮嚢腫 dermoid cyst と診断された．

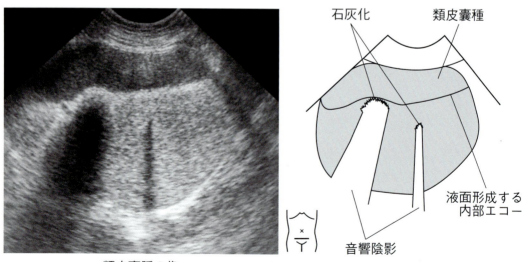

類皮嚢腫の像

症例　卵巣嚢腫　ovarian cyst　－類皮嚢腫例 3－

a 下腹部正中横走査で骨盤腔内をみたものである．腹壁直下には境界明瞭，高・低エコーの混在を示す内部エコー不均一な腫瘤で（矢印），腫瘤の辺縁には石灰化が認められる（矢頭）．b CT像を示す．類皮嚢腫 dermoid cyst である（矢印）．矢頭はエコーでみられた石灰化を示す．

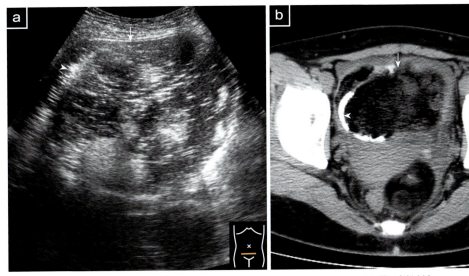

類皮嚢腫の像　　　CT像（単純）

症例　卵巣腫瘍　ovarian tumor　－卵巣線維腫例－

下腹部正中縦走査で骨盤腔内をみたものである．膀胱に接し境界明瞭，嚢胞部分と充実部分が混在する内部エコー不均一な腫瘤を認める．病理組織診断は卵巣線維腫であった．子宮筋腫の嚢胞変性あるいは卵巣癌との類似像を呈した症例である．

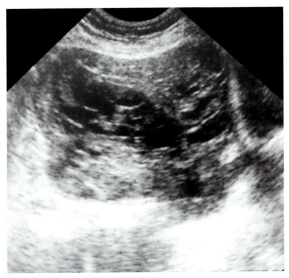

卵巣線維腫の像

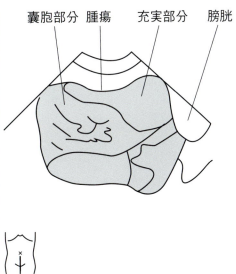

嚢胞部分　腫瘍　充実部分　膀胱

症例　卵巣癌　ovarian cancer
さまざまな卵巣癌を示す．

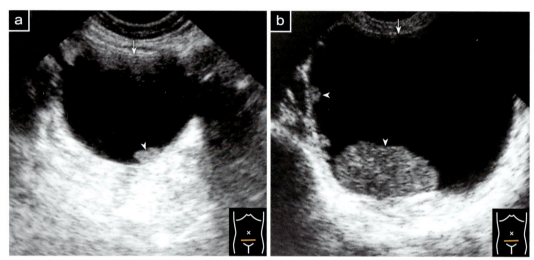

卵巣癌の像　　　　　　　　卵巣癌の像

a 卵巣癌である．囊腫（矢印）からは乳頭状の張り出し像が認められる（矢頭）．**b** 卵巣癌である．囊腫内（矢印）には大小の広基性張り出し像が認められる（矢頭）．

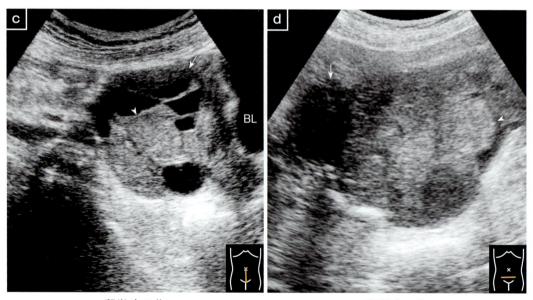

卵巣癌の像　　　　　　　　卵巣癌の像

c 卵巣癌である．囊腫内には囊胞領域（矢印）や，充実領域（矢頭）が混在する不均一な像を呈している．**d** 卵巣癌である．腫瘍内には低エコー領域や（矢印），高エコー領域（矢頭）がみられ不均一な像である．病理組織診断は明細胞腺癌 clear cell adenocarcinoma であった．超音波検診で指摘されたものである．BL；膀胱．

症例 卵巣癌 ovarian cancer －漿液性嚢胞腺癌例－

a 下腹部正中横走査で骨盤腔内をみたものである．腹水貯留（矢頭）の両側からは乳頭状に発育する辺縁不整な充実性高エコー像が認められる（矢印）．**b** 右側の充実性部分を縦走査しカラードプラで血流をみたものである．凹凸不整像を示す内部には血流信号が認められる（矢印）．**c** 左下腹部を縦走査したものである．腹水内には微細エコーがみられ播種性腹水が示唆される（矢印）．**d** CT像を示す．両側卵巣の漿液性嚢胞腺癌 serous cystadenocarcinoma（矢印）による癌性腹膜炎と診断された．

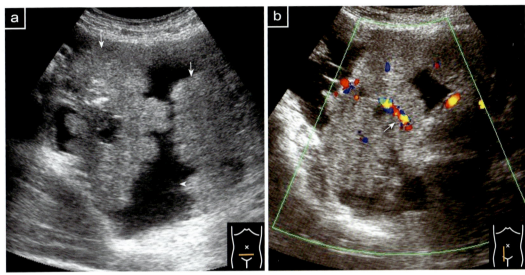

漿液性嚢胞腺癌の像　　　　　　　　　カラードプラ

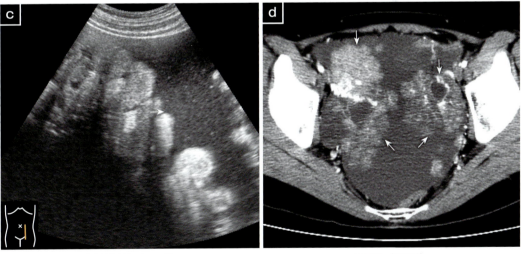

播種性腹水の像　　　　　　　　　　CT像（造影）

症例 卵巣癌 ovarian cancer －微細エコーを伴う乳頭状張り出し例－

a 下腹部正中走査による横断像である．緊満した囊腫内には微細エコーを伴い（矢印），囊腫壁からは乳頭状の張り出し（矢頭）がみられることから悪性病変が示唆される．b CT像を示す．矢印が超音波検査で指摘された乳頭状の張り出し像である．卵巣癌であった．

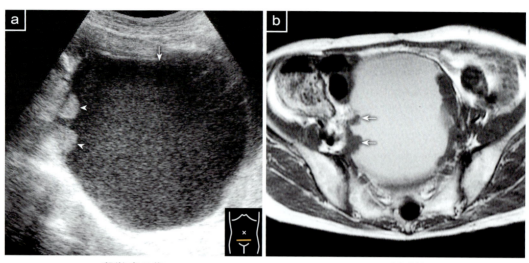

卵巣癌の像　　　　　　　　　　MRI（単純）

症例 クルケンベルグ腫瘍 Krukenberg's tumor －卵巣転移例－

下腹部正中縦走査で骨盤腔内をみたものである．膀胱・子宮底部に接し境界明瞭，辺縁平滑，内部エコー不均一な腫瘍が認められる．本例は原発巣が胃癌で，卵巣に転移したものと判明した．クルケンベルグ腫瘍は，卵巣への転移性腫瘍の一つで，間質細胞中に粘液を充満した印環細胞の増殖を特徴とする．症例の多くが胃癌（印環細胞癌，低分化腺癌）の転移で，他には大腸癌，乳癌，胆囊癌，胆管癌の転移によるものがある．

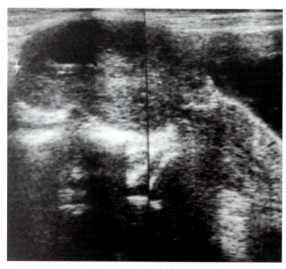 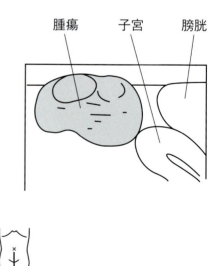

クルケンベルグ腫瘍の像

症例　卵巣肉腫　sarcoma of ovary

下腹部正中縦走査で子宮の縦断像をみたものである．腹壁側へ圧排された子宮の背側（ダグラス窩）には境界明瞭，辺縁平滑，内部エコー不均一な低エコー腫瘍が後方エコーの増強を伴って認められる．子宮との境界は明瞭であるが，漿膜下筋腫との鑑別は困難な場合もある．卵巣肉腫であった．

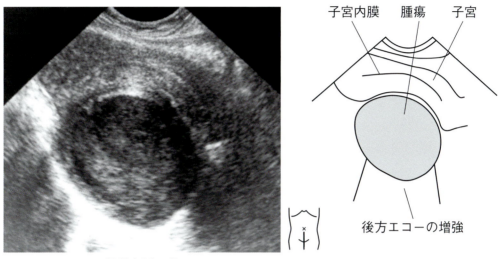

卵巣肉腫の像

症例　卵管留嚢腫　pyosalpinx

下腹部縦走査で骨盤腔内をみたものである．膀胱の頭側には壁肥厚を伴う嚢胞性腫瘤がみられ膀胱，子宮が圧排されている．手術により暗赤色の漿液性分泌物が多量に認められ，卵管留嚢腫であった．このような嚢胞性病変では卵巣または卵管かの由来臓器の鑑別は困難である．

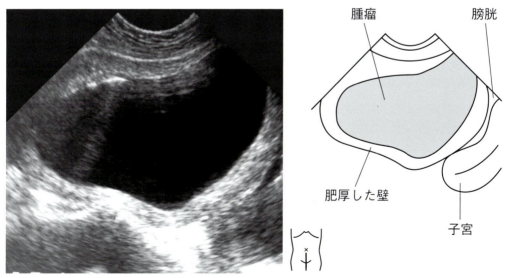

卵管留嚢腫の像

症例　卵巣嚢腫の破裂　rupture of ovarian cyst

a 下腹部正中縦走査で骨盤腔内をみたものである．子宮近傍には嚢胞域を伴う充実性腫瘤が認められる（矢印）．矢頭は腹腔内 echo free space を示す．**b** CT像である．矢印が超音波検査で指摘された腫瘤である．手術により卵巣嚢腫の破裂と判明した．超音波画像上，卵巣出血や子宮外妊娠の破裂との鑑別は困難である．BL；膀胱．UT；子宮．

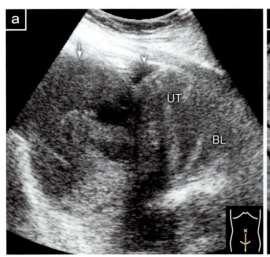

卵巣嚢腫破裂の像

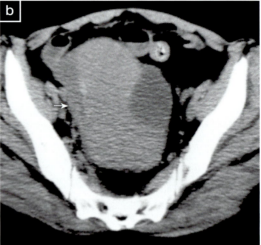

CT像（造影）

症例　卵巣出血　ovarian bleeding

下腹部正中縦走査で子宮の縦断像をみたものである．肥厚した子宮内膜とダグラス窩には不均一な内部エコーがみられ，卵巣出血が示唆された．卵巣出血は，卵巣からの出血が腹腔内に広がった状態で，多くが黄体中期（月経予定の1週間前）に黄体嚢胞の破裂で発症する．黄体嚢胞は豊富な新生血管の増生により出血しやすい状態にあり，破綻すると大量出血によりショック状態に陥ることがある．強度の下腹痛を訴え，子宮外妊娠破裂とよく似た臨床症状を示すことから両者の鑑別は困難である．

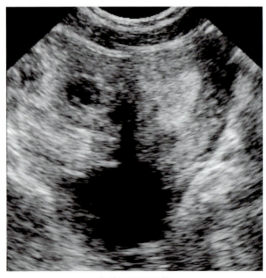

卵巣出血の像

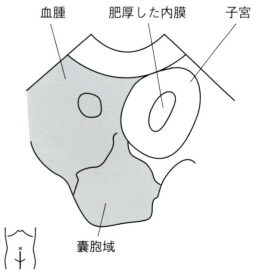

症例　仙骨前囊胞　tailgut cyst

a 下腹部正中縦走査で骨盤腔内をみたものである．子宮の背側（ダグラス窩）には境界明瞭，辺平滑，内部エコー均一な円形の低エコー腫瘤が認められる．**b** MRI像を示す．画像は超音波像と対比して示してある．矢印が仙骨前囊胞 tailgut cyst と診断された．本疾患は，胎生期に一過性に存在する tail-gut の遺残に由来する囊胞性腫瘤で，前方に直腸，後方に仙骨，上方は腹膜翻転部，下方は肛門挙筋によって囲まれる前仙骨部（presacral space）または後直腸部（retrorectal space）と呼ばれる部位に発生するといわれる．卵巣囊腫との鑑別を要す．UT；子宮，BL；膀胱．

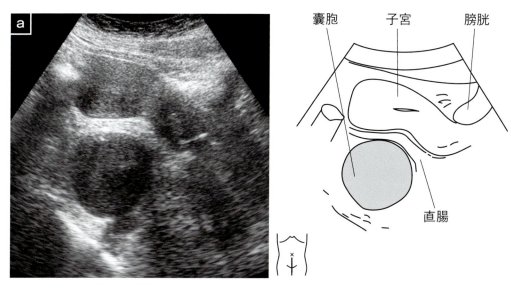

仙骨前囊胞の像

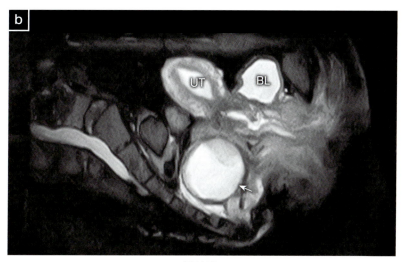

MRI（単純）STIR

V 循環系

腹部大動脈 abdominal aorta・下大静脈 inferior vena cava

1 解剖

腹部大動脈，下大静脈の走行について示す．

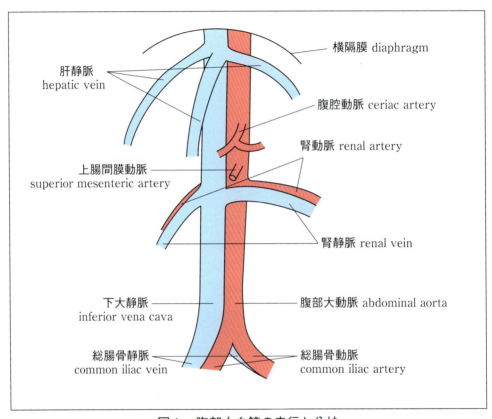

図1　腹部大血管の走行と分枝

[1] 腹部大動脈

腹部大動脈 abdominal aorta は，胸部大動脈から続き，腰椎の前面を正中の左方より下行する．第4腰椎の下縁の高さで左右の総腸骨動脈に分岐する．

[2] 下大静脈

下大静脈 inferior vena cava は，下枝と骨盤部の静脈を集め第5腰椎の高さで左右の総腸骨静脈になる．腹部大動脈の分岐部より右下方を上行し右心房に流入する．全身で最も太い血管である．

2　腹部大動脈・下大静脈の走査と正常像

超音波で腹部大動脈・下大静脈の走査を行うために知っておきたい走行と周辺臓器について示す（図2）．図中の番号は腹部大動脈・下大静脈の走査部位と得られる正常像を番号順に示す．

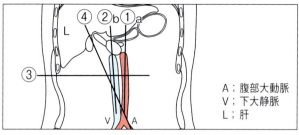

図2　腹部大血管の走査部位と周辺臓器

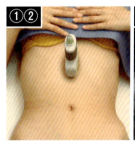
心窩部正中縦走査

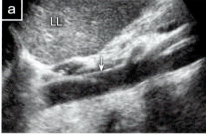
腹部大動脈長軸像　　　　下大静脈長軸像

①心窩部正中縦走査で，**a** 肝左葉（LL）を介し腹部大動脈の長軸像を描出したものである（矢印）．縦・横走査で下腹部まで管腔を追究する．②心窩部縦走査で，**b** 下大静脈の長軸像を示す（矢印）．下大静脈の走査は探触子で圧を加えると内腔の消失を来すためソフトタッチで行う．

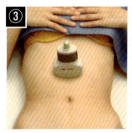
心窩部正中横走査

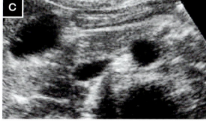
腹部大血管短軸像

③心窩部正中横走査で，**c** 左に腹部大動脈の短軸像，右に下大静脈の短軸像を描出することができる．下大静脈の観察は圧を加えないことが大切である．

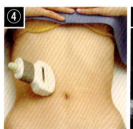
臍部近傍前額走査

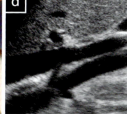
腹部大血管前額走査像

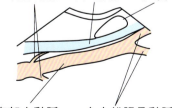

④臍部近傍前額走査で，**d** 下大静脈と腹部大動脈を並列に描出したものである．下大静脈に圧を加えないように描出するのがコツである．この走査では左右総腸骨動脈の分岐部まで描出できる．

3 超音波でみる腹部大動脈・下大静脈疾患のチェックポイント

★ 腹部大動脈疾患のチェックポイント
　腹部大動脈疾患のチェックポイントを番号順に示す．

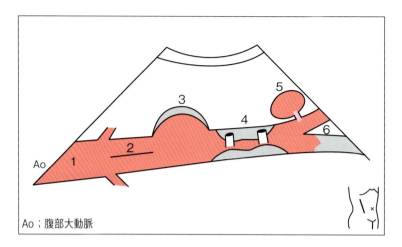

Ao；腹部大動脈

1．大動脈径と走行
　大動脈径は中枢側より末梢側へ先細りの管腔像を示す．
・大動脈径と蛇行の状態がわかる．

2．大動脈解離
　動脈壁内に線状高エコーの隔壁 flap を示す．
・短軸走査で隔壁 flap の存在を確認する．
・アーチファクトとの鑑別に注意する．

3．腹部大動脈瘤
　動脈の限局性拡張を示し，内部には壁在血栓などの内部エコーを示す．
・瘤径は最大短径で評価する
・短軸走査で隔壁 flap の存在を確認する．
・カラードプラでは瘤内の血流状態を知ることができる．

4．大動脈石灰化
　大動脈壁内に音響陰影を伴う高エコー像を示す．

5．仮性動脈瘤
　動脈近傍に嚢胞領域を示す．
・カラードプラでは動脈と嚢胞領域との交通がみられる．
・血管造影検査後など医原性によるものが多い．

6．動脈狭窄・閉塞
　動脈内腔が不明瞭となり，石灰化や充実性低エコー像を示す．
・カラードプラを用いパルスドプラで血流評価する．
・石灰化を伴うことで血流評価が困難になる場合が多い．

★ 下大静脈疾患のチェックポイント

下大静脈疾患のチェックポイントを番号順に示す．

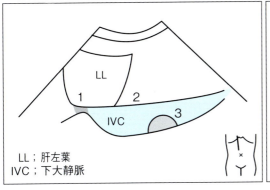
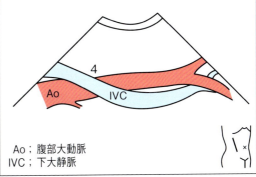

LL；肝左葉
IVC；下大静脈

Ao；腹部大動脈
IVC；下大静脈

1．バットキアリ症候群
　　下大静脈の右房流入部に狭窄を示す．
　・カラードプラでは血流速度の増強がみられる．

2．下大静脈の拡張
　　下大静脈の拡張がみられ呼吸性変化を示さない．
　・肝静脈の拡張がみられる．

3．下大静脈血栓・腫瘍塞栓
　　下大静脈の内腔に限局性の内部エコーを示す．
　・血栓であれば栓子を飛ばさないよう注意深い走査が必要である．
　・腫瘍塞栓であれば腎癌，肝癌などの原因病変を追求する．

4．左側下大静脈
　　下大静脈が腹部大動脈と交差し，左側走行を示す．
　・開腹手術時では下大静脈の走行異常を知っておくことは，安全に手術を施行する上で大切である．

---

memo　　　　　　**大動脈解離　aortic dissection**

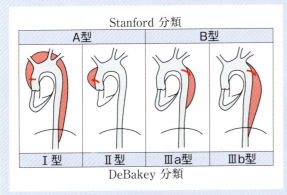

図3　大動脈解離の病型分類

　大動脈解離は，大動脈の内腔に亀裂が生じ血液の流入で中膜層に解離腔ができる疾患である．症状は胸や背中に激痛が起こり，解離が広がるにつれ痛みが下方に移り緊急を要す疾患である．大動脈解離の病型分類には解離の存在部位によりStanfordやDeBakey分類がある．DeBakey分類は4つの型に分類され，I型，II型は上行大動脈に解離がみられるものでStanford分類A型に属し，外科的処置が必要な解離である．図3は大動脈解離の病型分類を示す．

4 症例　腹部大動脈・下大静脈

腹部大動脈・下大静脈などの症例を示す．

症例　蛇行する腹部大動脈　bend of abdominal aorta

a 心窩部正中縦走査で腹部大動脈をみたものである．腹部大動脈（Ao）は上腸間膜動脈（SMA）分岐部で途絶状を呈しているように描出されている（矢印）．**b** 右側臍部近傍から前額走査で腹部大動脈を観察すると，著しく屈曲蛇行する動脈は，総腸骨動脈分岐部まで追求することができ，閉塞は否定できる．IVC：下大静脈，RA：腎動脈，CIA：総腸骨動脈．

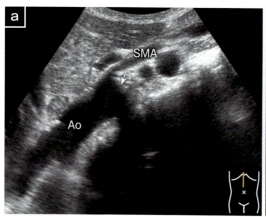
腹部大動脈縦断像

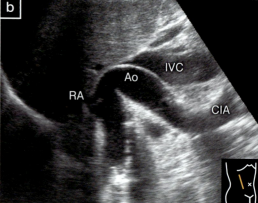
腹部大動脈前額断像

症例　腹部大動脈瘤　abdominal aortic aneurysm　－血栓を伴う例－

a 臍部近傍，正中部縦走査で腹部大動脈をみたものである．腹部大動脈の限局性拡張を認める（矢印）．**b** 同部位をパワードプラでみたものである．横断走査で最も拡張した瘤の最大短径は40mmあり，前壁，側壁には血栓がみられる（矢印）．**c** CT前額断像を示す．総腸骨動脈分岐部手前には腹部大動脈瘤と血栓が認められる（矢印）．

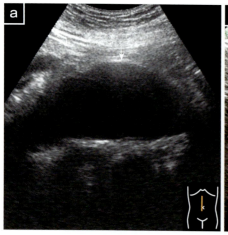
腹部大動脈瘤の像

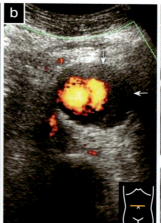
パワードプラ

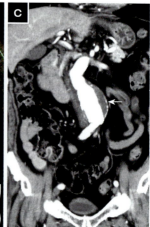
CT前額断像（造影）

症例　腹部大動脈瘤　abdominal aortic aneurysm　—術前・術後例—

a 腹部大動脈の長軸像である．臍部近傍には限局性に拡張した動脈瘤がみられる（矢印）．矢頭は中枢側の拡大していない腹部大動脈を示す．**b** 腹部大動脈瘤の短軸像である（矢印）．最大短径は 50 mm ほどあり破裂の危険性が示唆され，**c** ステントグラフト治療（人工血管内挿術）が施行された．矢印は人工血管，矢頭は術前よりみられた瘤（血栓）を示す．**d** カラードプラで術後の腹部大動脈を短軸でみたものである．人工血管内には血流信号がみられるものの（矢印），周囲には血液の漏出は認められない．血管周囲の低エコー像（矢頭）は，時間経過と共に縮小するといわれている．

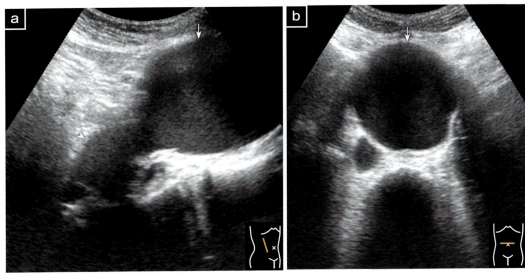

腹部大動脈瘤の長軸像　　　　　　短軸像

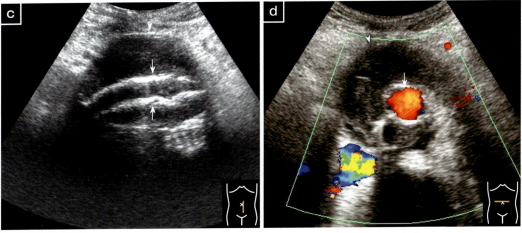

腹部大動脈瘤術後の長軸像　　　　カラードプラ

症例　腹部大動脈瘤　abdominal aortic aneurysm　－壁在血栓例－

心窩部正中縦走査で腹部大動脈をみたものである．肝左葉下面の腹壁直下には限局性に拡張した腹部大動脈瘤が認められる．動脈瘤の前壁側には壁在血栓が低エコー像を呈している．このレベルの動脈瘤は，腹腔動脈，上腸間膜動脈，両側腎動脈などへの影響についても注意深い観察が必要である．

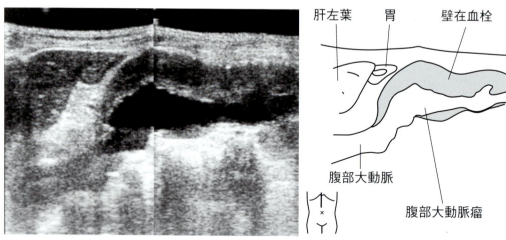

腹部大動脈瘤と血栓の像

症例　腹部大動脈解離　dissecting aneurysm of aorta

a 心窩部正中縦走査で腹部大動脈をみたものである．腹部大動脈の後壁側には解離 flap が認められる（矢印）．b パワードプラで解離の血流状態をみたものである．真腔・偽腔内に血流が認められる（矢印）．c CT像を示す．矢印が解離である．

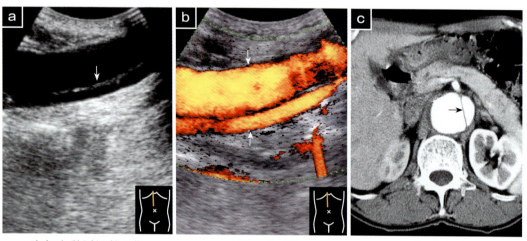

腹部大動脈解離の像　　　パワードプラ　　　CT像（造影）

症例　腹部大動脈石灰化　calcification of abdominal aorta

右側臍部近傍から前額走査で腹部大動脈から分枝する両側腎動脈，総腸骨動脈を同一面でとらえたものである．動脈壁は石灰化の存在により不明瞭な内腔を呈しているため血流評価は困難である．

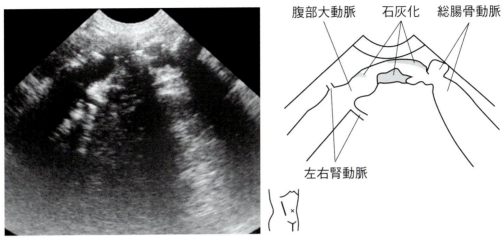

腹部大動脈石灰化の像

症例　腹部大動脈閉塞症　abdominal aortic occlusion

a 腹部大動脈を右側臍部近傍から前額走査でみたものである．動脈腔が不明瞭な像を呈している（矢印）．b パワードプラで動脈腔の血流状態をみたものである．上腸間膜動脈（矢頭）の血流信号はみられるものの，これより足方の腹部大動脈における血流信号は描出されないことから腹部大動脈閉塞が示唆される（矢印）．

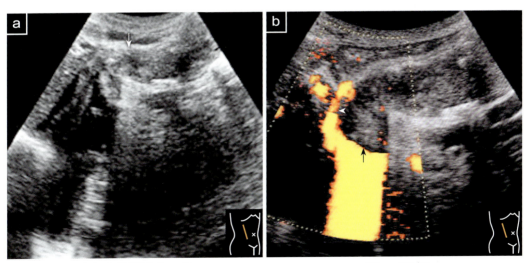

腹部大動脈閉塞の像　　　　パワードプラ

症例　腹部大動脈瘤破裂　rupture of abdominal aortic aneurysm　－破裂例 1 －

a 臍部近傍の正中横走査で腹部大動脈瘤の短軸像をみたものである．瘤径 7 × 5 cm（矢印），右側壁には血栓がみられる（矢頭）．**b** 短軸走査で動脈瘤（An）の近傍をみたものである．椎体（Sp）の右側には，境界不明瞭，内部エコー不均一な像がみられ，腹部大動脈瘤破裂による血腫が示唆される（矢印）．**c** CT像を示す．矢印は腹部大動脈瘤破裂による血腫像であり，超音波と同様の所見を呈している．腹部大動脈瘤の破裂を知るには動脈瘤近傍，椎体を目安に短軸走査で不均一なエコー像の存在を確認するとよい．

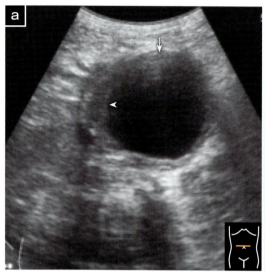

腹部大動脈瘤破裂の像

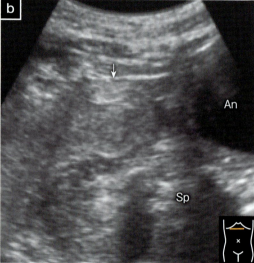

短軸像

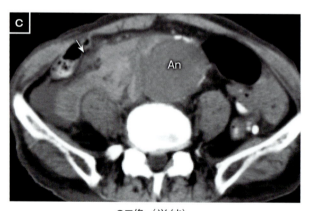

CT像（単純）

> **memo**　　　　　　　　　動脈瘤　aneurysm
>
> 動脈が内圧に対し抵抗性を減じ瘤状に拡張した状態をいう．原因は，動脈硬化，外傷，非特異性動脈炎，細菌感染，狭窄後の拡張などが挙げられる．好発部位は，胸部大動脈弓部や腹部大動脈である．四肢では大腿動脈，大腿深動脈，膝窩動脈，腕頭動脈などにみられる．症状は，初期では無症状に経過し，瘤が増大すると種々の圧迫症状を示す．瘤の増大に伴う疼痛の出現は破裂の前徴あるいは破裂の徴候であることが多い．四肢動脈瘤で血栓閉塞を起こすと阻血症状を呈する．

症例　腹部大動脈瘤破裂　rupture of abdominal aortic aneurysm　－破裂例2－

a 右側臍部近傍から前額走査で腹部大動脈の長軸像をみたものである．屈曲する腹部大動脈（矢頭）から総腸骨動脈分岐部手前には7×5cm大の動脈瘤が認められる（矢印）．**b** 同部位の短軸像である．椎体（Sp）の上方，画面右には囊胞状拡張を呈する動脈瘤（An），左側には血腫を示唆する不均一な低エコー域が認められる（矢印）．この血腫の存在により右腎が腹壁側へ押し上げられている．CIA：総腸骨動脈．RK；右腎．

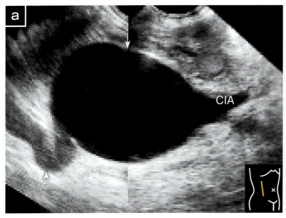
腹部大動脈瘤の像

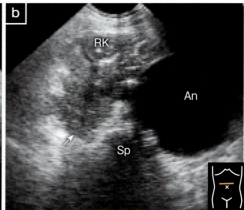
腹部大動脈瘤破裂の像

症例　仮性動脈瘤　pseudoaneurysm

a 血管造影後，右鼠径部痛により右鼠径部縦走査で総大腿動脈をみたものである．大腿皮下には辺縁不整な囊胞域が認められる（矢印）．**b** 囊胞域と総大腿動脈との交通をカラードプラで観察したものである．血管との連続性を示唆する血流信号が得られ（矢頭），仮性動脈瘤と診断された（矢印）．CFA：総大腿動脈．

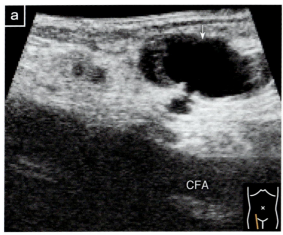
仮性動脈瘤の像

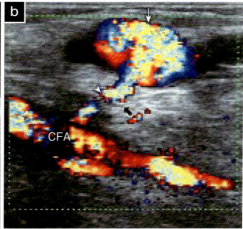
カラードプラ

症例　腹腔動脈血栓　celiac arterial thrombosis

a 心窩部横走査で正常な腹腔動脈分岐のカラードプラ像を参考に呈示する．腹腔動脈血栓像をみると b 腹部大動脈（Ao）から分枝する腹腔動脈（CA），総肝動脈（CHA），脾動脈（SA）は軽度拡張し，各動脈分枝内には内部エコーが認められる（矢印）．c 同部位のカラードプラを示す．正常な腹腔動脈のカラードプラと比較してみると血栓の存在により血流信号に乏しい像を呈している（矢印）．

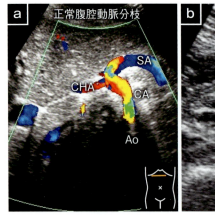

正常な腹腔動脈分枝の像　　腹腔動脈血栓の像　　カラードプラ

症例　脾動脈瘤　splenic artery aneurysm

a 心窩部横走査で脾静脈（SV）を描出したものである．脾静脈の腹壁側には円形の嚢胞像が認められる（矢印）．b 血管由来のものか否かをカラードプラで観察したものである．血流信号が得られ（画面右矢印），同部位をパルスドプラで観察すると拍動波がとらえられ（左矢印），脾動脈瘤と診断された．LL；肝左葉，PV；門脈，SMA；上腸間膜動脈，IVC；下大静脈，Ao；腹部大動脈，Sp；椎体．

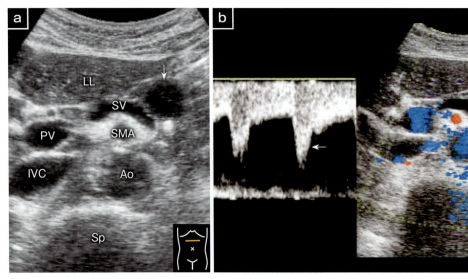

脾動脈瘤の像　　パルスドプラ　　カラードプラ

memo

動脈病変　arterial lesion

動脈病変には閉塞性病変と拡張性病変がある．
① 閉塞性病変は，血栓，塞栓，外傷などにより血流障害が末梢組織に虚血を生じたもので，急性閉塞と慢性閉塞がある．閉塞，狭窄により虚血になった場合，虚血患肢には疼痛 pain，脈拍消失 pulselessness，蒼白 pallor，知覚異常 paresthesia，運動麻痺 paralysis の5pが出現する．
② 拡張病変の動脈瘤は，中膜が障害され本来の径より拡張したもので，血管壁の劣化や破裂がみられる．動脈瘤の発生部位，形状，血管壁の状態などによって分類される．

発生部位による分類

1. 胸部大動脈瘤・・横隔膜から上の胸部大動脈にできる．
2. 腹部大動脈瘤・・横隔膜から下の腹部大動脈にできる．
3. 内臓器動脈瘤・・肝臓，脾臓，腎臓などに向かう動脈にできる．
4. 末梢動脈瘤・・・手や足の動脈にできる．
5. 脳動脈瘤・・・・頭の中の動脈にできる．
6. 冠動脈瘤・・・・心臓を養う動脈にできる．

動脈瘤の形状・血管壁の状態による分類

・真性動脈瘤・・・血管壁を維持したままの動脈瘤で，紡錘状の拡張を示す紡錘型と，一部分が囊胞状拡張を示す囊状型がある．

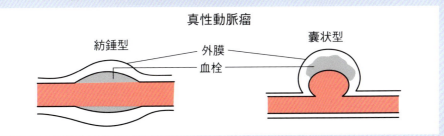

・動脈解離・・・・血管壁が2つに割れた状態をいう．

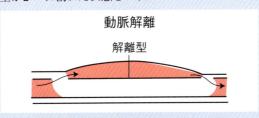

・仮性動脈瘤・・・動脈瘤壁は血管構造がなく血管内と交通した血腫をいう．医原性によることが多い．

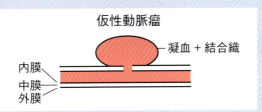

症例　バットキアリ症候群　Budd-Chiari syndrome

a 心窩部縦走査で下大静脈をみたものである．下大静脈の右房流入部には狭窄が認められる（矢印）．b 同部位のカラードプラ像を示す．モザイクフロー mosaic flow を呈している（矢印）．c 同部位のパルスドプラである．高速血流が認められる（矢印）．本症は，下大静脈横隔膜下の閉塞，あるいは肝静脈の閉塞により，門脈圧亢進症，下腿の浮腫，色素沈着や腹壁静脈の怒張などを呈する疾患である．RA；右房，LL；肝左葉，IVC；下大静脈．

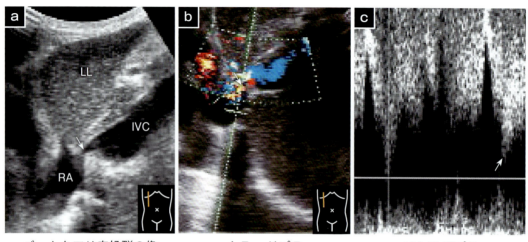

バットキアリ症候群の像　　　　　カラードプラ　　　　　パルスドプラ

症例　左側下大静脈　left inferior vena cava

a 右側臍部近傍から前額走査で腹部大血管をみたものである．通常この走査では画面上方から下大静脈，腹部大動脈の順に描出されるが，本症では腹部大動脈（Ao），下大静脈（IVC）で描出されている．b 同走査部位におけるカラードプラである．矢頭が腹部大動脈の血流信号を示す．c 同部位の短軸像である．矢頭は腹部大動脈，矢印が下大静脈となり，左側に下大静脈の走行がみられる．

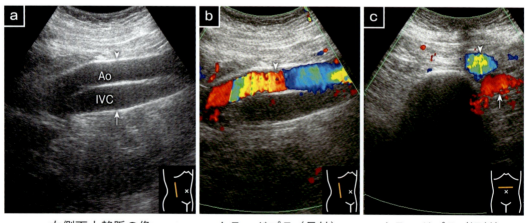

左側下大静脈の像　　　カラードプラ（長軸）　　　カラードプラ（短軸）

症例　下大静脈血栓症　thrombosis of inferior vena

a 右臍部近傍から前額走査で下大静脈をみたものである．下大静脈分岐部手前には血栓が不均一なエコーレベルの高い像を呈している（矢印）．**b** 同部位の短軸像を示す．矢印が下大静脈血栓像，矢頭は腹部大動脈である．IVC；下大静脈，RCIV；右総腸骨静脈，LCIV；左総腸骨静脈，Sp；椎体．

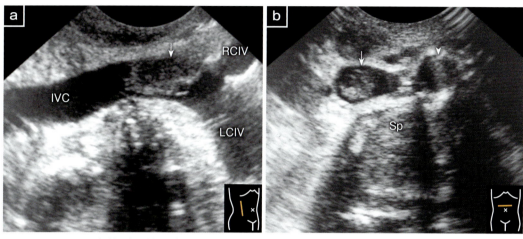

下大静脈血栓の像　　　　　　　　　短軸像

症例　下大静脈腫瘍塞栓　tumor thrombus of inferior vena cava

a 心窩部縦走査で肝左葉（LL）を介し下大静脈（IVC）をみたものである．拡張した肝下部下大静脈から右房流入部近傍には不均一な内部エコーの存在により不明瞭な内腔である（矢印）．**b** 右肋弓下走査で肝右葉（RL）をみたものである．肝右葉には境界明瞭，内部エコー不均一な円形の腫瘍（肝細胞癌）が認められる（矢頭）．腫瘍の左側，下大静脈内には肝細胞癌からの下大静脈腫瘍塞栓が認められる（矢印）．

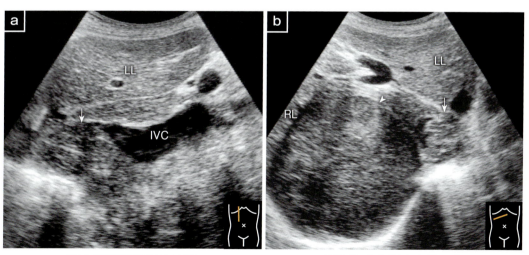

下大静脈腫瘍塞栓の像　　　　　　　肝細胞癌と腫瘍塞栓の像

VI その他の器官

1. リンパ節　lymph node

1　リンパ節の所在

腹部超音波検査を行う際に知っておきたいリンパ節番号と名称について示す（図1）.

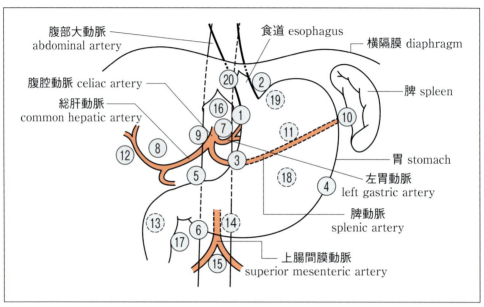

図1　リンパ節の番号と名称
(癌取扱い規約金原出版　引用改)

No. 1　右噴門リンパ節
No. 2　左噴門リンパ節
No. 3　小彎リンパ節
No. 4　大彎リンパ節
No. 5　幽門上リンパ節
No. 6　幽門下リンパ節
No. 7　左胃動脈幹リンパ節
No. 8　総肝動脈幹リンパ節
No. 9　腹腔動脈周囲リンパ節
No. 10　脾門リンパ節
No. 11　脾動脈幹リンパ節
No. 12　肝十二指腸間膜リンパ節
No. 13　膵頭後部リンパ節
No. 14　上腸間膜リンパ節
No. 15　中結腸動脈周囲リンパ節
No. 16　腹部大動脈周囲リンパ節
No. 17　膵頭前部リンパ節
No. 18　下膵リンパ節
No. 19　横隔下リンパ節
No. 20　食道裂孔部リンパ節

2　胃・膵周囲リンパ節の走査と正常像

超音波で胃・膵周囲のリンパ節の走査を行うために知っておきたいリンパ節について示す（図2）．図中の番号は胃・膵周辺のリンパ節（No.8）の走査部位である．得られる正常像を示す．

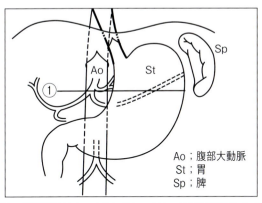

・リンパ節の基本走査なるものはない．臓器の炎症や悪性病変が疑われた場合，臓器周辺のリンパ節腫大を検索することで，炎症や，悪性病変の裏付け情報にもなる．限局する円形状の低エコー腫瘤に注目する．

Ao；腹部大動脈
St；胃
Sp；脾

図2　胃・膵周辺リンパ節（No.8）の走査部位と周辺器官

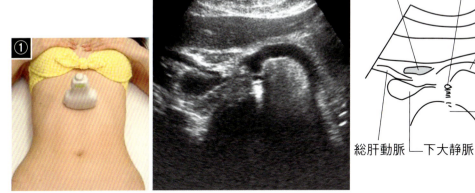

心窩部横走査　　リンパ節（No.8）の像

①心窩部横走査で，肝左葉を介し腹腔動脈から分岐する総肝動脈と脾動脈を描出したものである．総肝動脈近傍の低エコー像が総肝動脈幹リンパ節 No.8 である．リンパ節腫大のチェックポイントや症例を参考にリンパ節番号をみていくとよい．

3　超音波でみるリンパ節腫大のチェックポイント

リンパ節腫大のチェックポイントを番号順に示す．

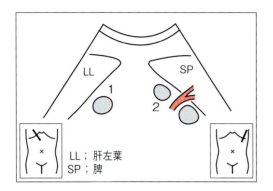

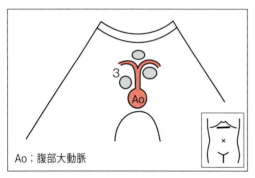

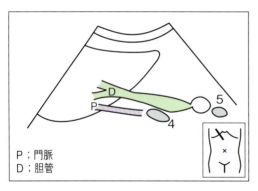

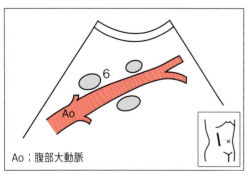

1．急性胃炎・胃潰瘍・胃癌など
　右・左噴門リンパ節（No. 1，2），小・大彎リンパ節（No. 3，4），幽門上・下リンパ節（No. 5，6）が腫大し低エコー腫瘤を示す．
・この中のリンパ節の1つないしは，複数のリンパ節腫大に注目する．

2．胃癌・膵癌など
　脾門リンパ節（No.10）が腫大し，低エコー腫瘤を示す．
・副脾や膵尾部癌との鑑別を要す．副脾より低エコー像を示すのが腫大したリンパ節である．膵尾部癌は脾門部に低エコー腫瘍を示す．

3．悪性リンパ腫・胃癌・膵癌など
　総肝動脈幹リンパ節（No. 8），腹腔動脈周囲リンパ節（No. 9）ほか周辺リンパ節の腫大が低エコー腫瘤を示す．
・急性肝炎でも総肝動脈幹リンパ節の扁平腫大がみられる．

4．急性胆嚢炎．胆嚢癌．膵頭部癌など
　肝十二指腸間膜内リンパ節（No.12）の腫大が低エコー腫瘤を示す．

5．急性膵炎・膵頭部癌など
　膵頭後部リンパ節（No.13）の腫大が低エコー腫瘤を示す．

6．胃癌，大腸癌，悪性リンパ腫など
　腹部大動脈周囲リンパ節（No.16）の腫大が低エコー腫瘤を示す．
・婦人科・泌尿器科の癌などでもみられる．

4 症例 リンパ節

リンパ節腫大の症例を示す.

症例 リンパ節腫大 lymph node swelling －胃癌例 1－

心窩部斜走査で肝左葉下面をみたものである. 胃噴門部小弯側には限局性壁肥厚を示す偽腎臓 pseudokidney sign が認められる. その近傍, 肝左葉下面には境界明瞭, 辺縁整, 円形状の低エコー腫瘤が腫大したリンパ節である. これら所見より, 胃癌によるリンパ節腫大 (No. 2) が示唆される. 主病巣以外にも他の所見を参考にすることで超音波検査の質を高めることができる.

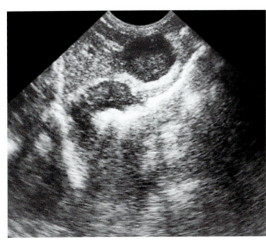

リンパ節腫大 (No. 2) の像

症例 リンパ節腫大 lymph node swelling －胃癌例 2－

左肋間走査で脾をみたものである. 脾門部には境界明瞭, 辺縁整, 円形状を示す, 低エコー腫瘤が認められる. 胃癌によるNo.10 のリンパ節腫大である. この部位の低エコー像は副脾や膵尾部腫瘍との鑑別を要すが, 腫瘤の部位, 辺縁, 形状, エコーレベルなどから腫大したリンパ節と腫瘍との鑑別は可能である.

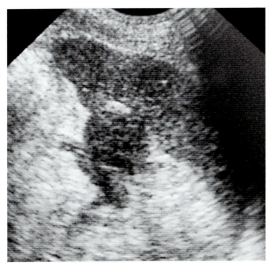

リンパ節腫大 (No.10) の像

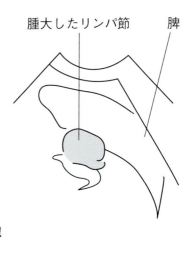

症例　リンパ節腫大　lymph node swelling　－悪性リンパ腫例－

a 心窩部横走査で腹部大動脈（Ao）から分枝する腹腔動脈（CA）をみたものである．腹腔動脈根部から分枝血管近傍には腫大したリンパ節（No. 9, 11）が低エコー腫瘤で認められる（矢印）．
b 同例を右側臍部近傍からの前額走査で腹部大動脈周辺をみたものである．動脈周囲には低エコー腫瘤の多発が認められる．悪性リンパ腫による傍大動脈リンパ節腫大（No. 16）である（矢印）．腹部大動脈近傍リンパ節や腹部大動脈瘤などの検索にはこの走査法がよい．Sp；椎体，CIA；総腸骨動脈．

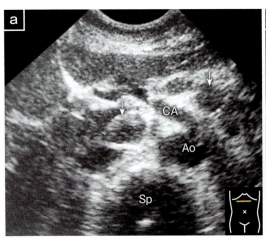

リンパ節腫大（No. 9, 11）の像　　　　　リンパ節腫大（No.16）の像

症例　リンパ節腫大　lymph node swelling　－直腸癌例－

a 右側臍部近傍からの前額走査で腹部大動脈をみたものである．大動脈周囲には低エコー腫瘤の多発が認められる．直腸癌による腹部大動脈周囲リンパ節腫大（No. 16）である（矢印）．**b** CT像を示す．矢印が腹部大動脈周辺のリンパ節腫大である．腹腔内のリンパ節腫大は表面から触知できない領域にあるためリンパ節腫大の診断には超音波検査が有用であり，原因検索にも役立つ．Ao；腹部大動脈．

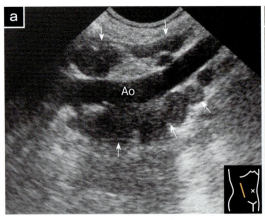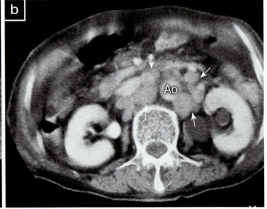

リンパ節腫大（No.16）の像　　　　　CT像（造影）

症例　リンパ節腫大　lymph node swelling　－胆嚢癌例－

右季肋部縦走査で肝門部をみたものである．下大静脈と肝門部領域胆管の間には肝とほぼ同等のエコーレベルを有する腫瘤が腫大したリンパ節（No.12）である．肝門部領域胆管は腫大したリンパ節により腹壁側へ圧排されている．検査の結果，胆嚢癌によるものであった．

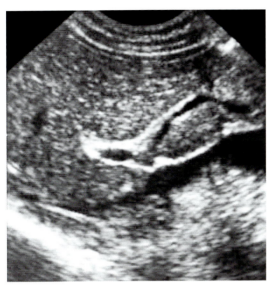

リンパ節腫大（No.12）の像

症例　リンパ節腫大　lymph node swelling　－腸間膜リンパ節炎例－

右下腹部縦走査で回盲部をみたものである．類円形を示す低エコー腫瘤の多発が認められる．本例は急性虫垂炎の疑いで検査したものであるが，虫垂の腫大はなく，回腸末端の壁肥厚も認められなかった．腫大したリンパ節の圧痛がみられ腸間膜リンパ節炎と診断された．

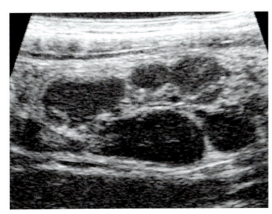
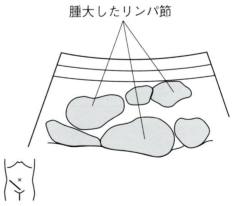

回盲部腸間膜リンパ節腫大の像

2. 腹膜腔 peritoneal cavity

1 解剖

腹膜腔（または腹腔）の解剖について示す．

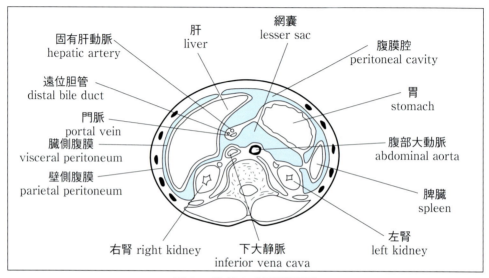

図1　腹部の水平断面図

[1] 腹膜腔

腹膜は薄い透明の膜で，腹壁，横隔膜下面，骨盤壁の内面を覆い，腹腔や骨盤内臓器の表面を包むように存在する．腹膜の壁面を覆う腹膜が壁側腹膜，臓器の表面を覆う腹膜が臓側腹膜である．壁側腹膜と臓側腹膜とに囲まれる領域が腹膜腔である．図1は腹部の水平断面を示す．青色領域が腹膜腔である．

[2] 腹腔と骨盤腔

腹膜腔は，腹腔と骨盤腔に分けることができる．仰臥位では右横隔膜下陥凹（腹腔）と骨盤腔とが腹腔のうちで最も低位置にあるため骨盤の入口部分が分水嶺のような構造を成している．図2は，腹腔と骨盤腔を示す．青色領域が腹水 echo free space がみられる領域である．

図2　腹腔と骨盤腔

[3] 迅速簡易超音波検査 FAST

循環異常を認める傷病者に対し，ショックに陥る損傷原因を鑑別するために行われるもので，心膜腔，モリソン窩，右胸腔，左胸腔（脾周囲），ダグラス窩について液体貯留（出血）の存在のみを検索する．

2 超音波でみる腹腔内走査とエコーフリースペース

腹腔内 echo free space のチェックポイントと観察部位を示す．

[1] エコーフリースペース

超音波で腹水や血液，膿瘍を echo free space と表現することが多い．この像は，病態の二次的変化を評価するうえで大切な所見である．超音波では少量のものでも容易に知ることができるが，echo free space の性状については内部エコーの存在や臨床経過により鑑別可能な場合もあるが，速やかに正確な性状を知るには超音波ガイド下穿刺を行うのがよい．図3は腹腔内 echo free space の存在部位を青色で示す．

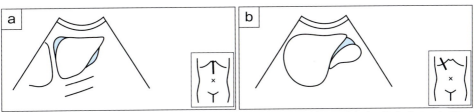

a 肝左葉下面や心臓付近の肝表面に描出されるため，心囊液との鑑別に注意する．**b** 肝下面と胆囊との間に描出される．

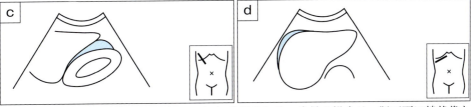

c 肝下面と腎臓との間 Morison's pouch に描出される．少量の場合は，肝下面に線状像として描出される．**d** 肝の表面に描出される．

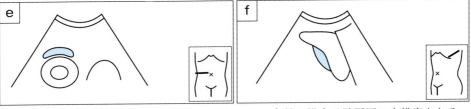

e 腎の腹側に描出される．**f** 脾下面に描出される．多量の場合は脾周囲にも描出される．少量の場合は脾下面に線状像として描出される．

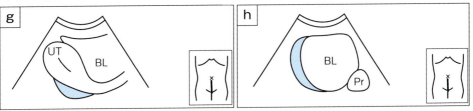

g 直腸子宮窩 Douglas pouch に描出される．腹水がある場合，超音波の通過がよくなるため腸壁の動きが観察できる．**h** 直腸膀胱窩 rectovesical pouch に描出される．左右腸骨レベルの腹側にもみられる．UT：子宮，Pr；前立腺，BL：膀胱．

図3 echo free space の存在部位

3 症例　腹腔内エコーフリースペース

腹腔内の液体貯留 echo free space が描出される部位について示す．特にFASTで検索すべき腹腔内出血の存在部位と注目する画像を赤矢印で示す．

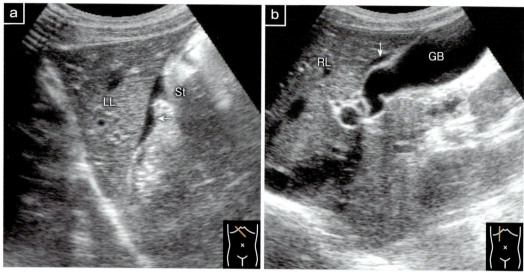

肝左葉下面の腹水像　　　　　　　　　胆嚢肝床側の腹水像

a 肝左葉下面の腹水である．肝左葉と消化管の間にみられる（矢印）．**b** 胆嚢肝床側の腹水である．肝と胆嚢床の間にみられる（矢印）．LL：肝左葉，St：胃，RL：肝右葉，GB：胆嚢．

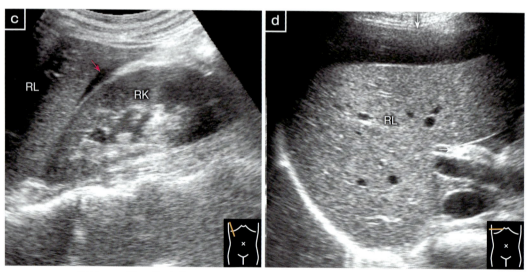

モリソン窩の腹水像　　　　　　　　　肝表面の腹水像

c モリソン窩の腹水である．肝右葉と右腎の間にみられる（赤矢印）．**d** 肝表面の腹水である．肝右葉の表面にみられる（矢印）．RL：肝右葉，RK：右腎．

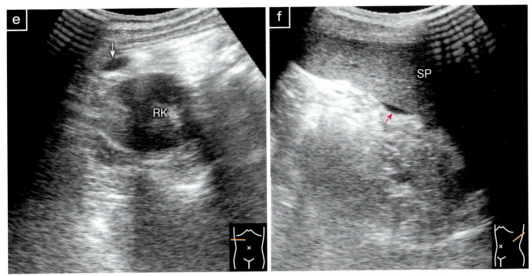

右腎腹側の腹水像　　　　　脾下面の腹水像

e 右腎腹壁側の腹水である．右腎短軸走査で腹壁側にみられる（矢印）．**f** 脾下面の腹水である．脾下面にみられる（赤矢印）．RK；右腎，SP；脾．

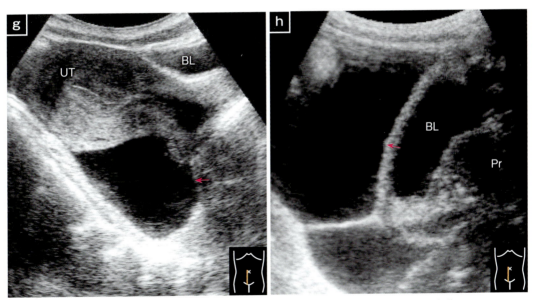

ダグラス窩の腹水像　　　　直腸膀胱窩の腹水像

g ダグラス窩の腹水である．子宮の背側にみられる（赤矢印）．**h** 直腸膀胱窩の腹水である．膀胱に接し頭側にみられる（赤矢印）．BL；膀胱，UT；子宮，Pr；前立腺．

症例　腹腔・胸腔・心膜腔のエコーフリースペース

　超音波で腹部臓器全体を検査する過程で，腹腔内臓器に接する胸腔や心膜腔の情報についても指摘することが多いため，これらの症例を呈示する．特にFASTで検索すべき胸腔内出血や心膜腔内 echo free space の存在部位と注目する像を赤矢印で示す．

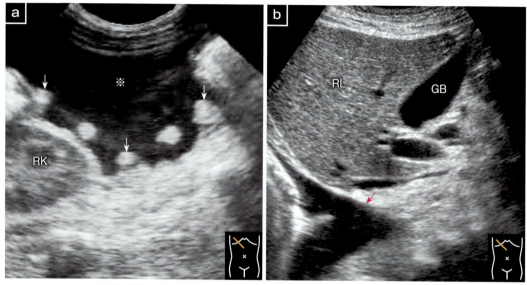

腹膜転移の像　　　　　　　　　　　右胸水の像

a 腹膜転移である．右腎下極周辺には腹水がみられ（※），内側には腹膜転移による腫瘤の散在が高エコー像でみられる（矢印）．**b** 右胸水である．右横隔膜を越えecho free space がみられる（赤矢印）．RK；右腎，RL；肝右葉，GB；胆嚢．

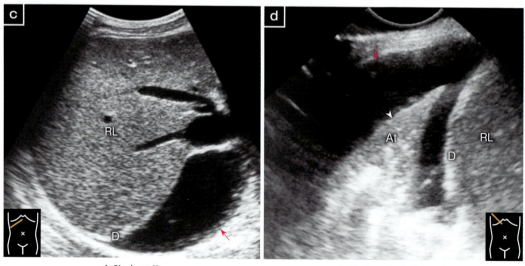

右胸水の像　　　　　　　　　　　右胸水・無気肺の像

c 右胸水である．右横隔膜（D）を越えecho free space がみられる（赤矢印）．**d** 右胸水と無気肺像である．横隔膜を越え胸水が（赤矢印），胸水内には無気肺像がシート状を呈している（矢頭）．RL；肝右葉，At；無気肺．

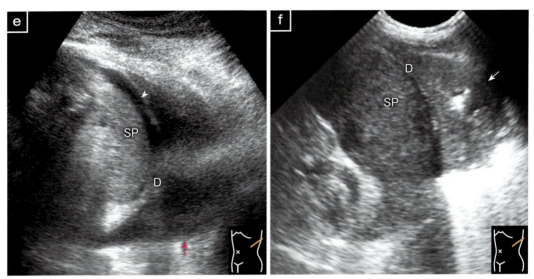

左胸水・腹水の像　　　　　　　胸腔内膿瘍の像

e 左胸水と腹水である．横隔膜（D）を越え胸腔内には echo free space がみられる（赤矢印）．矢頭は腹水を示す．**f** 胸腔内膿瘍である．脾（SP）の横隔膜を越え胸腔には高エコーを伴う低エコー像がみられる（矢印）．

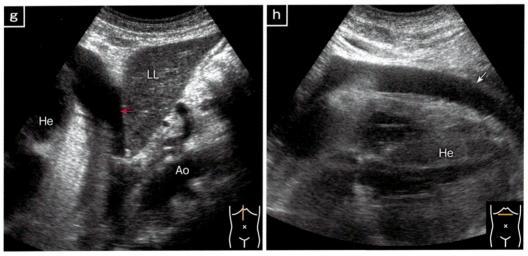

心囊液貯留の像（心窩部縦走査）　　　心囊液貯留の像（心尖部走査）

g 心囊液貯留である．心窩部縦走査で，肝左葉（LL）の横隔膜を越え心膜腔内にecho free spaceがみられる（赤矢印）．**h** 心尖部四腔像で心囊液の存在を走査方向を変えて確認したものである．矢印が心囊液貯留である．Ao；腹部大動脈，He：心臓．

3. 肋骨 rib

1 解 剖

肋骨の解剖について示す.

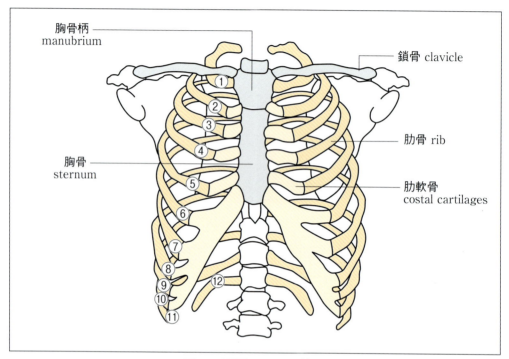

図1　正面よりみた肋骨

[1] 肋骨

肋骨 rib は，右に12本，左に12本の計24本ある．第1肋骨から第7肋骨までが上部肋骨で真肋といい，直接胸骨の外側縁につく．第8肋骨から第12肋骨までが仮肋といい直接胸骨にはつかない．肋骨は細長く湾曲し扁平な骨で，後方肋骨の大部分は肋骨（硬骨）であるが，前方の一部は肋軟骨である．肋軟骨は石灰化や骨化を呈す．

2　肋骨の走査と正常像

超音波で肋骨の走査を行うために知っておきたい肋骨の走査位置と正常像を示す（図2）．図3は，胸郭（肋骨）を時計軸に見立てたもので，前胸部胸郭を12時とし，左側胸部を3時，背骨を6時，右側胸部を9時として骨折部位を表示する．

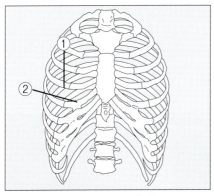

図2　肋骨の走査

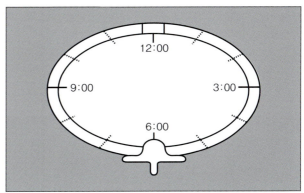

図3　時計軸による肋骨の位置表示

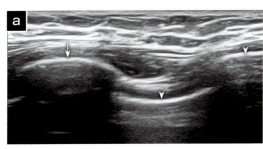

肋骨の短軸像

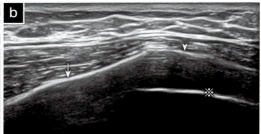

肋骨から肋軟骨の長軸像

リニア探触子による拡大像で胸壁より走査する．①肋骨の短軸走査で，a 弧状線状高エコー（矢印）で描出され，この像に連続するかのように胸膜が凹面線状高エコー（矢頭）でみられる．②肋骨から肋軟骨の長軸走査で，b 肋骨（矢印）・肋軟骨（矢頭）が線状高エコーで描出される．肋軟骨は音波を通すため肺側には胸膜（※）が線状高エコーで描出される．肋骨と胸膜との鑑別は短軸走査で行うとよい．

3　超音波でみる肋骨骨折のチェックポイント

肋骨骨折のチェックポイントを番号で示す．

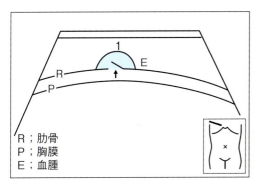

R；肋骨
P；胸膜
E；血腫

1．肋骨骨折

骨折による段差 step sign（矢印）と骨折表面には血腫が echo free space を示す．
・同部位に圧痛がみられる．
・肋骨と胸膜の鑑別に短軸走査がよい．

4 症例　肋骨

超音波で腹部臓器全体を検査するなかで，腹腔内臓器に隣接する肋骨骨折についても検査する機会が多いため症例を呈示する．

症例　肋骨骨折　rib fracture　－3時方向骨折 X 線描出例－

a リニア探触子を用い拡大像で左第9肋骨を長軸走査したものである．骨折による肋骨の段差 step sign（矢印）と骨表面には骨折に伴う血腫が echo free space を呈し（矢頭），同部位に圧痛がみられる．**b** 下位第10肋骨の長軸像にも骨折による step sign を認め（矢印），同部位に圧痛がみられた．**c** 肋骨X線像を示す．矢印が骨折部位の2箇所を示す．本例は左胸腹部を蹴られ，臓器損傷疑いにより検査した症例である．

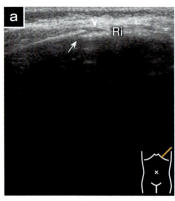
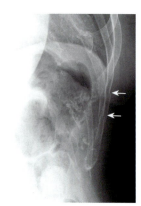

左第9肋骨骨折の長軸像　　左第10肋骨骨折の長軸像　　肋骨X線像

症例　肋骨骨折　rib fracture　－2時方向骨折例－

a リニア探触子を用い拡大像で左第3肋骨を長軸走査したものである．骨折による肋骨の段差と骨表面には血腫が認められる．矢印が肋骨骨折，矢頭が血腫を示す．同部位に圧痛がみられた．**b** CT像を示す．矢印が骨折部位である．Ri；肋骨．

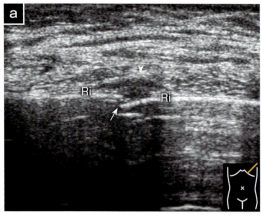
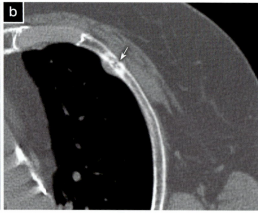

左第3肋骨骨折の像　　CT像（単純）

症例　肋骨骨折　rib fracture　－3時方向骨折 X 線非描出例－

a リニア探触子を用い拡大像で左第 8 肋骨を長軸走査したものである．肋骨の段差 step sign と（矢印），骨折に伴う血腫が骨表面に echo free space を呈していたことから（矢頭），肋骨骨折と診断された．b 肋骨 X 線像を示す．X 線像からは肋骨骨折の指摘は困難であった．本例は，左側腹部痛を主訴に検査したが，水腎症や腸管壁肥厚は認められなかった．痛みの原因が腹部に隣接する肋骨骨折の可能性を考えこれを除外するため痛みの部位を走査したところ肋骨骨折と判明．超音波検査が肋骨骨折においても有用であることを教えてくれた症例である．同部位に圧痛がみられた．Ri；肋骨．

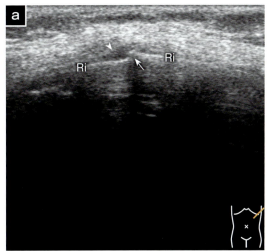

左第 8 肋骨骨折の像　　　　　　　　　肋骨 X 線像

症例　多発性骨髄腫　multiple myeloma　－10時方向腫瘍例－

a リニア探触子を用い拡大像で右第 3 肋骨を長軸走査したものである．肋骨には内部エコー不均一な低エコー腫瘍が限局性にみられ，肋骨本来の線状高エコーの消失が認められる（矢印）．b 同部位のカラードプラである．腫瘍内には血流信号が認められる（矢印）．検査の結果，多発性骨髄腫と診断された．超音波検査は，肋骨骨折の診断の他に，腫瘍性病変や胸膜に接する肺病変においても有用性の高い検査といえる．Ri；肋骨．

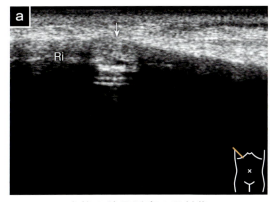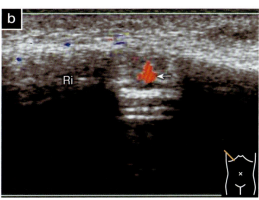

右第 3 肋骨腫瘍の長軸像　　　　　　　カラードプラ

参考文献

1）杉山髙，秋山敏一，他：腹部超音波撮影法の検討．日超医講演論文集，427-428, 1986
2）大竹宏治，朝井均，他：体位変換による肝血管腫の超音波像の変化．("Chameleon" sign) についての検討．画像医学誌，10：120 -125, 1991
3）日本肝癌研究会：原発性肝癌取扱い規約 第4版．金原出版，2001
4）日本外傷学会肝損傷分類委員会：日本外傷学会肝損傷分類．日外傷会誌，11：29, 1997
5）真島康夫，藤本隆史，他：特発性門脈圧亢進症の特徴的な超音波像としての（"Portal sandwich sign"）．日超論文集，54：215-216, 1989
6）竹内和男，村島直哉，他：特発性門脈圧亢進症における異常な肝内門脈像 "Periportal Hypo - echoic Layer"について．日超医論文集，55：143-144, 1989.
7）中山信一，他：日本住血吸虫症の肝US 断層像．臨床と研究，58：125-126, 1981
8）日本胆道外科研究会：胆道癌取扱い規約 第5版．金原出版，2003
9）Simon M, Tandon BN：Multiseptate Gallbladder. Radiology, 80：84-86, 1963
10）小西文雄，斉藤英明，他：Multiseptate Gallbladder の一例．日消誌，72：1252-1256, 1975
11）大島英子，中川浩, 他：Multiseptate Gallbladder（多隔壁胆嚢）の一例．日消誌, 101：993-997, 2004
12）牧野惟義：胆嚢癌の発生頻度．日外会誌，71：1582-1583，1970
13）急性膵炎の診療ガイドライン作成委員会：急性膵炎の診断．エビデンスに基づいた急性膵炎の診療ガイドライン．pp 41-53, 金原出版，2003
14）髙田忠敬，安田秀喜：急性膵炎 超音波消化器学．pp341-347, 南江堂，1996
15）山雄健次，大橋計彦，他：画像からみた膵の漿液性嚢胞性腫瘍，粘液性嚢胞腫瘍，膵管内乳頭腫瘍との鑑別診断．消化器画像，2：259-287, 2000
16）竹内和男，黒崎敦子，他：脾臓3．占拠性病変．日本超音波医学会編：新超音波医学2．消化器，pp176-180, 医学書院，2000
17）服部智任，木村剛，他：泌尿器科画像診断．基本的な検査．超音波検査．臨床泌尿器科，53：93-99, 1999
18）川地俊明，秋山敏一：腹部超音波ポケットマニュアル．オーム社，2011
19）大平哲史，他：子宮筋腫・子宮腺筋症・子宮肉腫．産婦人科診療における超音波診断のポイント．産科と婦人科，69（11），1436-1442, 2002
20）杉山髙，秋山敏一：腹部エコーの実学．医療科学社，2007
21）杉山髙：知っておきたい肋骨骨折エコー．医療科学社，64-79, 2015
22）花井洋行監修，杉山髙：ここまで診る消化管エコー．医療科学社，2013
23）Eble JN, Saute G, Epstein JI, et al.：Pathology and genestics of tumors of the Urinary System and Male Genital organs.Lyon France：LARG Press：114-115, 2004
24）杉山髙：全科救急エコーの虎の巻－改訂新版－．医療科学社，2017
25）杉山髙：腹部カラードプラ虎の巻－井上書林，2002
26）桜井正児，辻本文雄，他：メッケル憩室に合併した絞扼性イレウスを超音波検査にて診断し得た1症例．超音波医学，Vol.36 No.5, 2009
27）日本超音波医学会用語・診断基準委員会.膵癌超音波診断基準.超音波医学．Vol.40 No.5 511-8, 2013
28）平井都始子：腎のカラードプラ法．第7回教育セッション（泌尿器），Vol.36 No.4, 2009
29）皆川倫範：外陰部の超音波検査．第15回教育セッション（泌尿器），Vol.44 No.4, 2017

索　引

【あ】

亜区域分類 …………………………… 28
悪性リンパ腫 ………………………… 360
アップルコアーサイン ……………… 269
アニサキス腸炎 ……………………… 224
網目状エコー ………………………… 58
アルコール性脂肪肝 ………………… 37
胃 ……………………………………… 191
胃アニサキス症 ……………………… 208
胃潰瘍 ………………………………… 209
胃角部 ………………………………… 192
胃癌 …………………………………… 203
胃冠状静脈 …………………………… 27
胃憩室 ………………………………… 206
胃結腸静脈幹 ………………………… 147
移行領域 ……………………………… 335
胃・十二指腸潰瘍 …………………… 199
胃十二指腸動脈 ……………………… 150
移植腎 ………………………………… 333
胃食道逆流症 ………………………… 201
胃・食道静脈瘤 ……………………… 40
異所性妊娠 …………………………… 378
胃・腎静脈短絡 ……………………… 48
胃穿孔 ………………………………… 199
胃前庭部 ……………………………… 30
胃粘膜下腫瘍 ………………………… 206
胃の壁構造 …………………………… 193
胃噴門部 ……………………………… 30
陰嚢 …………………………………… 356
陰嚢水腫像 …………………………… 237
陰嚢損傷 ……………………………… 361
インピーダンス ……………………… 4
ウイルス性腸炎 ……………… 277，281
渦巻きサイン ………………………… 218
うっ血肝 ……………………………… 64
エキノコックス ……………………… 66
液面形成 ……………………………… 98
エコーフリースペース ……… 14，417
エコーレベル ………………………… 14
壊疽性胆嚢炎 ………………………… 106
エルシニア腸炎 ……………………… 279
遠位型 ………………………………… 282
遠位胆管 ……………………………… 124
遠位胆管結石 ………………………… 136
遠位胆管閉塞 ………………………… 141

遠肝性 ………………………………… 56
炎症性腸疾患 ………………………… 282
雄牛の目 ……………………………… 67
横断走査 ……………………………… 16
オッディー括約筋 …………………… 124
オプソニン …………………………… 175
音響陰影 ……………………………… 14
音響窓 ………………………………… 148

【か】

外傷性腎動静脈瘻 …………………… 331
外側陰影 ……………………………… 14
外鼠径ヘルニア ……………………… 229
蛔虫胆嚢迷入症 ……………………… 109
回腸 …………………………………… 216
回腸悪性リンパ腫 …………………… 226
回腸末端 ……………………………… 217
回腸末端炎 …………………………… 223
海綿状血管増生 ……………………… 41
海綿腎 ………………………………… 313
回盲部 ………………………………… 24
潰瘍性大腸炎 ………………………… 282
潰瘍の深さと進行度 ………………… 209
拡張終末期流速 ……………………… 326
ガス産生性 …………………………… 87
仮性動脈瘤 …………………………… 405
下大静脈 ……………………………… 396
下大静脈血栓症 ……………………… 409
下大静脈腫瘍塞栓 …………………… 409
褐色細胞腫 …………………………… 319
活動期 ………………………………… 282
化膿性胆嚢炎 ………………………… 106
下腹部 ………………………………… 24
ガムナガンディー結節 ……………… 181
カメレオンサイン …………………… 66
カラードプラ法 ……………………… 13
肝 ……………………………………… 26
肝円索 ………………………………… 26
寛解期 ………………………………… 282
肝外胆管癌 …………………………… 140
肝鎌状間膜 …………………………… 26
肝区域 ………………………………… 28
肝血管腫 ……………………………… 72
肝血管肉腫 …………………………… 89
肝硬変 ………………………………… 40

肝細胞癌	78	頸部食道癌	200
肝左葉	31	劇症肝炎	62
肝実質の粗雑	40	結腸膨起	254
環状低エコー帯	15	ケルクリング皺襞	217
肝・腎コントラスト	34	限局性結節性過形成	74
感染性腸炎	276	限局性低脂肪化領域	36
肝損傷	88	検査の手順	19
肝多包条虫症	66	減衰	5
肝内結石	130	原発性硬化性胆管炎	111, 133
肝内胆管癌	132	高エコー域	14
肝囊胞	71	睾丸	357
肝膿瘍	86	後腎傍腔	294
肝の計測法	48	交通性陰嚢水腫	237
肝の血管走行	27	後腹膜	294
肝・脾コントラスト	34	後腹膜腫瘍	322
肝門部領域胆管	124	後方エコー	14
機械的イレウス	221	絞扼性イレウス	220
奇形腫	323	骨盤内腎	301
気腫性胆嚢炎	107	コメットライクエコー	10
機能的イレウス	221	固有肝動脈	27
偽膜性大腸炎	261	固有筋層	193
キャンピロバクター腸炎	280	コレステロール結石	101
求肝性	56	混合石	101
急性胃粘膜病変	208	混合パターン	15
急性肝炎	60	コンベックス走査	8
急性出血性大腸炎	261		
急性腎盂腎炎	303	【さ】	
急性腎障害	303		
急性膵炎	154, 156	サイドローブ	10
急性胆嚢炎	105, 106	臍部	228
急性虫垂炎	245	臍尿膜管洞	241
急性膀胱炎	341	臍ヘルニア	239
穹窿部	192	臍傍静脈拡張	48
境界（輪郭）	14	左側下大静脈	408
鏡面現象	10	左側大腸炎型	282
虚血性大腸炎	259	サルモネラ腸炎	280
虚像	10	三管合流部	125
巨大虫垂	249	三尖弁逆流	65
距離分解能	7	三胎妊娠	372
魚鱗状	58	敷石像	283
キライディティ症候群	261	色素結石	101
筋層内筋腫	381	子宮	364
クイノー	28	子宮悪性腫瘍	383
空腸	216	子宮外妊娠	371
屈折	5	子宮筋腫	381
クラスターサイン	84	子宮頸癌	383
クルケンベルグ腫瘍	392	子宮後屈	364
クローン病	282	子宮腺筋症	375
茎捻転	386	子宮前屈	364
頸部嵌頓結石	105	子宮体癌	383
頸部食道	190	子宮内膜	365
		子宮内膜増殖症	374

子宮肉腫	383		腎奇形	301
磁気様胆囊	113		腎形成不全	300
四腔像	65		腎結核	302
指向性	4		腎血管	327
自己免疫性膵炎	156		腎血管筋脂肪腫	315
脂肪肝	37		腎血管性高血圧症	329
車軸状	75		腎結石	306
集合リンパ小節	216		進行胃癌の肉眼分類	211
充実性パターン	15		腎梗塞	312
収縮期最高流速	326		腎周囲腔	294
縦走潰瘍	283		新生児副腎出血	325
縦断（矢状）走査	16		腎石灰化症	313
十二指腸	191		迅速簡易超音波検査	416
十二指腸潰瘍	214		腎損傷	314
十二指腸癌	214		身体の名称	24
十二指腸球部	192		振動子	4
周波数	4		腎動静脈奇形	330
自由紐	251		腎動脈	326
重複腎盂	301		腎動脈の血流速度	331
周辺	14		腎動脈瘤	329
主極	4		腎囊胞	310
主膵管	146		腎膿瘍	311
数珠状拡張	51		腎の大きさ	293
出血性膀胱炎	341		腎の偽腫瘍	295
腫瘤形成性膵炎	158		腎被膜内血腫	314
漿液性囊胞腫瘍	153		腎葉間動脈	326
漿液性囊胞腺癌	391		膵	146
消化管穿孔	213, 227		膵癌	168
消化管の正常壁厚	193		膵管穿通	158
小腸回転異常症	225		膵管内乳頭粘液性腫瘍	153, 162
上腸間膜静脈	31		膵鉤部	146
上腸間膜動脈	150		膵周辺の血管走行	147
上腸間膜動脈症候群	205		膵神経内分泌腫瘍	153, 167
小腸腫瘍	222		水腎症	307
小腸損傷	227		膵石	158
漿膜下筋腫	381		膵損傷	173
漿膜層	193		膵島細胞腫	153
静脈波	50		膵頭部	150
小彎	192		水膿腎症	311
食道	190		膵囊胞	160
食道アカラシア	200		膵の計測部位	147
食道・胃静脈瘤	48		膵尾部	150
食道胃接合部癌	82		スプリーンインデックス	175
食道再建	204		スペックルパターン	10
食道裂溝ヘルニア	201		精管	356
処女膜閉鎖	382		整合層	6
腎	292		精索静脈瘤	362
腎盂癌	321		精索水腫像	237
腎盂尿管移行部	293		精上皮腫	361
心窩部	24		精巣	357
腎癌	316		精巣炎	359

精巣腫瘍	360		多重反射	10
精巣上体	356		多層同心円構造	218
精巣上体炎	362		多発性骨髄腫	425
精巣捻転	359		短胃静脈拡張	57
正中靱帯	228		胆管	124
精嚢腺	335		胆管癌の超音波像	129
精嚢腺腫大	355		胆管の区分	125
セクタ走査	8		単純（カタル）性虫垂炎	245
石灰乳胆汁	112		単純性イレウス	221
接触複合走査	8		探触子	4
セルトリ腫瘍	360		単腎	300
前額走査	16		胆石の種類	101
穿孔性胆嚢炎	107		胆道気腫	133
穿孔性虫垂炎	247		胆嚢	90
仙骨前嚢胞	395		胆嚢位置異常	103
扇状走査	18		胆嚢管	91
前腎傍腔	294		胆嚢癌	116
全大腸炎型	282		胆嚢癌の肉眼分類	118
前庭部	192		胆嚢軸捻転	108
先天性胆道拡張症	144, 145		胆嚢疾患の類似像	94
前立腺	335		胆嚢水腫	111
前立腺石灰化	353		胆嚢腺筋腫症	121
前立腺特異抗原	355		胆嚢底部	91
前立腺膿瘍	354		胆嚢デブリ	98
前立腺肥大症	352, 353		胆嚢内ガス像	113
双角子宮	374		胆嚢の大きさ	91
総肝動脈	27		胆嚢破裂	109
双胎妊娠	372		胆嚢壁	91
総腸骨動脈交差部	293		胆嚢ポリープ	115
側副血行路	51		タンポン	377
粟粒状	69		中心壊死	85
鼠径管	228		中心部高エコー域	293
鼠径靱帯	228		中心領域	335
鼠径部	228		虫垂	242
鼠径ヘルニア	229, 233		虫垂炎の炎症程度	247
粗密波	4		虫垂粘液嚢腫	249
【た】			虫垂の位置	244
			虫垂膿瘍	248
胎生分葉	295		腸炎ビブリオ腸炎	277
大腿ヘルニア	229, 234		腸管出血性大腸菌性腸炎	281
大腸	250		腸間膜リンパ節炎	223
大腸癌	264		腸重積症	224, 272
大腸癌の肉眼分類	265		腸閉塞	219
大腸憩室炎	262		腸腰筋膿瘍	324
大腸の区分	251		直腸炎型	282
大動脈解離	399		直腸癌	270
ダイナミックレンジ	12		直腸子宮窩	417
胎嚢	372		直腸膀胱窩	417
胎盤付着部位	373		チョコレート嚢腫	387
多隔壁胆嚢	112		低エコー域	14
蛇行する腹部大動脈	400		低脂肪域	137

定常波	50
停留精巣	363
転移性肝癌	82
転移性膵癌	168
転移性脾腫瘍	186
陶器様胆嚢	113
糖尿病性腎症	305
動脈病変	407
動脈・門脈短絡	48
動脈瘤	404
トウモロコシ状	224
特発性門脈圧亢進症	43
ドプラ効果	12

【な】

内臓脂肪	35
内鼠径ヘルニア	229
内反性乳頭腫	344
内部エコー	14
内分泌腺	294
ナットクラッカーサイン	330
ナボット嚢胞	375
肉柱壁	340
ニボーサイン	220
日本住血吸虫症	58
乳頭型	118
乳頭部癌	142
尿管	293
尿管結石	308
尿管腫瘍	309
尿管浸潤	317
尿管膀胱移行部	293
尿管瘤	348
尿閉	340
尿膜管	228
尿膜管遺残	241
尿膜管開存	241
尿膜管性膀胱憩室	241
尿膜管嚢胞	241
尿流	347
妊娠	372
妊娠週数の評価	369
粘液性嚢腫	386
粘液性嚢胞腫瘍	153
粘膜下筋腫	381
粘膜下筋腫分娩	381
粘膜下腫瘍	143
粘膜下層	193
粘膜筋板	193
粘膜層	193
嚢胞腎	301

嚢胞性パターン	15
嚢胞内血腫	71
"の"の字2回走査	19
ノロウイルス腸炎	277

【は】

バウヒン弁	217
白線ヘルニア	239
バッキング材	6
バッドキアリ症候群	408
馬蹄腎	301
ハニーカムサイン	51
パルスドプラ法	13
ハルトマン腔	91
ハロー	15
反射	5
ハンプサイン	76
脾	174
脾悪性リンパ腫	185
ビークサイン	215
脾血管腫	184
肥厚性幽門狭窄症	199
脾梗塞	188
脾腫	180
尾状葉	31
脾・腎静脈短絡	48
脾石灰化	181
脾損傷	189
左胃静脈	27
脾動脈瘤	406
ひとこぶらくだ	295
避妊具	376
脾嚢胞	183
脾膿瘍	183
脾の機能	175
脾の計測法	175
脾門	174
脾門部血管拡張	48
ヒーリー	28
ファーター膨大部	124
副極	4
腹腔動脈血栓	406
腹腔と骨盤腔	416
腹腔内膿瘍	377
腹腔内遊離ガス	212
副睾丸	356
複雑性イレウス	221
副腎	292
副腎腫瘍	318
副脾	177
腹部食道	190

腹部食道癌	203
腹部走査	16
腹部大動脈	396
腹部大動脈解離	402
腹部大動脈石灰化	403
腹部大動脈閉塞症	403
腹部大動脈瘤	400
腹部大動脈瘤破裂	404
腹部の区分	24
腹膜腔	416
腹膜鞘状突起	228
腹膜垂	251
分節型	120
分娩後子宮	379
噴門	192
平滑筋肉腫	202
閉鎖孔ヘルニア	229, 238
平坦型	118
壁在結石	120
壁在血栓	402
ベルタン柱	295
ヘルニア嚢	229
ヘルニア門	229
辺縁	14
辺縁領域	335
便秘	271
方位分解能	7
蜂窩織炎性虫垂炎	245
膀胱	334
膀胱カテーテル	341
膀胱癌	346
膀胱憩室	350
膀胱憩室内結石像	343
膀胱血腫	345
膀胱結石	343
膀胱周囲膿瘍	342
膀胱腫瘍	344
膀胱破裂	351
胞状奇胎	379
傍尿道嚢腫	342
補助走査法	17
ポータルサンドイッチサイン	43
ホワイトリング	372

【ま】

麻痺性イレウス	219
慢性肝炎	42
慢性腎臓病	304
慢性膵炎	155
慢性胆嚢炎	110
慢性虫垂炎	249

ミッキーマウスサイン	125
無エコー域	14
無石胆嚢炎	106
メッケル憩室	235
メッシュパターン	43
盲腸	242
盲腸癌	270
モザイク血流	329
門脈	26
門脈圧亢進症	47
門脈右枝	27
門脈ガス血症	66
門脈・下大静脈短絡	48
門脈・肝静脈短絡	53
門脈血栓	40
門脈血栓症	52
門脈左枝	27
門脈左枝臍部	33
門脈腫瘍塞栓	81
門脈大循環短絡	48
門脈・動脈短絡	41, 55
門脈瘤	49

【や】

薬剤性大腸炎	261
有茎漿膜下筋腫	381
融合腎	302
幽門	191
幽門括約筋	191
輸入脚症候群	205

【ら】

卵黄腸管	228
卵管	365
卵管留嚢腫	393
卵巣癌	390
卵巣周期	365
卵巣出血	394
卵巣腫瘍	371
卵巣線維腫	389
卵巣肉腫	393
卵巣嚢腫	384
卵巣嚢腫の破裂	394
利得	5
リニア走査	8
リングサイン	78
輪状膵	157
リンパ節腫大	413
リンパ節石灰化	159
リンパ節番号	410
類皮嚢腫	388

連続波ドプラ法 ……………………………… 13
肋弓下走査 …………………………………… 16
ロタウイルス腸炎 …………………………… 277
肋間走査 ……………………………………… 16
肋骨 …………………………………………… 422
肋骨骨折 ……………………………………… 424

【A】

abdominal aorta ……………………………… 396
abdominal aortic occlusion ………………… 403
abdominal esophagus ……………………… 190
abdominal scan ……………………………… 16
abscess of spleen …………………………… 183
accelerationtime …………………………… 326
achalasia …………………………………… 200
acoustic shadow …………………………… 14
active stage ………………………………… 282
acute appendicitis ………………………… 245
acute cholecystitis ………………………… 106
acute cystitis ……………………………… 341
acute kidney injury ………………………… 303
acute pancreatitis ………………… 154, 156
acute pyelonephritis ……………………… 303
adenomyomatosis ………………………… 121
adenomyosis of uterus …………………… 375
adjacent zone ……………………………… 14
adrenal gland ……………………………… 292
adrenal tumor ……………………………… 318
AGML ……………………………………… 208
AIP ………………………………………… 156
air in tampon ……………………………… 377
anechoic area ……………………………… 14
aneurysm …………………………………… 404
angulus …………………………………… 192
annular pancreas ………………………… 157
anteflexion ………………………………… 364
antrum ……………………………………… 192
aortic dissection ………………………… 399
appendiceal abscess ……………………… 248
appendix …………………………………… 242
apple core sign …………………………… 269
A-P shunt ………………………………… 48
arterial lesion …………………………… 407
artifac ……………………………………… 10
ASH ………………………………………… 37
ATI ………………………………………… 12
attenuation ………………………………… 5
autoimmune pancreatitis ………………… 156
away ……………………………………… 13
axial resolution …………………………… 7
Aモード …………………………………… 9

【B】

backing material …………………………… 6
beak sign …………………………………… 215
Bertin's column …………………………… 295
bicornuate uterus ………………………… 374
bile duct cancer …………………………… 140
bladder calculus ………………………… 343

bladder carcinoma	346
bladder injury	351
bladder stone	343
bladder tumor	344
bright liver	34
Budd-Chiari syndrome	408
bull's eye sign	67
Bモード	9

【C】

calcification of spleen	181
canalis inguinalis	228
cancer of gallbladder	118
cardia	192
cavernous transformation	41, 51
CD	282
cecum	242
central echo complex	293
central zone	335
cervical esophagus	190
chameleon sign	66
Chilaiditi syndrome	261
cholangiocarcinoma	132
chronic appendicitis	249
chronic hepatitis	42
chronic kidney disease	304
cluster sign	84
cobblestone appearance	283
colitic cancer	282
collapsibility index	64
colon	250
colon cancer	264
colonic diverticulitis	262
color Doppler method	13
comet-like echo	10
common hepatic artery	27
congenital biliary dilatation	145
congestive liver	64
constipation	271
continuous wave Doppler	13
corn sign	224
coronal scan	16
Couinaud	28
Courvoisier sign	129
Crohn's disease	283
cystic pattern	15
cyst of spleen	183

【D】

deep attenuation	34
diabetic nephropathy	305
direct hernia	229

dirty fat sign	262
disappearing sign	66
distal bile duct	124
distal type	282
diverticulum of bladder	350
Douglas pouch	417
down the tail view	148
dromedary hump kidney	295
drug-induced colitis	261
duodenal bulb	192
duodenal carcinoma	214
duodenal tumor	222
duodenal ulcer	214
duodenum	191
dynamic range	12

【E】

echo free space	14
echogenicity	15
echo level	14
ectopic pregnancy	371, 378
end diastolic velocity	326
endometrial hyperplasia	374
epididymis	356
epididymitis	362
epigastric hernia	239
esophageal cancer	203
esophageal hiatal hernia	201
esophagus	190

【F】

FAST	416
fatty bandless sign	34
fatty liver	37
femoral hernia	229, 234
fetal lobulation	295
fish scale echo	58
fluid-fluid level	98
FNH	67
focal fatty change	34
focal nodular hyperplasia	67, 74
focal spared sign	36
fornix	191
free air	199, 212
fulminant hepatitis	62
fused kidney	302

【G】

gain	5
gallbladder	90
Gamna-Gandy nodule	181
gangrenous cholecystitis	106

gastric cancer	203		inguinal ligament	228
gastric diverticulum	206		inguinal region	228
gastric ulcer	209		injury of intestine	227
gastrocolic venous trunk	147		inner tube sign	109
GCT	147		intercostal scan	16
generalized type	120		internal echo	14
GERD	201		intrahepatic calculi	130
gestational sac	372		intrauterine device	376
			intussusception (invagination)	272
			inverted papilloma	344

【H】

halo	15		IPH	43
hamartoma	185		IPMN	153, 162
Hartman's pouch	91		ischemic colitis	259
haustra of colon	254			
Healey	28		**【J】**	
hemangioma of spleen	184		jejunum	216
hematoma of bladder	345			
hemolytic uremic syndrome	281		**【K】**	
hemorrhagic cystitis	341		kidney	292
hepatic echinococcosis	66		Krukenberg's tumor	392
hepatic vein	27			
hepatocellular carcinoma	78		**【L】**	
hepatofugal	56		lateral resolution	7
hepato-renal echo contrast	34		lateral shadow	14
hepato-splenic echo contrast	34		left inferior vena cava	408
hernial gate	229		left-sided colitis	282
hernial sac	229		leiomyosarcoma	202
high echo area	14		lesser curvature	192
honey comb sign	51		liver abscess	86
horseshoe kidney	301		liver cyst	71
hump sign	76		liver hemangioma	72
HUS	281		localized type	120
hydatidiform mole	379		longitudinal ulcer	283
hydronephrosis	307		low echo area	14
hydropyonephrosis	311		lymph node swelling	413
hymenal atresia	382			
hyperechoic area	14		**【M】**	
hypoechoic area	14		malignant lymphoma	226
hypoplastic kidney	300		malposition of gallbladder	103
			malrotation of intestine	225

【I】

			margin, border	14
IBD	282		marginal strong echo	15, 73
ileum	216		masking sign	34
ileus	219		matching	6
iliopsoas abscess	324		MCN	153
impedance	4		Meckel's diverticulum	235
indirect hernia	229		medullary nephrocalcinosis	313
infarction of spleen	188		medullary sponge kidney	313
infectious enteritis	276		mesenteric adenitis	223
inferior vena cava	396		mesh pattern	43
inflammatory bowel disease	282		Mickey mouse figure (sign)	125
inguinal hernia	229, 233		milk of calcium bile	112

索引 *435*

Mirizzi症候群	128	peyer板	216
mirror image	10	pheochromocytoma	319
mixed pattern	15	PI	12
Morison's pouch	417	placental site	373
mosaic flow	329	pneumobilia	113, 133
mucinous cystic neoplasm	153	polycystic kidney	301
mucocele of appendix	249	polyp of gallbladder	115
multiple concentric ring sign	218	porcelain gallbladder	113
multiple myeloma	425	portal hypertension	47
multiple reflection	10	portal sandwich sign	43
multiseptate gallbladder	112	portal vein	27
myoma of uterus	381	position of appendix	244
"m"の字走査	23	posterior echo	14
Mモード	9	postpartum uterus	379
		pregnancy	372
		primary sclerosing cholangitis	111

【N】

nabothian cyst	375	proctitis	282
NASH	37	proper hepatic artery	27
nephrocalcinosis	306	prostate	335
network pattern	58	prostatic abscess	354
niveau sign	220	prostatic cyst	354
nodule in nodule	15	prostatic hypertrophy	352
Nuck水腫	237	PSA	355
nutcracker sign	330	PSC	111, 133
		pseudoaneurysm	405

【O】

oblique scan	16	pseudo parallel channel sign	128
obturator hernia	229, 238	PTCD	140
ovarian cancer	390	PTGBD	104
ovarian cyst	384	pulsatile index	12, 326
ovarian duct	365	pulsed wave Doppler	13
ovarian tumor	371	purulent (suppurative) cholecystitis	106
		P-V shunt	48, 53
		pylorus	192
		pyosalpinx	393

【P】

pancreas	146		
pancreatic carcinoma	168		

【R】

pancreatic cyst	160	RAS	120
pancreatic injury	173	rectal cancer	270
pancreatic neuroendocrine tumor	167	rectovesical pouch	417
pancreatic sarcoma	172	reflection	5
paraurethral cyst	342	remission stage	282
peak systolic velocity	326	renal abscess	311
pelvic kidney	301	renal angiomyolipoma	315
penetrating duct sign	153, 158	renal artery	326
perforation of digestive tract	213	renal calculus	306
perihilar bile duct	124	renal cell carcinoma	316
perinephric hematoma	314	renal cyst	310
peripheral zone	335	renal infarction	312
periphery of tumor	14	renal injury	314
periportal hypoechoic layer	43	renal malformation	301
peritoneal cavity	416	renal pelvis cancer	321
perivesical abscess	342	renal stone	306

renal tuberculosis	302
renovascular hypertension	329
resistive index	12, 326
retention testis	363
retroflexion	364
retroperitoneal tumor	322
retroperitoneum	294
RI	12
rib	422
rib fracture	424
Rokitansky-Aschoff sinus	120

【S】

sagital scan	16
sarcoma	84
sclerosing cholangitis	133
SCN	153
scrotum	356
segment	28
segmental pseudo tumor type	34
segmental type	120
seminal vesicle	335, 355
seminoma	361
serous cholecystitis	106
serous cystic neoplasm	153
shotgun sign	126
side lobe	10
skip lesion	283
SMT	206
solid pattern	15
solitary kidney	300
sonographic Murphy's sign	103
speckle pattern	10
spermatic duct	356
spermatic varicocele	362
sphincter of Oddi	124
spleen	174
spleen index	175
splenic hillus	174
splenic injury	189
splenomegaly	180
spoke-wheel pattern	75
STC	5
step sign	423
stomach	191
stone of distal bile duct	136
subcostal scan	16
submucosal tumor	206
S状結腸穿孔	227

【T】

tailgut cyst	395
tapering	128
terminal ileitis	223
testicular injury	361
testicular tumor	360
testitis	359
to and fro movement	218
torsion of testis	359
total colitis	282
toward	13
transducer	4
transitional zone	335
transplanted kidney	333
transvers scan	16
Treitz靱帯	191
tumor forming pancreatitis	158
tumor in tumor	15
tumor of ureter	309
tumor thrombus of portal vein	81

【U】

ulcerative colitis（UC）	282
umbilical hernia	239
umbilical region	228
uncus	146
urachal remnant	241
urachus	228
ureteral stone	308
ureterocele	348
urinary bladder	334
urinary retention	340
uterine sarcoma	383
uterus	364

【V】

Vater's ampulla	124

【W】

wax and wane sign	66
whirlpool sign	218, 225
white ring	372
window	148
Wirsung管	146

【Y】

Yersinia enterocolitis	279

著者 略歴

杉山　髙　Sugiyama Koh
浜松南病院　画像診断部 顧問
長野県泰阜村出身

　1963年大阪物療専門学校（現 大阪物療大学）卒業後，長野県岡谷市立塩嶺病院，長野県立木曽総合病院勤務．1967年より静岡県藤枝市立志太総合病院放射線科勤務 超音波科設立．超音波科長，診療技術部長．2000年科学技術庁長官賞受賞．定年退職後，藤枝市志太医師会健診センターでエコーによる多臓器がん健診（腹部全臓器・甲状腺・乳腺）を立ち上げる．2006年株式会社ケアネットによる『"の"の字2回走査法で出来る超音波手技大原則』と題し腹部全臓器と乳腺・甲状腺の走査法および症例の動画像を全11回に収録．放映後4巻のDVDをリリース．現在，浜松南病院で腹部（消化管），乳腺，甲状腺，心エコー，下肢血管，整形領域などの検査に従事するかたわら，超音波検査の普及を目指す活動に取り組む．

　著書に，『腹部超音波断層マニュアル』（秀潤社），『全科救急エコー虎の巻』，『腹部カラードプラ虎の巻』（井上書林）．『腹部エコーの実学』，『表在エコーの実学』『ひと目でわかる腹部・消化管エコー実習テキスト"基礎編"』，『ひと目でわかる腹部・消化管エコー"実践編"』，『ひと目でわかる乳腺エコー』近年，『ここまで診る消化管エコー』，『知っておきたい肋骨骨折エコー』『改訂新版 全科救急エコー"虎の巻"』（医療科学社）など．

　診療放射線技師，第1種放射線取扱主任者，超音波検査士（消化管・体表臓器・泌尿器・循環器・産婦人科領域）．日本放射線技師会会員，日本超音波医学会会員．東海超音波研究会顧問，日本胃集検学会東海支部超音波部会監事．

改訂新版
腹部エコーの実学
"の"の字2回走査で診る

価格はカバーに表示してあります

2005年1月25日　第一版 第1刷 発行	
2019年10月1日　改訂新版 第1刷 発行	

著　者　　杉山　髙 ⓒ（すぎやま　こう）
発行人　　古屋敷　信一
発行所　　株式会社 医療科学社
　　　　　〒113-0033　東京都文京区本郷 3－11－9
　　　　　TEL 03(3818)9821　　FAX 03(3818)9371
　　　　　ホームページ　http://www.iryokagaku.co.jp
印刷所　　松本印刷株式会社

ISBN 978-4-86003-111-4　　　　（乱丁・落丁はお取り替えいたします）

本書の複製権・翻訳権・上映権・譲渡権・公衆送信権（送信可能化権を含む）は（株）医療科学社が保有します．

JCOPY ＜出版者著作権管理機構 委託出版物＞

本書の無断複製は著作権法上での例外を除き，禁じられています．複製される場合は，そのつど事前に出版者著作権管理機構（電話 03-5244-5088, FAX 03-5244-5089, e-mail: info@jcopy.or.jp）の許諾を得てください．

改訂新版 全科 救急エコー "虎の巻"

著者：杉山 髙

改訂版における推薦の言葉

愛知医科大学 災害医療研究センター　児玉 貴光

この度、満を持して『改訂新版　全科　救急エコー "虎の巻"』が刊行されることはわが国の救急超音波のレベルを再び世界標準に押し上げる起爆剤となることは間違いないだろう。米国救急医学会が必須の修得事項としてあげている検査を網羅しているだけではなく、救急超音波に関してこれから学び始める初学者から更に深く学ぼうとする熟練者まですべての医療従事者のニーズに応える比類無き書籍となっているのだ。(抜粋)

第1章 総論
　超音波検査の基礎／腹部超音波検査法／外傷時の超音波評価法／病態による疾患分類／臨床検査項目と基準値／身体の名称
第2章 腹部
　消化器／消化管／尿路／婦人科・産科
第3章 表在
　甲状腺・頸部リンパ節／唾液腺／乳房／腹壁／皮膚／眼球
第4章 循環系
　心臓／血管の基礎／頸部血管／脳／大血管／下肢動脈／下肢静脈／上肢動脈・静脈
第5章 整形領域
　肋骨／肩の腱板／下肢の筋

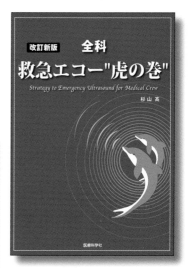

● B5判　440頁　　● 定価（本体 10,000 円＋税）　　● ISBN978-4-86003-486-3

ここまで診る 消化管エコー
エコー・内視鏡・X線検査の裏付け

花井 洋行（浜松南病院　消化器病・IBDセンター長）　監修
杉山 髙　著

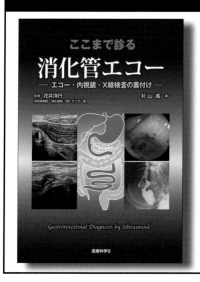

X線・内視鏡・CTに裏付けされた275症例の画像1000点，シェーマ400点による消化管エコー即戦力活用の決定版。

　基礎解剖と代表的な正常画像，疾患のチェックポイントをもとに，豊富な症例紹介で消化管の炎症，変性疾患から腫瘍までの理解が深められるように構成。さらに，近年増加の著しい炎症性腸疾患（IBD）や感染性腸炎などの項目を充実させ，日常診療におけるエコー検査に必須の内容とした。

● B5判　396頁　　● 定価（本体 8,700 円＋税）
● ISBN978-4-86003-443-6

医療科学社

〒113-0033　東京都文京区本郷3丁目11-9
TEL 03-3818-9821　FAX 03-3818-9371　郵便振替 00170-7-656570
ホームページ　http://www.iryokagaku.co.jp

本の内容はホームページでご覧いただけます
本書のお求めは　● もよりの書店にお申し込み下さい。
● 弊社へ直接お申し込みの場合は、電話、FAX、ハガキ、ホームページの注文欄でお受けします（送料300円）。

ひと目でわかる乳腺エコー

乳腺エコーは被ばくの心配や痛みがない簡便な検査法として，30〜40歳代を中心に乳がん検診に必須のものとなっている。反面，検査施行者の技量に依存しがちなため，見逃しをできるだけ少なくして高い診断価値が得られる走査手技が求められる。

本書は，乳腺・甲状腺エコーを集大成した著者の『表在エコーの実学』をもとに，基本事項と良・悪性症例のポイントを厳選。入門者のために，わかりやすさ，見やすさを心がけて構成した。

著者：杉山　髙　●A5判・152頁　●定価（本体3,000円＋税別）ISBN978-4-86003-420-7

ひと目でわかる腹部・消化管エコー
実習テキスト『基礎編』

超音波検査の手軽さとリアルタイム性，無侵襲性，豊富な情報量は，CTやMRといった他の検査をも凌駕する。その超音波検査の威力を知る実習用テキストとして，必要最低限の知識と方法をまとめた。基本走査と正常像を中心に走査部位と解剖図を対比し，得られたエコー像は大きく見やすいものとし模式図を加える基本構成とした。『ひと目でわかる腹部・消化管エコー／実践編』と相補する『基礎編』として同時刊行。

著者：杉山　髙　●A5判・80頁　●定価（本体1,500円＋税別）ISBN978-4-86003-398-9

ひと目でわかる腹部・消化管エコー
『実践編』

規則性，再現性，簡便性に優れた「"の"の字2回走査」による16画像の習熟で，腹部全臓器の検査を完結させるコンパクトサイズ版。最初に各臓器について必要な事柄と正常例を呈示し，病変の見方や描出の方法について解説。次に「疾患のチェックポイント」で，どのようなエコー像を異常例として読影するのかを模式図にて示す。患者数が年々増加の傾向にある炎症性腸疾患・感染性腸炎などの項目が加わり，より『実践編』として内容を増幅させた。

著者：杉山　髙　●A5判・168頁　●定価（本体3,500円＋税別）ISBN978-4-86003-393-4

表在エコーの実学
― 乳腺・甲状腺・その他 ―

乳腺エコー・マンモグラフィの豊富な症例（写真730点，図版230点余）による表在エコーの決定版。
乳腺・甲状腺をはじめとする表在エコー検査の基本走査と正常像を解説。さらに疾患のチェックポイントを模式図で表し，そのエビデンスを症例呈示してカテゴリー評価を行った。また，マンモグラフィもエコー像と見開きで示し，両者の理解が得られるように構成。

著者：杉山　髙　●B5判・308頁　●定価（本体7,000円＋税別）ISBN978-4-86003-385-9

知っておきたい 肋骨骨折エコー
― 肋骨・FAST・肺 ―

推薦のことば　（元日本超音波医学会理事長　竹原　靖明）

この度，出版された杉山髙氏は，遠く電子スキャン装置の実用化以前のいわゆる「黎明期」より，超音波検査を単なる「生体検査」ではなく「画像診断」と位置づけ，広い領域にわたり臨床超音波の進歩に寄り添って尽力されてきた人である。氏の信条は「実学」を尊び，理論より技術を，知識より経験を優先させるもので，その著書は読みやすく解りやすいのが特徴である。（抜粋）

著者：杉山　髙　●B5判・144頁　●定価（本体3,500円＋税別）ISBN978-4-86003-455-9

医療科学社　〒113-0033　東京都文京区本郷3-11-9　TEL 03-3818-9821
http://www.iryokagaku.co.jp　FAX 03-3818-9371

本の内容はホームページでご覧いただけます